Hans Assmus • Nervenkompressionssyndrome

Springer-Verlag Berlin Heidelberg GmbH

Hans Assmus

Unter Mitarbeit von Gregor Antoniadis

Nerven-kompressions-syndrome

Diagnostik und Chirurgie

Mit 115 Abbildungen in 229 Einzeldarstellungen, überwiegend in Farbe

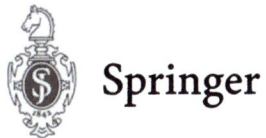

Dr. Hans Assmus
Gemeinschaftspraxis für Neurochirurgie
Ringstrasse 3, 69221 Dossenheim

Priv. Doz. Dr. Gregor Antoniadis
Klinik für Neurochirurgie, BKH
89312 Günzburg

ISBN 978-3-642-62903-7   ISBN 978-3-642-55731-6 (eBook)
DOI 10.1007/978-3-642-55731-6

Bibliografische Information Der Deutschen Bibliothek
Die Deutsche Bibliothek verzeichnet dieses Publikation in der Deutschen Nationalbibliografie; detaillierte bibliografische Daten sind im Internet über <http://dnb.ddb.de> abrufbar.

Dieses Werk ist urheberrechtlich geschützt. Die dadurch begründeten Rechte, insbesondere die der Übersetzung, des Nachdrucks, des Vortrags, der Entnahme von Abbildungen und Tabellen, der Funksendung, der Mikroverfilmung oder der Vervielfältigung auf anderen Wegen und der Speicherung in Datenverarbeitungsanlagen, bleiben, auch bei nur auszugsweiser Verwertung, vorbehalten. Eine Vervielfältigung dieses Werkes oder von Teilen dieses Werkes ist auch im Einzelfall nur in den Grenzen der gesetzlichen Bestimmungen des Urheberrechtsgesetzes der Bundesrepublik Deutschland vom 9. September 1965 in der jeweils geltenden Fassung zulässig. Sie ist grundsätzlich vergütungspflichtig. Zuwiderhandlungen unterliegen den Strafbestimmungen des Urheberrechtsgesetzes.

http://www.springer.de/medizin

© Springer-Verlag Berlin Heidelberg 2003
Ursprünglich erschienen bei Springer-Verlag Berlin Heidelberg in 2003
Softcover reprint of the hardcover 1st edition 2003

Die Wiedergabe von Gebrauchsnahmen, Handelsnamen, Warenbezeichnungen usw. in diesem Werk berechtigt auch ohne besondere Kennzeichnung nicht zu der Annahme, dass solche Namen im Sinne der Warenzeichen- und Markenschutz-Gesetzgebung als frei zu betrachten wären und daher von jedermann benutzt werden dürfen.

Produkthaftung: Für Angaben über Dosierungsanweisungen und Applikationsformen kann vom Verlag keine Gewähr übernommen werden. Derartige Angaben müssen vom jeweiligen Anwender im Einzelfall anhand anderer Literaturstellen auf ihre Richtigkeit überprüft werden.

Datenkonvertierung: Fotosatz-Service Köhler GmbH, Würzburg

Umschlaggestaltung: deblik, Berlin

Gedruckt auf säurefreiem Papier.   24/3150 ih- 5 4 3 2 1 0

Geleitwort

Kompressionsyndrome gehören zu den häufigsten Erkrankungen der peripheren Nerven. Ihre Behandlung ist im Allgemeinen dankbar, sofern die Diagnose korrekt ist und die meist operative Behandlung sachgemäß durchgeführt wird. Dies sind die Schwerpunkte des vorliegenden Werks. Dass hierfür der Bedarf besteht, beweisen unsere fast täglichen Erfahrungen mit unzureichend diagnostizierten oder fehlerhaft operierten Patienten, bei denen so ein zunächst klein erscheinender Eingriff zu einem schwerwiegenden, ja nicht selten kaum mehr zu lösenden Problem wird. Beispielhaft sei hier auch das Karpaltunnelsyndrom genannt, das heute eher zu häufig, als zu selten als Ursache für verschiedene Beschwerden an der Hand angesehen wird und dessen an sich klar vorgezeichnete operative Behandlung durch unzureichende anatomische Kenntnisse, traumatisierende Technik oder dem Streben nach immer kleineren Inzisionen fehlschlägt. Man denke nur an ein chronisches regionales Schmerzsyndrom, das von einer perineuralen Vernarbung ausgelöst den Betroffenen zum lebenslangen Invaliden machen kann.

In diesem Sinne ist es zu begrüßen, dass ein profund auf diesem Gebiet bewanderter Chirurg sich der Mühe unterzogen hat, seine jahrzehntelange Erfahrung in einem Buch zusammenzustellen. Als Neurochirurg und Neurologe hat er mehr Einblicke in die Diagnostik, speziell in die elektrophysiologische Untersuchung, als andere an den Nerven operierende Chirurgen, wie Handchirurgen, Plastische Chirurgen, Unfallchirurgen oder Orthopäden. Sie alle können von den Darstellungen einer umfassenden Diagnosestellung profitieren.

Die geschilderten operativen Techniken entsprechen durchgehend den Grundsätzen, die den Nichtneurochirurgen, die an peripheren Nerven operieren, in Fleisch und Blut übergegangen sind. Für denjenigen, der sonst hauptsächlich an Kopf und Wirbelsäule zu Hause ist, sind die operativ technischen Vorbemerkungen sicher von Nutzen. Erwähnt sei hier nur die obligate Verwendung der Blutleere.

Gleichwohl muss darauf hingewiesen werden, dass periphere Nerven nicht die einzigen Strukturen des Bewegungsapparats darstellen. Knochen, Gelenke und ihr Kapselbandapparat, Sehnen mit ihren Gleitstrukturen und Gefäße können sämtlich an einer Nervenkompression beteiligt sein oder sie sogar verursachen. Keinesfalls darf der Blick deshalb scheuklappenartig auf den Nerven verengt sein. Die Spezialität Handchirurgie verdankt ihre Entstehung der Erkenntnis von Sterling Bunnell aus San Francisco, dass in einer so eng begrenzten Region wie der Hand, die verschiedenen Gewebe nicht unabhängig voneinander von den jeweiligen Spezialisten behandelt werden, sondern dass diese Spezialitäten zu einer regionenspezifischen, umfassenden Therapie zusammengeführt werden sollten. So muss, wer sich mit einer Medianuskompression im Karpalkanal befasst, auch ein Ganglion, das vom Boden des Kanals vorwölbt, fachgerecht angehen können, er muss eine spezifische Synovialitis der Beugesehnen erkennen und rupturierte Sehnen reparieren können, er sollte auch entscheiden können, was mit einem in den Handwurzelkanal hinein luxiertes Mondbein geschehen soll. Man kann erwarten, dass er auch die stenosierende Tendovaginose mitbehandelt, die ein KTS begleitet, und dass ihn eine Arthrose des Daumensattelgelenks zur Modifikation des Behandlungsplans veranlasst. Schließlich ist es sinnlos, im Falle einer ischämischen Muskelnekrose Medianus und Ulnaris aus ihren physiologischen Engen zu befreien, ohne dafür zu sorgen, dass sie nicht anschließend wieder in nekrotische oder vernarbte Muskulatur zurückfallen.

Im Bewusstsein dieser Forderungen wünsche ich dem vorliegenden Werk eine weite Verbreitung bei allen, die sich mit der Chirurgie von Nervenengpass-Syndromen befassen. Das hier vermittelte Wissen wird ihnen dabei ebenso von Nutzen sein, wie die Möglichkeit ihre Grenzen zu erkennen.

Bad Neustadt, im Februar 2003   Ulrich Lanz

Vorwort

Bei den Nervenkompressionssyndromen handelt es ich um häufige und praktisch wichtige Erkrankungen. Dies gilt natürlich in erster Linie für das Karpaltunnelsyndrom, das man fast zu den „Volkskrankheiten" zählen kann.

Von der historischen Entwicklung her gesehen sind die Nervenkompressionssyndrome an kein bestimmtes Fachgebiet gebunden und somit im eigentlichen Sinne interdisziplinär. Da sie häufig in Zusammenhang mit Erkrankungen des Bewegungsapparats vorkommen, hatte sich schon früh die Orthopädie mit ihnen beschäftigt. Später kam die Handchirurgie hinzu, auf deren „Terrain" die beiden häufigsten, nämlich Karpal- und Kubitaltunnelsyndrom, liegen. Darüber hinaus haben sich auch plastische und Unfallchirurgen mit den Nervenkompressionssyndromen befasst, während die Neurochirurgen eher der Hirn- und Rückenmarkschirurgie zugewandt waren. Neben diesen Fachgebieten haben Neurologen und Neurophysiologen wesentliche Beiträge zum Verständnis und zur Diagnostik der Syndrome geleistet.

Die Behandlung der Nervenkompressionssyndrome wird auch in Zukunft eine interdisziplinäre Aufgabe sein, wobei die zunehmende Spezialisierung nicht aufzuhalten ist. Hierdurch werden die Qualitätsstandards naturgemäß steigen und auch von den Patienten zunehmend eingefordert werden.

Die Retinakulumspaltung beim Karpaltunnelsyndrom, häufigster und wichtigster Eingriff, ist vergleichsweise einfach durchzuführen. Trotzdem birgt der Eingriff gewisse Risiken, die für den Patienten erhebliche Probleme mit sich bringen können und gelegentlich Revisionseingriffe erforderlich machen. Seit Einführung der endoskopischen Techniken haben diese eher noch zugenommen. Was nicht verwunderlich ist, da der technisch anspruchsvollere Eingriff mit einem höheren Risiko möglicherweise nicht nur in der Lernphase einhergeht.

Die Chirurgie der Nervenkompressionssyndrome gehört mit zu den dankbarsten chirurgischen Aufgaben überhaupt. Diese Erkenntnis aus 35-jähriger Beschäftigung mit Diagnostik und Therapie der Nervenläsionen und Nervenkompressionssyndrome möchte der Autor an seine Leser weitergeben.

Das vorliegende Buch soll einen Beitrag zum Verständnis der Nervenkompressionssyndrome, ihrer Diagnostik, Indikationsstellung und chirurgischen Behandlung leisten. Es ist aus der praktischen Arbeit heraus entstanden. Die meisten Empfehlungen haben sich über viele Jahre bei Tausenden von Eingriffen bewährt, wurden immer wieder überprüft und zum Teil auch an anderer Stelle publiziert. Das ambulante Operieren war für den Autor vor 25 Jahren eine große Herausforderung und ist es auch heute noch. Um dieses effizient und patientenfreundlich zu gestalten, mussten manche klinischen Gewohnheiten über Bord geworfen werden. Der Schwerpunkt liegt auf den praktisch wichtigen und häufigen Krankheitsbildern, ohne dass die selteneren ausgelassen wurden. Es sollte jedenfalls ein Buch aus der Praxis für die Praxis werden – nicht nur für Nervchirurgen sondern auch für Diagnostiker. Ob dies gelungen ist, mag der Leser beurteilen – auch mit Kritik!

Mein Dank gilt Herrn PD Dr. Antoniadis/Günzburg, der die Bearbeitung der proximalen Kompressionssyndrome, die noch vorwiegend klinisch behandelt werden, und der endoskopischen Behandlung des Karpaltunnelsyndroms (Agee-Methode) übernommen und darüber hinaus das ganze Buchprojekt von Anfang an begleitet hat. Den Abschnitt über die biportale Methode nach Chow verdanke ich Herrn Dr. Dombert, meinem Mitarbeiter in der neurochirurgischen Gemeinschaftspraxis.

Besonderen Dank schulde ich Herrn Prof. Lanz, der mir viele wertvolle Hinweise und kritische Anregungen zu handchirurgischen Krankheitsbildern gegeben hat, die außerhalb der eigentlichen Nervchirurgie liegen, mit denen sich jedoch jeder Nervchirurg – ungeachtet aus welchem Fachgebiet er kommt – auseinandersetzen muss.

Dank schulde ich auch den Autoren des ebenfalls im Springer-Verlag erschienenen Standardwerks über die Kompresssionssyndrome peripherer Nerven, Prof. Tackmann/Höxter, Prof. Richter/Ulm-Günzburg und Prof. Stöhr/Augsburg, die mir großzügig die Verwendung von Abbildungsmaterial erlaubt haben, sowie den Kollegen des alljährlichen, von Prof. Richter und PD Antoniadis geleiteten, Günzburger „Nervenkurses" Prof. Behr/Fulda, Dr. Kretschmer und Dr. Mohr/Günzburg, PD Dr. Oberle/Winterthur, Prof. Penkert/Hannover und Prof. Sepehrnia/Münster.

Danken möchte ich weiterhin Frau Ilona Layer, die das Manuskript geschrieben hat und ganz besonders auch Frau Gabriele Schröder und ihrem Mitarbeiterstab vom Springer-Verlag für die Betreuung und zügige Realisierung des Buchprojekts.

Dossenheim, im Januar 2003 H. Assmus

Inhaltsverzeichnis*

1	**Einleitung und Definition**	1
2	**Pathophysiologische und diagnostische Grundlagen**	3
2.1	Pathophysiologie	3
2.1.1	Degeneration und Regeneration	3
2.1.2	Elektrische Impulsleitung: Lokalisation und Ausmaß der Läsion	4
2.2	Diagnostische Grundlagen	4
2.2.1	Klinische Untersuchung	4
2.2.2	Elektrophysiologische Untersuchung	6
2.2.3	Untersuchungen durch bildgebende Verfahren	10
3	**Perioperatives Management und Qualitätssicherung**	11
3.1	Räumliche, personelle und apparative Ausstattung	11
3.2	Patientenaufklärung	12
3.3	Präoperative Vorsorge	13
3.4	Dokumentation und Qualitätssicherung	14
4	**Operative Techniken**	19
4.1	Anästhesieverfahren	19
4.1.1	Lokalanästhesie	19
4.1.2	Technik der axillären Armplexusanästhesie	19
4.1.3	Technik der i. v.-Regionalanästhesie	20
4.2	Blutsperre/Blutleere	20
4.3	Atraumatisches Operieren	20
4.4	Operativer Zugang und Hautinzision	21
4.5	Neurolyse/Dekompression	22
4.6	Drainage	22
4.7	Verbände	22
4.8	Kombinierte Eingriffe	23
5	**Postoperative Behandlung**	25
5.1	Postoperative Überwachung und Analgesie	25
5.2	Verbandwechsel und Entfernen des Nahtmaterials	25
5.3	Ruhigstellung/Mobilisation	25

---

* Gregor Antoniadis hat das Kapitel 10, die Abschnitte 7.1.7 sowie 11.1 und Thomas Dombert den Unterabschnitt Chow-Technik (S. 51) verfasst.

5.4	Ergotherapeutische/krankengymnastische Nachbehandlung	26
5.5	Arbeitsunfähigkeit	27

6 Komplikationen 29

6.1	Vagovasale Reaktion	29
6.2	Blutung	29
6.3	Infektion	29
6.4	Iatrogene Nervenläsionen	30
6.5	Handödem und komplexes regionales Schmerzsyndrom (CRPS)	30

7 Die Kompressionssyndrome des N. medianus 33

7.1	Karpaltunnelsyndrom (KTS)	33
7.1.1	Vorkommen und Pathogenese	34
7.1.2	Symptomatologie, Untersuchungsbefunde und klinische Tests	35
7.1.3	Elektrophysiologische Befunde	37
7.1.4	Differenzialdiagnose	39
7.1.5	Konservative Behandlung und Operationsindikation	41
7.1.6	Offene Operation	42
7.1.7	Endoskopische Techniken	48
7.1.8	Ungewöhnliche intraoperative Befunde	57
7.1.9	Rezidiv- und Korrektureingriffe	60
7.1.10	Karpaltunnelsyndrom bei Dialysepatienten	64
7.1.11	Karpaltunnelsyndrom in der Schwangerschaft	67
7.1.12	Posttraumatisches Karpaltunnelsyndrom	68
7.1.13	Begleiterkrankungen des Karpaltunnelsyndroms	69
7.2	Pronator-teres-Syndrom	72
7.3	N. interosseus-anterior-Syndrom	74
7.4	Ramus palmaris N. medianus	75

8 Kompressionssyndrome des N. ulnaris 77

8.1	Kubitaltunnelsyndrom (KUTS), Ulnarisneuropathie/-neuritis am Ellenbogen (UNE), Sulcus-ulnaris-Syndrom (SUS)	77
8.1.1	Ursachen und Pathogenese	77
8.1.2	Symptome und klinischer Befund	81
8.1.3	Differenzialdiagnose	82
8.1.4	Elektrophysiologische Befunde	83
8.1.5	Weitere Untersuchungen	84
8.1.6	Konservative Behandlung und Operationsindikation	85
8.1.7	Operative Behandlung	85
8.1.8	Korrektur- und Revisionseingriffe	90
8.1.9	Prognose	91
8.2	Distale N. ulnaris-Kompression (Loge de Guyon-Syndrom, ulnarer Karpaltunnel, Kompression des R. profundus nervi ulnaris)	91

8.2.1	Syndrom der Loge de Guyon	91
8.2.2	R. profundus N. ulnaris	91
8.2.3	Elektrophysiologische Befunde	92
8.2.4	Differenzialdiagnose	93
8.2.5	Operative Behandlung	93
8.2.6	R. cutaneus dorsalis N. ulnaris	94

9 Kompressionssyndrome des N. radialis 95

9.1	Kompression des N. radialis am Oberarm	95
9.2	N. interosseus-posterior-Syndrom (Supinatortunnelsyndrom, Radialistunnelsyndrom)	96
9.3	R. superficialis N. radialis (Cheiralgia paraesthetica, Wartenberg-Syndrom)	101

10 Proximale Kompressionssyndrome des Schultergürtels . 103

10.1	TOS (Thoracic-outlet-Syndrom)	103
10.1.1	Anatomie	103
10.1.2	Ursachen	103
10.1.3	Symptome	104
10.1.4	Diagnose	105
10.1.5	Therapie	106
10.2	N. suprascapularis (Incisura-scapulae-Syndrom)	110

11 Kompressionssyndrome der Leistenregion 113

11.1	N. cutaneus femoris lateralis (Meralgia paraesthetica)	113
11.1.1	Pathogenese	114
11.1.2	Klinisches Bild	114
11.1.3	Diagnostik	114
11.1.4	Therapie	114
11.2	N. iliohypogastricus, N. ilioinguinalis	116
11.3	N. genitofemoralis	117

12 Kompressionssyndrome des N. tibialis 119

12.1	Hinteres (mediales) Tarsaltunnelsyndrom	119
12.1.1	Pathogenese	119
12.1.2	Symptomatik und Diagnose	121
12.1.3	Operative Technik	121
12.2	Morton-Metatarsalgie	122
12.2.1	Pathogenese	122
12.2.2	Symptome und Diagnose	124
12.2.3	Operative Behandlung und Indikationsstellung	125
12.2.4	Operative Technik (dorsaler Zugang)	125
12.3	Piriformis-Syndrom	127

13 Seltene Kompressionssyndrome der unteren Extremitäten ... 129

13.1 N. peronaeus ... 129
13.1.1 Symptome und klinischer Befund ... 129
13.1.2 Elektroneurographie ... 130
13.1.3 Operative Behandlung ... 130
13.1.4 Operative Technik ... 130

13.2 Vorderes Tarsaltunnelsyndrom ... 131
13.2.1 Symptome und klinischer Befund ... 131
13.2.2 Operative Technik ... 131

13.3 N. saphenus R. infrapatellaris ... 131
13.3.1 Symptome und klinischer Befund ... 132
13.3.2 Diagnose und Therapie ... 132

13.4 N. suralis ... 132

14 Atypische Nervkompressionssyndrome und verwandte Krankheitsbilder ... 133

14.1 Nervkompressionen durch endoneurale Volumenvermehrung (intraneurale Ganglien, Neurofibrome und Hamartome) ... 133
14.2 Externe Kompression von Nerven durch Ganglienzysten, Lipome und ischämische Muskelkontrakturen innerhalb anatomischer Engpässe ... 134
14.3 Subunguale Glomustumoren ... 135

Literatur ... 137

Sachverzeichnis ... 147

KAPITEL 1

Einleitung und Definition

Nervenkompressionssyndrome kann man als chronische Druckläsionen peripherer Nerven, meist innerhalb fibroossärer Kanäle, definieren. Obwohl radikuläre Läsionen einen gleichartigen Pathomechanismus aufweisen, werden sie hier nicht behandelt, da sie operationstechnisch zur Wirbelsäulenchirurgie gehören.

Das klassische und weitaus häufigste Engpasssyndrom ist das Karpaltunnelsyndrom. Es ist ein typisches Tunnelsyndrom, weil es sich ausschließlich um eine Kompression in einem fibroossären Kanal handelt und externe Druckläsionen praktisch keine Rolle spielen. Das gleiche gilt für das Supinatortunnelsyndrom, ebenso für das seltene Tarsaltunnelsyndrom und die Meralgia paraesthetica. Bei den beiden Kompressionssyndromen am Unterarm, dem Supinatortunnelsyndrom (N. interosseus posterior) und dem Pronator-Syndrom bzw. dem fast identischen N. interosseus-anterior-Syndrom findet man einen ähnlichen Pathomechanismus, nämlich eine Kompression unter einem sehnigen Bogen (Arcus tendineus).

Bei anderen Kompressionssyndromen spielt neben dem eigentlichen Tunnel auch die exponierte Lage des Nervs, die zu externen Druckschäden prädisponiert, eine pathogenetische Rolle. Dies gilt für die Kompressionssyndrome des N. ulnaris am Ellenbogen und am Handgelenk, nämlich das Kubitaltunnelsyndrom und das Loge-de-Guyon-Syndrom bzw. die isolierte Kompression des Ramus profundus des N. ulnaris. Beschäftigungsbedingte Druckschäden sind im Bereich des Ellenbogengelenks z. B. durch langdauerndes Telefonieren und in der Loge de Guyon nach längeren Radtouren („Radfahrerlähmung") nicht ungewöhnlich. Auch bei der Cheiralgia paraesthetica handelt es sich überwiegend um Druckläsionen des N. radialis superficialis, der exponiert über dem distalen Radius verläuft und hier anfällig gegen Druck durch Armbänder u. ä. ist. Dies gilt auch für die Peronäusläsionen im Bereich des Fibulaköpfchens, wo Druckläsionen wesentlich häufiger sind als eigentliche Kompressionssyndrome. Der Tarsaltunnel, in dem häufig venöse Geflechte zu finden sind, ist relativ weit. Deshalb kommen Kompressionen hier nur selten vor. Typisches Beispiel einer Kompression, bei der zusätzliche dynamische Vorgänge eine Rolle spielen, ist das Kubitaltunnelsyndrom. Hier führt die Beugung des Ellenbogengelenks durch Verengung des Nervenkanals zu einer Verstärkung des Kompressionseffekts. Dies gilt in eingeschränktem Maß auch für das Karpaltunnelsyndrom.

Ein typisches Kompressionssyndrom ist auch die Morton-Metatarsalgie, bei der verschiedene pathogenetische Vorstellungen bestehen. Der therapeutische Ansatz ist hier völlig verschieden von dem anderer Kompressionssyndrome. Hier wird, abgesehen von einigen wenigen Befürwortern dieser Methode, keine Dekompression, sondern eine Exstirpation des pseudoneuromartig veränderten Nervs vorgenommen. In gewisser Weise gilt dies auch für die Meralgia paraesthetica, bei der das therapeutische Prozedere (Dekompression vs. Resektion) umstritten ist.

Pathogenetisch ungeklärt ist nach wie vor das algetische Supinatortunnelsyndrom mit engen Beziehungen zum „Tennisellenbogen", bei dem eine Kompression des N. radialis bzw. des interosseus posterior vermutet, bisher jedoch nicht eindeutig bewiesen wurde.

Raumfordernde Prozesse (Lipome, Ganglien u. a.) in der Nähe oder unmittelbar an oder in einem Nerv führen in der Regel nicht zu einem Kompressionssyndrom des Nervs. Der Nerv kann zwar von einem benachbarten raumfordernden Prozess verdrängt werden und einen bogigen Verlauf um den Tumor nehmen oder selbst tumorförmig verdickt sein, ohne dass es hierbei jedoch zu einer Funktionsstörung des Nervs kommt. Nur wenn der Nerv fixiert ist und nicht ausweichen kann, weil er z. B. in einem fibroossären Kanal oder innerhalb einer straffen Faszienloge verläuft, kann es zu einer Kompressionsschädigung mit entsprechender klinischer Symptomatik kommen.

Im Allgemeinen ist die Annahme eines Nervenkompressionssyndroms nur dann gerechtfertigt, wenn eindeutige klinische oder elektrophysiologische Veränderungen des entsprechenden Nervs vorliegen. Die Morton-Metatarsalgie und Meralgia paraesthetica machen hier eine Ausnahme, weil eine neurophysiologische Untersuchung der beteiligten Nerven schwierig und wenig verlässlich ist. Es handelt sich hier im Wesentlichen um klinische Diagnosen. Dies gilt auch für das nicht unumstrittene Krankheitsbild des TOS, bei dem man eher von einer Ausschlussdiagnose sprechen kann.

Da die Tendovaginosis stenosans als eine häufige Begleiterkrankung des Karpaltunnelsyndroms (KTS) vorkommt, erscheint eine ausführlichere Darstellung dieses Krankheitsbilds gerechtfertigt. Der KTS-Operateur wird nicht selten mit dem Problem des „Schnappfingers" und seiner Vorstadien konfrontiert und sollte mit der operativen Behandlung vertraut sein, die in der Regel als kombinierter Eingriff durchgeführt wird.

Schließlich ist ein Kapitel den atypischen Kompressionssyndromen und verwandten Krankheitsbildern gewidmet, die in die Differenzialdiagnostik und Therapie einzubeziehen sind.

Ohne neurophysiologische Grundkenntnisse ist erfolgreiche Nervenchirurgie, wenn sie über das rein Manuelle hinausgeht, schwer vorstellbar. Während eine Sehne nur statischen und mechanischen Anforderungen genügen muss, sind die Verhältnisse beim Nerv wesentlich komplizierter. Kenntnisse der Funktion der peripheren Nerven und der Degenerations- und Regenerationsprozesse sind für die Indikationsstellung zur Operation unerlässlich, eine Funktionsdiagnostik ist ohne Elektrophysiologie undenkbar. Die korrekte Indikationsstellung ist unabdingbare Voraussetzung für gute operative Ergebnisse. Gerade bei Nerveneingriffen und Schmerzsyndromen, bei denen bildgebende Verfahren in der Regel nicht zur Verfügung stehen, kommt einer möglichst objektiven Funktionsdiagnostik eine entscheidende Bedeutung zu. Wenn Diagnose- und Indikationsstellung falsch waren, kann auch die beste operative Technik nicht erfolgreich sein – diese banale Erkenntnis gilt ganz besonders für die Nervenkompressionssyndrome.

KAPITEL 2

Pathophysiologische und diagnostische Grundlagen

2.1
Pathophysiologie

Pathophysiologische und biomechanische Kenntnisse sind für das Verständnis der Pathogenese der Kompressionssyndrome bedeutsam. Neben der Kompression in engen Kanälen spielen auch mechanische Faktoren eine Rolle, da die Tunnelsyndrome häufig in der Nähe von Gelenken vorkommen und erheblichen Dehnungsbeanspruchungen unterworfen sind.

Der Nerv weist eine gewisse Eigenelastizität auf, so dass eine Dehnung seiner Struktur bis zu 8% ohne funktionelle Beeinträchtigung möglich ist. Darüber hinaus kommt es zu einer Reduktion des venösen Blutflusses und bei Dehnung bis 15% zu einer kompletten Ischämie. Dehnungen über 38% schädigen das Perineurium (Sunderland 1978). Letztere sind bei der Defektüberbrückung traumatischer Nervenläsionen, weniger bei Nervenkompressionssyndromen von Bedeutung.

Wichtiger sind die Drücke innerhalb der Kanäle bzw. Engstellen. Bei einem lokalen Druckanstieg tritt rasch eine Ischämie ein. So führt ein Druckanstieg auf 2,66–3,99 kPa (20–30 Torr) zu einem verzögerten venösen Fluss im Epineurium, ein Druck von 7,99–10,66 kPa (60–80 Torr) zu einer kompletten intraneuralen Stase. Außerdem wird der axonale Transport in Abhängigkeit von der Dauer der Druckerhöhung gestört:
- 2,66 kPa (20 Torr) während 2 h bleiben ohne Effekt,
- 3,99 kPa (30 Torr) für 2 h oder 2,66 kPa (20 Torr) für 8 h blockieren den Transport an der Kompressionsstelle,
- 6,66 kPa (50 Torr) für 2 h sind nach 24 h reversibel.

Welchen Drücken die Nerven an Engstellen ausgesetzt sind sollen die folgenden Beispiele zeigen:
- Karpaltunnelsyndrom (KTS): Der Ruhedruck beträgt 4,26 kPa (32 Torr) und kann bei Handgelenksbeugung auf 11,99–13,33 kPa (90–110 Torr) ansteigen.
- Kubitaltunnelsyndrom: Anstieg bei aktiver Beugung des Ellenbogengelenks auf 26,66 kPa (200 Torr),
- Supinatortunnelsyndrom: bei passiver Pronation 6,13 kPa (46 Torr), bei aktiver Anspannung 25,33 kPa (190 Torr).

Eine Anhebung des interstitiellen Drucks des Nervs auf 5,99 kPa (45 Torr) unterhalb des arteriellen Mitteldrucks führt innerhalb von 30 min zum Block der sensiblen und motorischen Nervenleitung. Unphysiologisch hohe Drücke von mehr als 26,66 kPa (200 Torr) führen zu einem endoneuralen Ödem, von 133,22 kPa (1000 Torr) zu strukturellen Veränderungen des Nervs (Invagination der Ranvier-Knoten, Demyelinisierung und Axonschäden).

Bei den Kompressionsneuropathien können die einzelnen Faktoren meist nicht isoliert betrachtet werden. Hier spielen sowohl akute biomechanische als auch chronische de- und regenerative Vorgänge eine wechselseitige Rolle und laufen meist gleichzeitig und nebeneinander ab.

2.1.1
Degeneration und Regeneration

Die chronische Kompression eines peripheren Nervs – akute oder subakute Druckschäden spielen nur eine untergeordnete Rolle – führt zu folgenden pathophysiologischen und morphologischen Veränderungen (Sunderland 1978):

Die zunächst noch reversiblen Veränderungen sind:
- Kompression der Venolen und Arteriolen des Epineuriums
- mit nachfolgender Ischämie des Nervs und
- Ausbildung eines intraneuralen Ödems.

Durch eine mechanische Schädigung kommt es zu einem verstärkten Einstrom von Kalzium in die Nervenzelle, der zur Aktivierung von zyklischem Adenosin-3,5-Monophosphat (cAMP) führt. Weitere biochemische Prozesse zerstören die Filamentstrukturen der zellulären Transportsysteme und der Axone. Hieraus resultieren strukturelle Nervenfaserläsionen. Unter dem Begriff der Waller-Degeneration versteht man folgende Veränderungen (auch zusammen mit regenerativen Vorgängen):

- Verdünnung der Myelinscheide, besonders bei den großkalibrigen Nervenfasern,
- Veränderungen der interneuralen Kapillaren und damit der Durchblutung,
- Ausfall großkalibriger und schnellleitender Fasern (axonale Degeneration),
- Regenerationsvorgänge mit Aussprossen dünner und wenig myelinisierter und somit langsamer leitender Nervenfasern,
- kollaterale Reinnervation der Muskulatur.

Den morphologischen Veränderungen ist die Entstehung des Pseudoneuroms zuzuordnen. Hier gibt es zwei Möglichkeiten:
- Das Neurom entsteht durch „Stauung" proximal eines Engpasses (Pseudoneurom bei KTS) oder
- durch zusätzliche mechanische Druck- und Friktionsschädigung (Pseudoneurom des N. ulnaris im Sulcus, Morton-Neurom zwischen den Metatarsalköpfchen).

Beide Mechanismen verstärken sich gegenseitig zu einem Circulus vitiosus und führen zu einer endoneuralen Fibrosierung d. h. zu strukturellen Veränderungen, die letztlich irreversibel ist.

2.1.2
Elektrische Impulsleitung: Lokalisation und Ausmaß der Läsion

Die ungestörte Impulsleitung, d. h. eine regelrechte sensible und motorische Nervenleitgeschwindigkeit, ist ein wichtiges Zeichen einer normalen Nervenfunktion. Im Gefolge struktureller Veränderungen kommt es zur Verlangsamung der Impulsleitung des Nervs und gleichzeitig zu einer mehr oder weniger ausgeprägten Desynchronisierung der Muskel- oder Nervenantwort. Die Verlangsamung kann diffus oder umschrieben sein und nur einen bestimmten oder mehrere Nerven oder ein Innervationsgebiet von Plexusanteilen oder Nervenwurzeln umfassen. Somit lassen sich Hinweise auf eine umschriebene Nervenläsion und deren Lokalisation oder Hinweise auf eine nicht genau lokalisierte, eher diffuse Läsion im Bereich eines oder mehrerer Nerven gewinnen. Im Fall einer normalen Nervenleitfähigkeit können periphere Läsionen weitgehend ausgeschlossen werden. Dies ist nicht nur bei den supranukleären, d. h. Gehirn oder Rückenmark betreffenden Läsionen wichtig, sondern auch bei nichtorganischen, psychogenen Störungen.

Das klinische Korrelat einer *gestörten Impulsleitung* bzw. eines Leitungsblocks sind motorische, sensible und vegetative Funktionsstörungen. Es handelt sich um komplexe Vorgänge am Nerv mit De- und Remyelinisierung, axonaler De- und Regeneration sowie kollateraler Aussprossung von Nervenfasern. Weiterhin kommt es zu retrograden Veränderungen und schließlich zu völligem Ausfall von Nervenfasern oder auch des gesamten Nervs (Stöhr et al. 1978). Hieraus ergeben sich typische Konstellationen, die nicht nur für die Lokalisation einer Läsion, sondern auch für die Einschätzung des Schweregrads der Schädigung und ihre Prognose bedeutsam sind (Tackmann et al. 1989).

Die *demyelinisierte Nervenfaser* verliert die Fähigkeit der normalen Nervenleitung sowie der Reaktion auf frequente Impulsserien. Es kommt zu einer Verlangsamung und schließlich zu vollständigem Funktionsverlust. Metabolische Einflüsse begünstigen das Entstehen von Kompressionsneuropathien (Schwerpunktpolyneuropathien). Beim Leitungsblock kommt es infolge des Ausfalls von schnellen Fasern zu einer Verlangsamung der NLG auf Werte unter 40 m/s sowie zu einer Amplitudenreduktion der Antwort des motorischen und sensiblen Potentials. Gleichzeitig führen unterschiedliche Leitgeschwindigkeiten der einzelnen Nervfasern zu einer Aufsplitterung des Antwortpotentials.

Die *Waller-Degeneration* führt schließlich zum vollständigen Ausfall von einzelnen Nervenfasern oder häufiger des gesamten Nervs. Eine Leitungsverminderung kann sich auch proximal der Läsionsstelle finden (retrograde Degeneration). Bei den chronischen Läsionen beobachtet man neben Degenerations- und Regenerationsvorgängen auch Sprossungs- und kollaterale Reinnervationsvorgänge. Hierdurch wird das Areal der motorischen Einheit vergrößert und der Kraftverlust zum Teil kompensiert. Bei chronischen Läsionen kommen Leitungsblock, Leitungsverzögerung und Waller-Degeneration in Kombination mit Regenerationsvorgängen, Remyelinisierung und kollateraler Reinnervation vor. Da die Reversibilität dieser Vorgänge eingeschränkt ist, sollte rechtzeitig gegengesteuert werden, z. B. in Form einer frühzeitigen operativen Behandlung (Dekompression).

2.2
Diagnostische Grundlagen

2.2.1
Klinische Untersuchung

Trotz aller fortschrittlichen technischen Untersuchungen haben die Anamneseerhebung und die klinische Untersuchung nach wie vor eine zentrale

2.2.1 Klinische Untersuchung

Bedeutung. Dies gilt ganz besonders für präoperative Entscheidungsprozesse und die Indikationsstellung zur Operation. Für den Operateur muss jede Diagnostik nachvollziehbar und überprüfbar sein. Leider kommt es gerade bei der präoperativen Diagnostik von Nervenkompressionssyndromen öfters vor, dass nicht verwertbare oder sogar falsche oder falsch interpretierte neurophysiologische Daten geliefert werden, auf die sich der Operateur keineswegs blind verlassen darf.

Bei jeder Indikationsstellung zur Operation hat die klinische Symptomatik Vorrang. In vielen Fällen sind allerdings die klinischen Befunde nicht eindeutig zu interpretieren, so dass elektrophysiologische Zusatzuntersuchungen zwingend notwendig werden.

Am Anfang jeder Untersuchung steht die genaue Erhebung der Anamnese. Sie kann bereits wichtige diagnostische Hinweise auf das Vorliegen einer umschriebenen Nervenstörung geben. Die anschließende klinische Untersuchung vermag vielleicht schon Anhaltspunkte über die Höhe einer Läsion zu geben. Fehlen z. B. bei N. radialis- und N. ulnaris-Läsionen sensible Störungen, kann dies auf eine Kompression des motorischen N. interosseus posterior unter der Frohse-Arkade oder beim N. ulnaris auf eine Kompression des ebenfalls motorischen Ramus profundus im Bereich der Handwurzel hindeuten.

Die klinische Untersuchung beschränkt sich im Wesentlichen auf die Beurteilung der Sensibilität und Motorik und vegetativ-trophische Störungen. Die klinische Untersuchung stellt somit die Weichen für die anschließende elektrophysiologische Diagnostik, deren Ergebnisse immer in den klinischen Befund integriert werden und mit diesem übereinstimmen müssen.

Motorik ▶ Atrophien und Paresen entwickeln sich bei Nervkompressionssyndromen in der Regel schleichend und werden vom Patienten kaum bemerkt. Nur selten ist er in der Lage, den Beginn der Störung einigermaßen genau anzugeben. Häufig werden die Atrophien von Angehörigen oder auch dem Hausarzt zufällig bemerkt. Motorische Störungen fallen naturgemäß bei vorwiegend motorischen Nerven wie den Nn. radialis oder N. ulnaris stärker ins Gewicht. Die wichtigsten Kennmuskeln der Nerven sollten jeweils einzeln geprüft und ihr Kraftgrad festgelegt werden. Dies ist jedoch im Bereich der Hand vielfach nicht möglich, da es sich meist um komplexe Bewegungsabläufe handelt. So ist bei der Opposition des Daumens keineswegs nur der M. opponens pollicis beteiligt, sondern darüber hinaus die meisten intrinsischen Muskeln der Hand (Buck-Gramcko 1988). Die Kraftgrade werden in mehrere Stadien eingeteilt:

- M0: keine Kontraktion,
- M1: fühlbare Kontraktion,
- M2: beginnende aktive Bewegung,
- M3: Bewegung gegen Schwerkraft,
- M4: Bewegung gegen Widerstand,
- M5: normale Kraft.

Bei den Nervenkompressiosnssyndromen hat diese Einschätzung jedoch weniger Bedeutung als z. B. bei traumatischen Nervenläsionen und bei Begutachtungsfragen.

Sensibilität ▶ Gefühlsstörungen, vom Patienten als „Taubheit" oder „Pelzigkeit" bezeichnet, sind bei vorwiegend sensiblen Nerven wie dem N. medianus von erheblicher Bedeutung. Sie sind im Frühstadium einer Schädigung bereit aus der Anamnese zu entnehmen. So berichten die Patienten, dass sie keine Näharbeiten mehr verrichten können, weil ihnen das Einfädeln einer Nadel unmöglich sei.

Die klinische Sensibilitätsprüfung stellt immer besondere Anforderungen an Aufmerksamkeit und Kooperation des Patienten. Um zufällige Angaben auszuschließen, sollte die Prüfung mehrfach wiederholt werden. Zunächst soll festgestellt werden, ob überhaupt eine sensible Störung vorliegt. Ist dies der Fall, sollte das Gebiet abgegrenzt bzw. einem Innervationsgebiet eines Nervs zugeordnet werden. Die Berührungsempfindung kann am einfachsten durch Bestreichen mit der eigenen Fingerkuppe oder einem Wattebausch getestet werden. Bei dieser *Reizschwellenuntersuchung* geht es zunächst darum, festzustellen, ob ein Reiz überhaupt wahrgenommen wird. Ein Schmerzreiz kann mit einer Nadelspitze gesetzt werden, wobei abwechselnd die spitze und stumpfe Seite eingesetzt wird. Mit Schmerzreizen lässt sich am schnellsten das autonome Gebiet einer *Innervationsstörung* abgrenzen, indem man von einem gesunden Hautareal beginnend sich langsam dem Gebiet der gestörten Sensibilität nähert. Bei der Sensibilitätsprüfung ist auch die Angabe einer veränderten Qualität von Bedeutung. Diese kann sich in einer Berührungsüberempfindlichkeit bzw. Hyperpathie, Dysästhesie oder Parästhesie ausdrücken. Die Prüfung der Thermästhesie ist bei Kompressionssyndromen weniger wichtig, ebenso die Prüfung der Tiefensibilität bzw. des Vibrationsempfindens mittels einer Stimmgabel. Ein gestörtes Vibrationsempfinden ist jedoch bei differenzialdiagnostischen Fragestellungen von Bedeutung, z. B. bei der Abgrenzung einer Polyneuropathie.

Läsionen der Nn. medianus und ulnaris führen zu einer erheblichen Beeinträchtigung der Handfunktion. Zur Beurteilung des Grads der Funktionsmin-

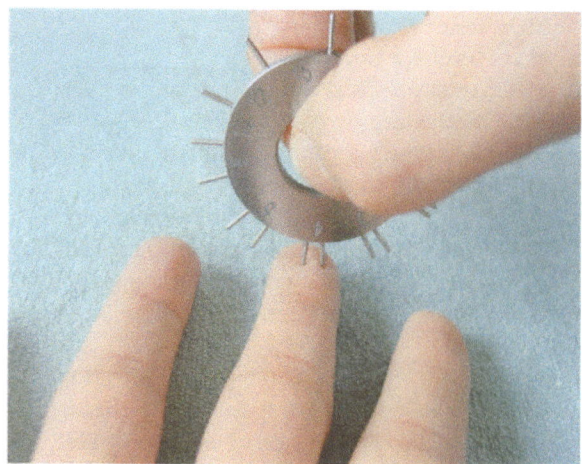

Abb. 2.1. Untersuchung der Zwei-Punkte-Diskrimination mit dem Greulich-Stern. Das Gewicht des Rädchens erlaubt einen definierten Auflagedruck

derung wurden von handchirurgischer Seite spezielle Tests entwickelt. Der gebräuchlichste ist die *statische* Zwei-Punkte-Diskrimination (2-PD). Es handelt sich hierbei um den Abstand der beiden Punkte, die noch als zwei Berührungsreize wahrgenommen werden. Man kann einen Tastzirkel verwenden oder eine aufgebogene Büroklammer, wie von Moberg (1958) angegeben. Da ein zu starker Auflagedruck das Ergebnis verfälscht, wurde von Greulich eine „Diskriminations-Scheibe" (Abb. 2.1) verwendet, die einen gleichmäßigen Auflagedruck erlaubt. Es handelt sich um ein 5 g schweres Rädchen, das sternförmig kleine Stifte in definiertem Abstand aufweist. Die Stifte werden jeweils in Längsrichtung auf die Finger aufgesetzt. Der Normalwert liegt an den Kuppen des Daumens und Zeigefingers bei 2–4 mm und an den übrigen Fingern bei 3–5 mm (Scharizer 1988). Die von Dellon (1981) empfohlene *dynamische* Zwei-Punkte-Diskrimination ist im Frühstadium der Reinnervation noch ein empfindlicherer Indikator als die statische. Bei der Untersuchung der dynamischen 2-PD werden die Stifte in Längsrichtung der Finger verschoben. Der Normwert liegt bei 2 mm.

Die taktile Fähigkeit der Hand wird auch durch den Münztest nach Seddon (1972) untersucht, wobei der Patient festzustellen hat, ob der Münzrand glatt oder gerieffelt ist. Der Auflesetest nach Moberg hat bei Kompressionssyndromen weniger Bedeutung und wird vorwiegend bei gutachtlichen Fragestellungen nach Nervenverletzungen oder Nervenwiederherstellung verwendet. Das gleiche gilt für den Buchstabenerkennungstest. Weitere Tests wurden ausschließlich für das KTS entwickelt (s. dort).

Alle klinischen Tests sind mehr oder weniger subjektiv, da der Untersucher auf die Mitarbeit des Patienten angewiesen ist, und bringen entsprechend viele Fehlermöglichkeiten und Ungenauigkeiten mit sich. Um diese zu umgehen, hat man nach objektiven Sensibilitätstests gesucht. Der *Ninhydrintest* war ein früher viel verwendeter Test, er prüft jedoch nur die Schweißsekretion und sagt letztlich nichts über die sensible Funktion aus. In schweren Fällen einer Nervenschädigung besteht eine gewisse Korrelation zwischen Nervenschädigung und verminderter Schweißsekretion, in leichten Fällen einer sensiblen Störung versagt der Test jedoch. Da er außerdem umständlich durchzuführen ist, wird er nur noch selten angewandt. Ein ebenfalls objektiver, jedoch indirekter Test ist der *Hautfaltentest*. Bei einem Bad in kaltem Wasser entwickelt die normal innervierte Haut Runzeln und Falten, die bei gestörter Innervation fehlen (Mumenthaler et al. 1998). Erst mit dem SEP sind Ansätze für eine objektive Sensibilitätsprüfung geschaffen (s. S. 9).

Trophik ▶ Durch Ausfall vegetativer Fasern im Rahmen von Nervenläsionen kommt es auch zu trophischen Veränderungen der Haut, z. B. der Papillarleisten, der Schweißsekretion (Ninhydrintest) oder des Nagelbetts (Afföldi-Zeichen). Diese können auch bei fortgeschrittenen Fällen des Karpaltunnelsyndroms vorkommen, haben jedoch in der Diagnostik keine besondere Bedeutung, da sie erst bei vollständigem Funktionsausfall des N. medianus positiv werden.

2.2.2
Elektrophysiologische Untersuchung

Besser als die mehr oder weniger subjektiven klinischen und die wenigen objektiven, jedoch unspezifischen Tests erlauben elektrophysiologische Untersuchungen eine objektive Untersuchung der spezifischen Nervenfunktion, nämlich der elektrischen Impulsleitung (Assmus 1978). Hier stehen die sensible und motorische Neurographie (ENG), die Elektromyographie und einige weitere Methoden (SEP und Magnetstimulation) zur Verfügung.

Über elektromyographische und neurographische Veränderungen bei einem Krankheitsbild (KTS) wurde erstmals von Simpson (1956) berichtet. Im Jahr 1949 beschrieb Dawson erstmals die Methode des antidromen SNAP, mit der von Gilliatt u. Sears (1957) Veränderungen beim KTS nachgewiesen wurden. Goodman u. Gilliatt berichteten 1961 über eine Besserung der ENG-Werte nach operativer Behandlung des KTS im Vergleich zu einer konservativ behandelten Kontrollgruppe. Bereits diese Autoren hatten auf die hohe Empfindlichkeit der sensiblen ENG hingewiesen. Als empfindlichster Indikator bei der Diagnose eines KTS hatte sich der Vergleich des SNAP des N. medianus mit dem SNAP des N. ulnaris erwiesen (Loongs 1979). Kimura beschrieb 1971 das „inching". Hierbei wurde die Haut der Mittelhand in 1 cm-Abständen stimuliert und das orthodrome NAP abgeleitet. In leichten Fällen von KTS hatte diese Methode eine hohe Aussagekraft. Schließlich wurde von Chang (1991) ein Vergleich mit dem SNAP des Ramus palmaris vorgeschlagen. Diese aufwändigeren Untersuchungstechniken sind im Rahmen der Routinediagnostik von Nervenkompressionssyndromen im Allgemeinen nicht erforderlich. Sie erfordern meist eine größere Erfahrung des Untersuchers und sind gegen Artefakte vermehrt störanfällig. Zur operativen Indikationsstellung können sie nicht viel beitragen, da die Eingriffe meist nicht im Frühstadium einer Läsion durchgeführt werden. Wenn relevante Beschwerden vorliegen, erlaubt die Routinediagnostik meist eine hinreichend sichere Beurteilung.

Die motorische und sensible Elektroneurographie hat nach der Überzeugung der meisten Untersucher eine sehr hohe Sensitivität und Spezifität (AAEM 1993) und ist unabdingbarer Bestandteil der Diagnostik eines Nervenkompressionssyndroms. Es muss jedoch betont werden, dass unqualifizierte Untersuchungen häufig zu Fehlbeurteilungen führen und damit die gesamte Methode in Misskredit bringen können (Stöhr 1998). Die ENG-Untersuchung ergibt sich immer aus der klinischen Untersuchung, die zunächst den Untersuchungsgang und die zu untersuchenden Nerven und Muskeln und die anzuwendenden Techniken bestimmt. Im Verlauf der Untersuchung ergeben sich häufig neue Fragestellungen, die den Untersuchungsgang variieren und zusätzliche Techniken erfordern.

Die Untersuchungsergebnisse sind kritisch zu werten. Nicht jeder pathologische Wert hat Krankheitswert. Wenn ein entsprechendes klinisches Korrelat fehlt, ist der abnorme Messwert an einem Nerv zur Kenntnis zu nehmen, ohne dass sich hieraus unmittelbare therapeutische Konsequenzen ergeben. So ist z. B. die verlängerte distale motorische Latenz des N. medianus keineswegs gleichbedeutend mit der Diagnose eines KTS. Latente, klinisch noch nicht relevante Kompressionen können bereits mit Veränderungen der Messwerte einhergehen (*latentes Karpaltunnelsyndrom*). Der abnorme Befund hat dann *keine* Indikation zur Spaltung des Retinaculum zur Folge, wenn die klinische Symptomatik eher auf eine radikuläre Ursache der Beschwerden hindeutet. Auch nach erfolgreicher Dekompression eines Nervs ist eine gebesserte, wenn auch nicht normalisierte Nervenleitung nicht gleichbedeutend mit einem „Rezidiv" eines Nervenkompressionssyndroms. Wenn bei eindeutiger klinischer Symptomatik die elektrophysiologischen Werte normal sind, muss die Korrektheit der Untersuchung in Frage gestellt und kritisch überprüft werden. Normale Werte kommen z. B. nicht selten durch versehentliche Mitstimulation intakter Nerven vor. Die Gefahr, einen falsch-negativen Befund zu erheben, ist z. B. bei der hochgradigen distalen N. medianus-Läsion gegeben. Hier wird durch hohe Reizstärken oft gleichzeitig der N. ulnaris stimuliert, was zu einer (normalen) Muskelantwort über den benachbarten ulnarisinnervierten M. flexor pollicis brevis führt.

> Bei divergierenden klinischen und elektrophysiologischen Befunden hat die Klinik Vorrang. Ein operativer Eingriff erfolgt immer zur Beseitigung oder Besserung von Krankheitssymptomen, nicht aufgrund elektrophysiologischer Abnormitäten!

Der apparative Aufwand für Routineuntersuchungen bei Nervenkompressionssyndromen ist gering. Prinzipiell genügt ein Ein-Kanalgerät mit Stimulator, evtl. ergänzt durch einen Averager. Letzterer ist nicht obligat. Wichtig ist, dass das Gerät über eine ausreichende Artefaktunterdrückung des Stimulationsartefakts verfügt. Für die Stimulation werden bipolare Oberflächenelektroden verwendet, die Ableitung der Muskelantwort geschieht nach der Tendon-belly-Technik ebenfalls mit Oberflächenelektroden. Nur bei schweren Nervschäden mit sehr kleiner Amplitude der Muskelantwort kann eine Ableitung mittels Nadelelektrode sinnvoll sein. Die Ableitung des sensiblen Nervaktionspotentials kann in aller Regel mit der antidromen Methode erfolgen. Diese hat den Vorteil, dass eine schmerzhafte Nadelableitung vermieden wird. Für Sonderfälle sind bestimmte Stimulationselektroden erforderlich, wie z. B. zur Stimulation einzelner Finger- oder Zehennerven. Die Untersuchung des antidromen sensiblen NAP ist öfter durch volumengeleitete Muskelartefakte erschwert. Dies gilt insbesondere dann, wenn das Signal sehr klein ist. Hier ist die Stimulationsstärke entsprechend zu dosieren. Da die Schwelle für das sensible NAP niedriger liegt als die für die motorischen Fasern, kann man durch Verminderung der Reizstärke ein sensibles NAP ableiten, das nicht durch Muskelartefakte gestört ist.

Ein häufiger Grund für falsch-positive motorische Werte ist die submaximale Stimulation. Hier werden nur die langsamer leitenden Fasern mit niedriger Schwelle aktiviert, so dass die Werte zu niedrig bzw. zu langsam bestimmt werden. Die Stimulation sollte daher immer möglichst nahe am Nerv und supramaximal erfolgen. Der Reiz ist dann supramaximal, wenn eine Erhöhung der Reizstärke keine weitere Zunahme der Amplitude der Muskelantwort zur Folge hat.

Elektromyographie ▶ Die Elektromyographie mit Nadelelektroden erlaubt den Nachweis von Denervationspotentialen im Muskel und damit indirekt die Feststellung einer neurogenen Schädigung. Darüber hinaus lässt die Elektromyographie in begrenztem Maß eine Differenzierung zwischen neuro- und myogener Störung zu und gibt Hinweise auf das Innervationsmuster und das Ausmaß des Ausfalls motorischer Einheiten. Mit ihr lässt sich zuverlässig eine minimale Restinnervation und frühzeitig eine Reinnervation nachweisen. Bei Nervenkompressionssyndromen ist der Nachweis von Denervationspotentialen (bei chronischen Nervkompressionssyndromen eher selten) sowie die differenzialdiagnostische Abklärung von Störungen, die über das Innervationsgebiet eines bestimmten Nerven hinausgehen, bedeutsam. Bei einfachen Fragestellungen wie der Diagnostik eines Karpaltunnelsyndroms kann in der Regel auf eine elektromyographische Untersuchung verzichtet werden.

Sensible Elektroneurographie ▶ Anstelle der aufwändigeren und für den Patienten schmerzhaften Untersuchung des orthodromen sensiblen Nervaktionspotentials genügt in den meisten Fällen die einfache und ohne Averaging durchzuführende Untersuchung des antidromen sensiblen Nervaktionspotentials (SNAP). Dieses wird mit Ringelektroden von den Fingern oder Oberflächenklebeelektroden von Innervationsgebieten sensibler Nerven abgeleitet. Da es sich um relativ großamplitudige Signale handelt, kann man auf ein Averaging verzichten. Die Untersuchung sollte möglichst unter standardisierten Bedingungen, insbesondere der Temperatur, stattfinden. Entbehrlich ist die Temperaturkontrolle dann, wenn ein Vergleich mit einem benachbarten intakten Nerv möglich ist. So lässt sich das antidrome SNAP des N. medianus mit dem des N. ulnaris vergleichen, wenn die beiden Nerven alternativ am Handgelenk stimuliert und die Potentiale mit Ringelektroden vom (doppelinnervierten) Ringfinger abgeleitet werden. Das Medianus-SNAP weist im Normalfall eine kürzere Latenz und eine höhere Amplitude auf. Im Fall einer Medianusläsion kehrt sich das Verhältnis um. Bei schwerer neurogener Schädigung/Kompression ist ein SNAP häufig nicht mehr evozierbar. Dies hat – auch ohne Averaging – diagnostische Relevanz. Besondere Techniken wie "inching", Vergleich mit dem SNAP des Ramus palmaris oder die transkarpale Nervenleitung werden in Zusammenhang mit der Diagnostik des KTS in Kap. 7 beschrieben.

Motorische Neurographie/Nervenleitgeschwindigkeit (NLG) ▶ Bei der motorischen Neurographie wird der Nerv an mindestens zwei Stellen mit kurzen Stromimpulsen stimuliert und die Muskelantwort in der Regel mit Oberflächenelektroden vom dazugehörigen Kennmuskel abgeleitet. Aus der Differenz der Laufzeiten und dem Abstand der Reizpunkte voneinander errechnet sich die Nervenleitgeschwindigkeit in m/s. Die fraktionierte Untersuchung der NLG erlaubt den Nachweis einer umschriebenen Leitungsstörung z. B. beim N. ulnaris im Bereich des Ellenbogengelenks. In bestimmten Fällen kann bereit ein Stimulationspunkt ausreichend sein, wobei lediglich die distale motorische Überleitungszeit in Millisekunden (ms) bestimmt wird, wie z. B. bei der Untersuchung des N. medianus zur Diagnostik des KTS.

Neben der Bestimmung der motorischen NLG bzw. der distalen motorischen Latenz ist auch die Beurteilung der Amplitude und Form des Muskelantwortpotentials von Bedeutung. Latenzverzögerungen oder Verminderungen der NLG bzw. ein Leitungsblock gehen in der Regel mit einer Reduktion der Amplitude und einer Aufsplitterung bzw. Desynchronisation des Muskelantwortpotentials einher. Dies ist bedingt durch Ausfall motorischer Einheiten der schnelleren Fasern und durch Regeneration bzw. Remyelinisierung der Nervenfasern, die je nach Regenerationsgrad stark unterschiedliche Leitgeschwindigkeiten aufweisen.

Normwerte der wichtigsten Armnerven sind in Tabelle 2.1 wiedergegeben.

SEP und Magnetstimulation ▶ Nach repetitiver Stimulation eines Nervs oder seines sensiblen Innervationsgebiets kann über der kortikalen Postzentralregion ein somatosensorisches Potential (SEP) abgeleitet und hieraus die Latenz bzw. Leitgeschwindigkeit des sensiblen Nervs vom Rezeptor bis zum Kortex ermittelt werden. Diese Untersuchung ist auch dann noch möglich, wenn aufgrund einer schweren Schädigung ein sensibles NAP nicht mehr erhältlich ist. Anstelle einer zeitaufwändigen Platzierung von Nadelelektroden in unmittelbarer Nähe eines Nervs, wobei die Nadelelektrode (nicht nur von Kindern) nicht toleriert wird, kann die sensible NLG auf diese einfache Weise untersucht werden. Auch im frühen Reinnervationsstadium ist das SEP lange vor einem SNAP ableitbar (Assmus 1978). Das somatosensorische evozierte Potential (SEP) erlaubt in begrenztem

Tabelle 2.1. Normal- und Grenzwerte der motorischen und sensiblen NLG- und Latenzwerte der Nn. medianus, ulnaris und radialis. (Nach Stöhr 1998)

	Motorisch Latenz (ms)	Motorisch Latenz (ms)	Motorisch NLG (m/s)	Motorisch NLG (m/s)	Motorisch Amplitude (mV)	Motorisch Amplitude (mV)	Sensibel NLG (m/s)	Sensibel NLG (m/s)	Sensibel Amplitude (µVolt)	Sensibel Amplitude (µVolt)
		Oberer Grenzwert		Unterer Grenzwert		Unterer Grenzwert		Unterer Grenzwert		Unterer Grenzwert
N. medianus	3,7	4,2	56,7	50	13,2	5	54,2	46,9	13,7	6,9
N. ulnaris	2,5	3,3	59,8	50,6	12,2	4	53,8	44,6	11	5,8
N. radialis	2	2,6	69,8	50	6,4	4	63,5	55,6	39,1	16

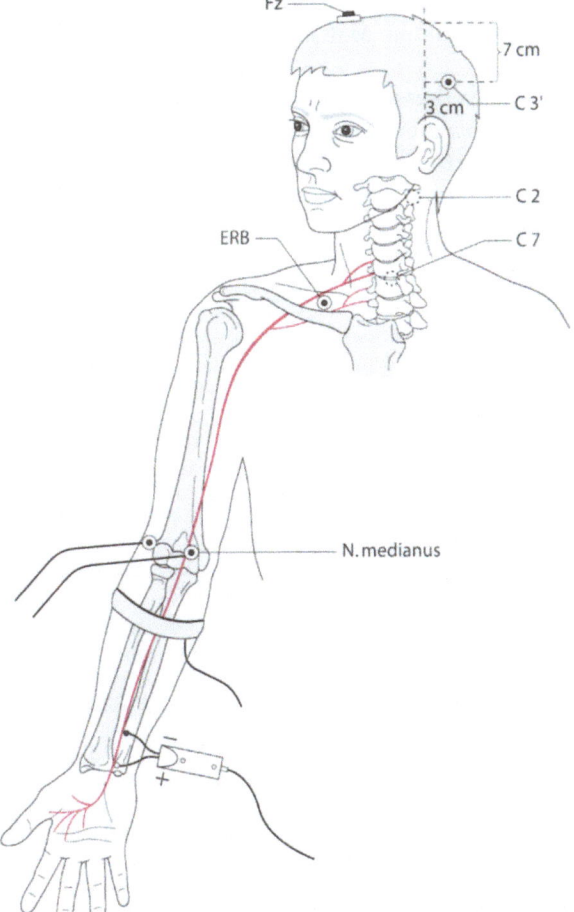

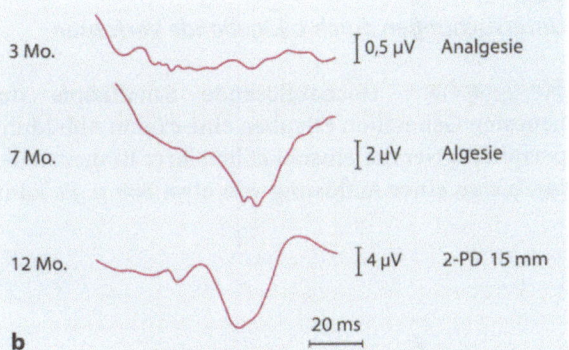

Abb. 2.2a, b. Untersuchungsschema des somatosensorischen evozierten Potentials (SEP). **a** Es werden jeweils mehrere hundert elektrische Stimuli appliziert und die elektronisch gemittelte Reizantwort über der Postzentralregion abgeleitet (nach Stöhr et al. 1996). Außer einer Stimulation des Nervenhauptstamms ist auch eine Fingerstimulation mit Ringelektroden möglich. **b** Die hier dargestellten kortikalen Reizantworten wurden im Verlauf der Regeneration des N. medianus gefunden. Im Stadium der Analgesie war kein eindeutiges SEP, im Stadium der Algesie eine relativ gut ausgeprägte positive Welle (P2) und im Stadium der beginnenden taktilen Sensibilität eine der P-Welle vorausgehende N1-Welle erkennbar. Die Untersuchung erlaubt eine begrenzte „objektive Sensometrie". (Assmus 1978)

Maß auch objektive Aussagen über die sensible Funktion (Assmus 1978, Abb. 2.2a–b). Außerdem lassen sich SEP-Untersuchungen bei Störungen in proximalen Nervenabschnitten oder im Bereich des Plexus und der Nervenwurzeln durchführen. Diese Bereiche sind einer unmittelbaren sensiblen Neurographie nicht zugänglich.

Während das SEP die Untersuchung der proximalen sensiblen Fasern erlaubt, lassen sich mit der Magnetstimulation die motorischen Efferenzen, z. B. im Bereich der Nervenwurzeln oder auch bestimmter Hirnnerven, untersuchen. Hierzu werden mit entsprechenden Stimulationsspulen der Kortex oder einzelne Nervenwurzeln stimuliert. Die Muskelantwort wird wie bei der motorischen Neurographie abgeleitet. Die Methode erlaubt Aussagen über die motorischen Latenzen, ist jedoch bei einem partiellen Leitungsblock nur eingeschränkt verwendbar, da aus methodischen Gründen keine supramaximale Stimulation möglich ist (Stöhr 1998).

2.2.3
Untersuchungen durch bildgebende Verfahren

Sonographie ▶ Hochauflösende Schallköpfe der neuesten Generation erlauben eine exakte Abbildung peripherer Nerven, einschließlich ihrer Binnenstruktur, bis zu einer Auflösung von etwa 500 µ. Es kann damit der faszikuläre Aufbau z. B. des N. medianus und eine Reduktion des Nervendurchmessers im proximalen Karpaltunnels festgestellt werden (Angerer et al. 2000). Da ein verminderter Nervdurchmesser auch bei gesunden Normalpersonen vorkommen kann, kann mit der Sonographie nicht die Diagnose eines KTS gestellt werden. Diese muss nach wie vor mit neurophysiologischen Methoden abgesichert werden. Bei raumfordernden Prozessen hat die Methode jedoch eine diagnostische Relevanz. Sonographische Untersuchungen erlauben auch den Nachweis von Veränderungen des N. ulnaris beim KUTS (Okamoto et al. 2000).

MRT ▶ Mit einer MRT-Untersuchung unter Zuhilfenahme spezieller Oberflächenspulen und besonderer Techniken (Fettsuppression, T2-Wichtung usw.) lassen sich Nervtumoren, Ganglien und umschriebene Druckschäden eines Nervs nachweisen (Filler et al. 1996). Auch kann man auf diese Weise die Verengung des knöchernen Karpalkanals objektivieren und in eingeschränktem Maß auch den Kubitaltunnel abbilden.

Neue verbesserte Techniken (Diffusionswichtung) lassen vermuten, dass in Zukunft das hochauflösende MRT zunehmende Bedeutung in der Diagnose neurogener Funktionsstörungen bekommt (Jarvik et al. 2001, 2002).

KAPITEL 3

Perioperatives Management und Qualitätssicherung

3.1 Räumliche, personelle und apparative Ausstattung

Da die meisten Eingriffe bei Nervkompressionssyndromen ambulant durchgeführt werden können, sollten die räumlichen Voraussetzungen den Anforderungen bzw. Richtlinien des BMG (dreiseitige Vereinbarung von Qualitätssicherungsmaßnahmen beim ambulanten Operieren zwischen KBV, Krankenkassen und Krankenhausgesellschaft) entsprechen. Dabei müssen gewisse Mindestanforderungen erfüllt sein: Neben dem eigentlichen Operationsraum, der auch als Eingriffsraum möglich ist und in dem Waschgelegenheiten erlaubt sind, die Narkosevorbereitungen durchgeführt werden können und Material gelagert werden darf, ist ein Entsorgungsraum und ein Raum für die Aufbereitung und Sterilisation der Instrumente erforderlich. Ankleideräume können auch außerhalb des Operationsbereichs liegen. Bei ambulanten Eingriffen auch mit erhöhten Anforderungen an die Keimarmut bedarf es in der Regel keiner raumlufttechnischen Anlage (Rüden u. Weist 1998).

Der Operationstisch sollte eine motorische Verstellmöglichkeit für eine Kopftieflagerung (Trendelenburg-Lagerung), eine ausreichende Höhenverstellung und die Möglichkeit haben, seitlich einen Handtisch anzubringen. Alternativ kann auch ein höhenverstellbarer, mit einer abwaschbaren Polsterauflage versehener freistehender Handtisch zum Einsatz kommen. Für eine bequeme Sitzposition benötigt der Operateur einen durch Fußbedienung höhenverstellbaren rollbaren Hocker.

Die personelle Ausstattung für die Standardeingriffe kann relativ gering gehalten werden. Die meisten Eingriffe lassen sich ohne direkte Assistenz am Tisch durchführen. Neben einer Operationsschwester oder einer speziell ausgebildeten Arzthelferin wird eine Hilfskraft als „Springer" benötigt.

Die Hygienesicherheit muss gewährleistet sein. Hierzu wird ein Hygieneplan aufgestellt, dessen Umsetzung regelmäßig überwacht und durch Schulungsmaßnahmen trainiert wird. Weiterhin ist eine Infektionsstatistik zur eigenen Kontrolle und zu Dokumentationszwecken zu empfehlen.

Das Instrumentarium muss in erster Linie zweckmäßig und von guter Qualität sein. Die Anzahl der erforderlichen Instrumente ist vergleichsweise gering. Das Standardinstrumentarium umfasst:
- 2 Skalpellhalter für 15er-Einmalklingen,
- 3–4 selbsthaltende Wundspreizer (Weitlaner) verschiedener Größe,
- 2 feine 2-zahnige Hauthaken und ein Nervenhäkchen,
- 1 gebogene Rinnensonde,
- 2 Langenbeck-Haken (verschiedener Größe), 2 Lidhaken,
- Nadelhalter (mit eingeschliffener Schere),
- 2 Präparierscheren (1 mit abgerundeter und relativ kräftiger und 1 mit feiner Spitze),
- 2 Pinzetten (Adson), davon 1 mit feiner Spitze,
- 2–3 Klemmen (darunter 1 Tupferklemme),
- 1 bipolare Koagulationspinzette,
- bei Bedarf zusätzlich eine Hohlmeißelzange (Lühr),
- sowie Mikroinstrumentarium bestehend aus Schere, Pinzette und Nadelhalter,
- große Spatel (bei Eingriffen am Rumpf).

Da die meisten Eingriffe ohne direkte Assistenz am Tisch erfolgen, hat sich zum Abschneiden der Fäden ein Nadelhalter mit eingeschliffener Schere (Abb. 3.1) bewährt, weil er zügigeres Arbeiten erlaubt.

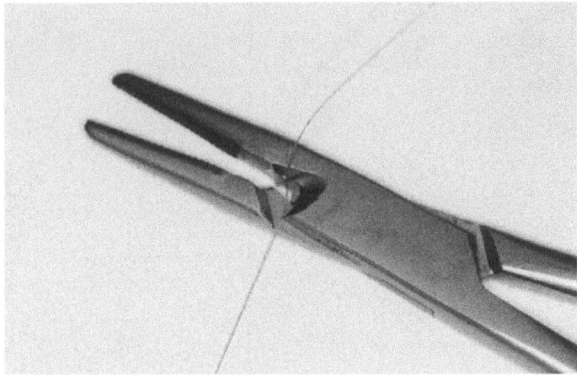

Abb. 3.1. Ein Nadelhalter mit eingeschliffener Schere erlaubt das Abschneiden der Fäden ohne Wechsel des Instruments

Außerdem verwenden wir eine elektrisch betriebene selbstregulierende Pumpe für die pneumatische Blutsperre (Abb. 3.2). Auf das endoskopische Instrumentarium wird an entsprechender Stelle eingegangen. Ein Operationsmikroskop ist nicht zwingend erforderlich, eine Lupenbrille jedoch zu empfehlen.

Für die meisten Eingriffe genügt ein reduziertes Standardinstrumentarium, das auf ein kleines Sieb passt und außerdem noch Tupfer und Abdecktücher enthält (Abb. 3.3).

An Nahtmaterial werden atraumatische monofile synthetische (Nylon)-Fäden 4/0 und 5/0 mit angeschweißten scharfen Nadeln, außerdem für Nervennähte monofile Fäden 8–10/0 benötigt. Zusätzlich wird resorbierbares synthetisches Material (Vicryl 3/0 bis 5/0) gebraucht.

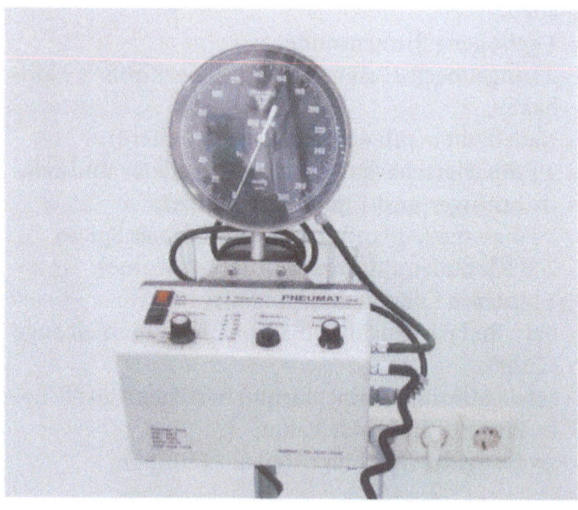

Abb. 3.2. Elektrische Pumpe mit elektronischer Druckregelung zur Herstellung einer pneumatischen Blutsperre

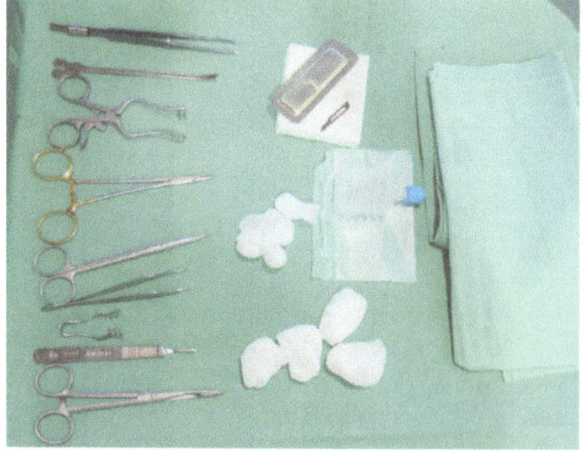

Abb. 3.3. Reduziertes Standardinstrumentarium einschließlich Abdecktüchern, Mini-Redovac und Verbrauchsmaterial für die Operation des Karpaltunnelsyndroms

Für die Drainage sind bei den meisten Eingriffen kleine Saugbälge mit Schläuchen und Nadel (Mini-Redovac) ausreichend.

Zur obligaten Dampfsterilisation mit Überdruck haben sich mehrere simultan betriebene kleine Autoklaven bewährt. Diese sind mit einer Wasseraufbereitungsanlage und einer Vakuumvorrichtung versehen und ermöglichen Protokollausdrucke der Sterilisationsprogramme. Die Sterilisationszeit beträgt bei einer Temperatur von 121°C und einem Überdruck von 200 kPa (2 bar) 20 min, bei 134°C und 300 kPa (3 bar) 8–10 min. Bei hoher Operationsfrequenz sind die kleinen, bereits erwähnten Tabletts mit Standardinstrumentarium, Abdecktüchern, Tupfern und Verbandsmaterial von Vorteil. Die Aufbereitung des endoskopischen Instrumentariums variiert von Hersteller zu Hersteller. Die Wiederverwertbarkeit von Einmalmessern ist umstritten. Die Optiken können autoklaviert werden, was allerdings die Haltbarkeit beeinträchtigt.

3.2
Patientenaufklärung

Die Aufklärung des Patienten sollte angemessen sein und den Patienten über die Art des Eingriffs, seine Notwendigkeit und allfällige Risiken, auch bei Unterlassung des Eingriffs oder seine zu späte Durchführung informieren. Man sollte dabei berücksichtigen, wie weit das Informationsbedürfnis des Patienten geht. Wir händigen dem Patienten zunächst ein Informationsblatt für die gängigsten Eingriffe aus und geben ihm Gelegenheit, weitere Fragen zu stellen.

Die Frage, ob auch extrem seltene Komplikationen wie z. B. das Sudeck-Syndrom aufgeklärt werden müssen, wird kontrovers beurteilt. Wir stehen auf dem Standpunkt, dass dies im Fall des Sudeck-Syndroms nicht erforderlich ist. Der Patient wird jedoch eindringlich darauf hingewiesen, dass zu enge Verbände und übermäßige ängstliche Schonhaltung Schwellungszustände und Fingereinsteifungen zur Folge haben können (präventive Aufklärung). Dank dieser Verfahrensweise sehen wir nur noch extrem selten Sudeck-ähnliche Zustände, die dann meist Artefakte infolge Fehlverhaltens des Patienten oder einer fehlerhaften Nachbehandlung waren.

Die Aufklärung hat nach der gültigen Rechtsprechung in angemessenem zeitlichen Abstand zum Eingriff zu stehen. Nach höchstrichterlicher Meinung sind 15 min Bedenkzeit „eindeutig zu wenig". Auf genaue Zeitvorgaben legt sich die Rechtsprechung nicht fest und verweist auf die unterschiedliche Schwere des Eingriffs. Die Operation des KTS und ähnliche Nerveneingriffe sind zu den kleineren – jedoch nicht weniger verantwortungsvollen – Eingriffen zu zählen. Da die Patienten, bevor sie eine operative Praxis aufsuchen, sich meist schon lange davor mit der Frage eines operativen Eingriffs auseinandergesetzt haben, haben wir keine Bedenken, den Eingriff in unmittelbarem zeitlichen Zusammenhang mit dem Aufklärungsgespräch durchzuführen. Dies erfolgt im Sprechzimmer im Rahmen der präoperativen Untersuchung. Eine Aufklärung *nach* einer Prämedikation, auf dem Weg zum Operationsraum oder erst im OP sollte man tunlichst vermeiden.

Es entspricht einer langjährigen Erfahrung mit ambulanten Eingriffen, dass der Patient, wenn er einmal seine Ängste und Befürchtungen überwunden und den Entschluss gefasst hat, die Operation möglichst schnell hinter sich bringen will. Kein zur Operation entschlossener Patient würde dafür Verständnis aufbringen, wenn der Operateur ihn nach erfolgter Aufklärung nochmals für 2 bis 3 Stunden wegschicken würde. Der Operateur, der diesem legitimen Wunsch des Patienten nachkommen will, kann sich dann allerdings richterlichen Vorhaltungen ausgesetzt sehen. Hier ist eine Anpassung der Rechtsprechung an Belange des „ambulanten Operierens" dringend wünschenswert. Wir versuchen das Problem dadurch zu entschärfen, dass wir uns von dem Patienten eine ausreichende Bedenkzeit schriftlich bestätigen lassen und außerdem Patienteninformationsblätter an die überweisenden Ärzte versenden, die diese Bögen bereits im Vorfeld den Patienten aushändigen. Dadurch wird vermieden, dass der Patient, zum Teil von weither, mehrere Male die Praxis aufsuchen muss, was mit einem erheblichen zeitlichen und organisatorischen Aufwand für Patient und Operateur verbunden ist. Die meisten Patienten sind auch bereits durch andere Patienten über den Eingriff aufgeklärt.

Extreme und drastische Aufklärung ist u. E. nicht im Interesse des Patienten, der dann möglicherweise einen komplikationsarmen Eingriff ablehnen und einen bleibenden Gesundheitsschaden riskieren würde. Auch diesen Aspekt müsste u. E. die Rechtsprechung stärker berücksichtigen. Auf weitere juristische Aspekte in Zusammenhang mit dem ambulanten Operieren soll hier nicht näher eingegangen werden. Es wird auf die einschlägige Literatur (u. a. Koeve 1998) verwiesen.

Während sich die meisten Patienten auf einen ambulanten Eingriff eingestellt haben und diesen ausdrücklich wünschen, muss gelegentlich die Frage ambulant/stationär besprochen und geklärt werden. Ambulante Eingriffe sind auch im hohen Alter noch möglich. Die älteste von dem Autor ambulant operierte (und sich anschließend zu Hause weitgehend selbst versorgende) Patientin war 99 Jahre alt, eine Vielzahl älter als 90 Jahre. In seltenen Sonderfällen mag es jedoch angebracht sein, eine stationäre Behandlung zu befürworten. Dies gilt besonders für gebrechliche und stark gehbehinderte Patienten, die zur Fortbewegung auf zwei Gehstöcke oder einen Gehwagen angewiesen sind, oder auch für Rollstuhlfahrer, die keine Betreuung zur Verfügung haben. Bei der Frage, ob ein Eingriff ambulant oder stationär durchgeführt werden sollte, muss eine Risikoabschätzung erfolgen. Mehrere Kriterien sind hierbei zu berücksichtigen. Neben der Qualifikation des Operateurs und der operativen Ausstattung der Praxis spielt auch die ausreichende Compliance des Patienten und die postoperative Überwachung eine Rolle. Hieraus können sich patientenbedingte Kontraindikationen (Fischer 1997) ergeben.

Ein anderer Aspekt des ambulanten Operierens mag an dieser Stelle noch hervorgehoben werde. Eingeschränkte Möglichkeiten einer Praxis oder Praxisklinik sowie der größere Zwang zur Wirtschaftlichkeit erfordern eine Reduktion des Aufwands auf das wesentliche und notwendige Maß. Dies bedeutet verkürzte Operationszeiten mit geringerer Gewebetraumatisierung und reduziertem Infektionsrisiko. Gerade das Operieren in Lokalanästhesie und Blutsperre, wie wir es seit Jahren bei vielen Tausenden von Eingriffen praktizieren, bewahrt vor meist überflüssigen oder sogar schädlichen Ausweitungen von Eingriffen. Als Beispiel seien nur endoneurale interfaszikuläre Neurolysen oder ausgedehnte, häufig überflüssige Synovektomien genannt.

3.3
Präoperative Vorsorge

Während einige Autoren eine Prophylaxe mit „Low-dose-Heparinisierung" fordern, beschränken andere diese auf Risikopatienten (Buckup und Roth 1998) Eine Thrombose- und Antibiotikaprophylaxe ist u. E. nicht obligat. Die Patienten verlassen bereits 1 bis 2 Stunden postoperativ wieder die Praxis zu Fuß, so dass die Gefahr thromboembolischer Erkrankungen gering ist. Hat der Patient bereits präoperativ gerinnungshemmende Medikamente eingenommen, sind diese rechtzeitig vor dem Eingriff abzusetzen, bei ASS in der Regel 1 Woche. Hat der Patient dies irrtümlicherweise versäumt und wünscht er trotz des erhöhten Blutungsrisikos die sofortige Durchführung des Eingriffs, haben wir keine Bedenken, diesem Wunsch nachzukommen, legen dann allerdings einen etwas stärker komprimierenden Verband und eine Drainage an. Bei mit Marcumar vorbehandelten Patienten sollte der Quick-Wert nach Absetzen des Medikaments mindestens 50% betragen. Auch hier wird routinemäßig eine Drainage in die Wunde eingelegt.

Da die Infektionsgefahr bei der Kürze der Eingriffe und gewebeschonender Technik minimal ist (weniger als 1‰), halten wir eine generelle Antibiotikaprophylaxe nicht für indiziert. Gelegentlich wird diese jedoch bei Patienten mit künstlichen Herzklappen von den überweisenden Ärzten gewünscht.

Eine vegetative Dysregulation mit Schweißausbrüchen, Hyperventilation, Bradykardie und Blutdruckabfall kommt gelegentlich bei sehr ängstlichen Patienten, aber auch bei scheinbar kräftigen jungen Männern vor. Ist eine solche Reaktion bekannt, hat sich zur vegetativen Dämpfung die präoperative Verabreichung von 5–10 mg Diazepam bewährt. Unter dieser Regie haben wir keine schwerwiegenden Reaktionen oder Komplikationen bei vielen tausend Eingriffen gesehen. Wir verzichten auch auf die routinemäßige Anlegung einer Infusion.

Für viele Patientinnen mit operiertem Mammakarzinom – mit oder ohne Lymphknotenausräumung – ist die Blutsperre und Operation an dem betroffenen Arm ein größeres Problem, da diesen Patientinnen immer wieder eingeschärft wird, dass keinerlei Manipulationen (z. B. Blutdruckmessen) und erst recht keine Operationen in Blutsperre vorgenommen werden dürften. Wir haben über viele Jahre die Erfahrung gemacht, dass alle diese Empfehlungen die Patientinnen nur unnötig verunsichern und viele den dringend notwendigen Eingriff aus diesem Grund übermäßig lange vor sich herschieben. In keinem Fall konnten wir eine postoperative Entstehung eines Lymphödems oder die Verschlechterung eines bereits bestehenden sehen. Dies gilt zumindest für Eingriffe in Blutsperre, die nicht länger als 15–20 min dauern.

> Eine vorausgegangene Operation wegen Mammakarzinom mit oder ohne Lymphknotenausräumung ist *keine* Kontraindikation für einen kurzdauernden Eingriff in Blutsperrre!

3.4
Dokumentation und Qualitätssicherung

Ziel jeder medizinischen Behandlung ist es, die Beschwerden des Patienten zu bessern oder zu beseitigen („Patientenzufriedenheit"). Dabei sind auch wirtschaftliche Gesichtspunkte zu berücksichtigen. Die Kosten der Behandlung sollten in angemessenem Verhältnis zum Resultat stehen. Bei der Frage der offenen oder endoskopischen Operation des KTS sollte auch dieser Aspekt berücksichtigt werden (vgl. S. 57).

Für das Ergebnis eines Eingriffs spielen nicht nur Auswahl und Durchführung eine Rolle, sondern auch die korrekte Indikationsstellung. Ein perfekt durchgeführter Eingriff kann nicht erfolgreich sein, wenn Indikation und Diagnose falsch waren. Die Indikation ist somit direkt abhängig von der korrekten Diagnose, aber auch vom Abwägen verschiedener Behandlungsformen unter Berücksichtigung der Behandlungsrisiken. Dies bedeutet, dass ein risikoarmes Operationsverfahren eine großzügigere Indikationsstellung erleichtert.

Die Diagnose ist das Ergebnis aus Anamnese, klinischem und apparativem (elektroneurographischem) Befund. In typischen Fällen stimmen sämtliche Kriterien überein. Bei atypischen Fällen müssen differenzialdiagnostische Erwägungen angestellt und eine Entscheidung für oder gegen einen bestimmten Eingriff getroffen werden. Dies erfordert gelegentlich eine besondere Begründung, wenn die Entscheidung des Operators für andere nachvollziehbar sein soll. Die Art des operativen Vorgehens muss ebenfalls bestimmten Kriterien standhalten. Für die Auswahl spielen die Fähigkeiten des Operators eine Rolle (die jeweils besonders gut beherrschte Methode ist häufig die „bessere"!). Auch dem Wunsch des Patienten nach einem bestimmten Operationsverfahren (z. B. dem endoskopischen) ist Rechnung zu tragen.

Allgemein akzeptierte und durch Erfahrung oder experimentellen Vergleich bewährte Kriterien und Methoden erlauben die Festlegung von Behandlungsrichtlinien, die als Leitlinien für ein bestimmtes Krankheitsbild ausgewiesen werden und gewisse Mindestanforderungen und Empfehlungen formulieren. Für die häufigsten Krankheitsbilder, auch für das Karpal- und Kubitaltunnelsyndrom gibt es mittlerweile solche Leitlinien, die von den beteiligten wissenschaftlichen Fachgesellschaften erstellt wurden, und die im Internet für jedermann zugänglich sind (AWMF). Aufgrund dieser Leitlinien, die für jeden Fall individuelle Entscheidungen offen lassen, können Qualitätsmerkmale festgelegt und evaluiert werden. Diese lassen sich auch in Form eines klinischen Algorithmus darstellen (Abb. 3.4, 3.5).

Eine ausreichende Dokumentation ist Voraussetzung, um die Entscheidung des Operators nachzuvollziehen und das Behandlungsergebnis durch Vergleich mit dem präoperativen Befund zu evaluieren. Für die beiden häufigsten Kompressionssyndrome wurden Evaluierungsbögen entwickelt, die diagnostische Entscheidungsprozesse offen legen und Verlaufskontrollen und Einschätzung des Operationsergebnisses erlauben (Abb. 3.6a,b).

Dokumentationsbögen sollten möglichst praktikabel, d. h. kompakt und übersichtlich sein und sich auf das notwendige Maß beschränken. Andernfalls besteht die Gefahr eines unsinnigen „Datenfriedhofs".

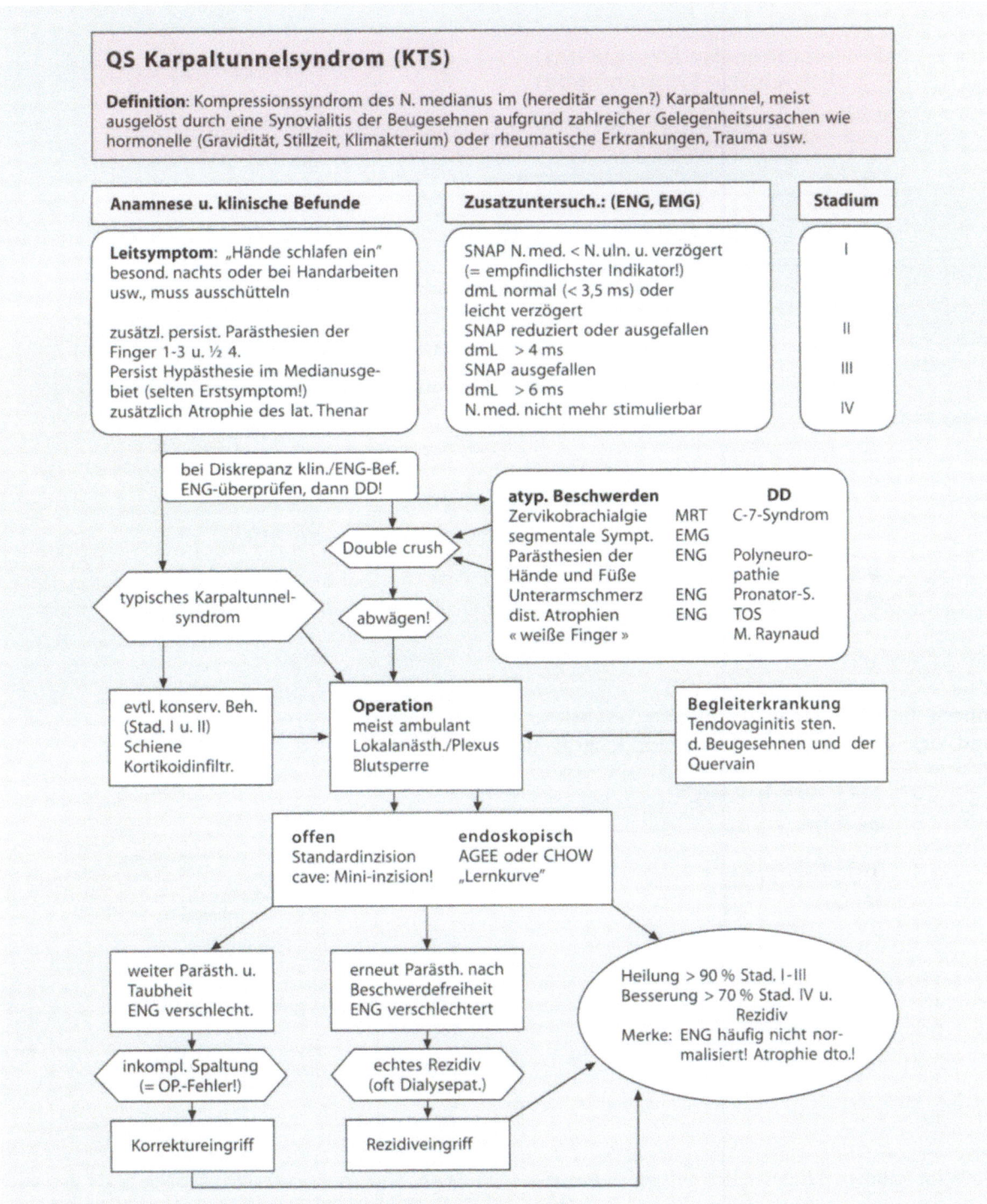

Abb. 3.4. Klinischer Algorithmus des Karpaltunnelsyndroms. Die komprimierte, auf das Wesentliche beschränkte Darstellung der Leitlinie des Karpaltunnelsyndroms zeigt die verschiedenen Pfade der Diagnostik und Therapie auf. Besonderer Wert wurde auf die elektroneurographische Zusatzdiagnostik, die Differenzialdiagnose und Differenzialtherapie gelegt

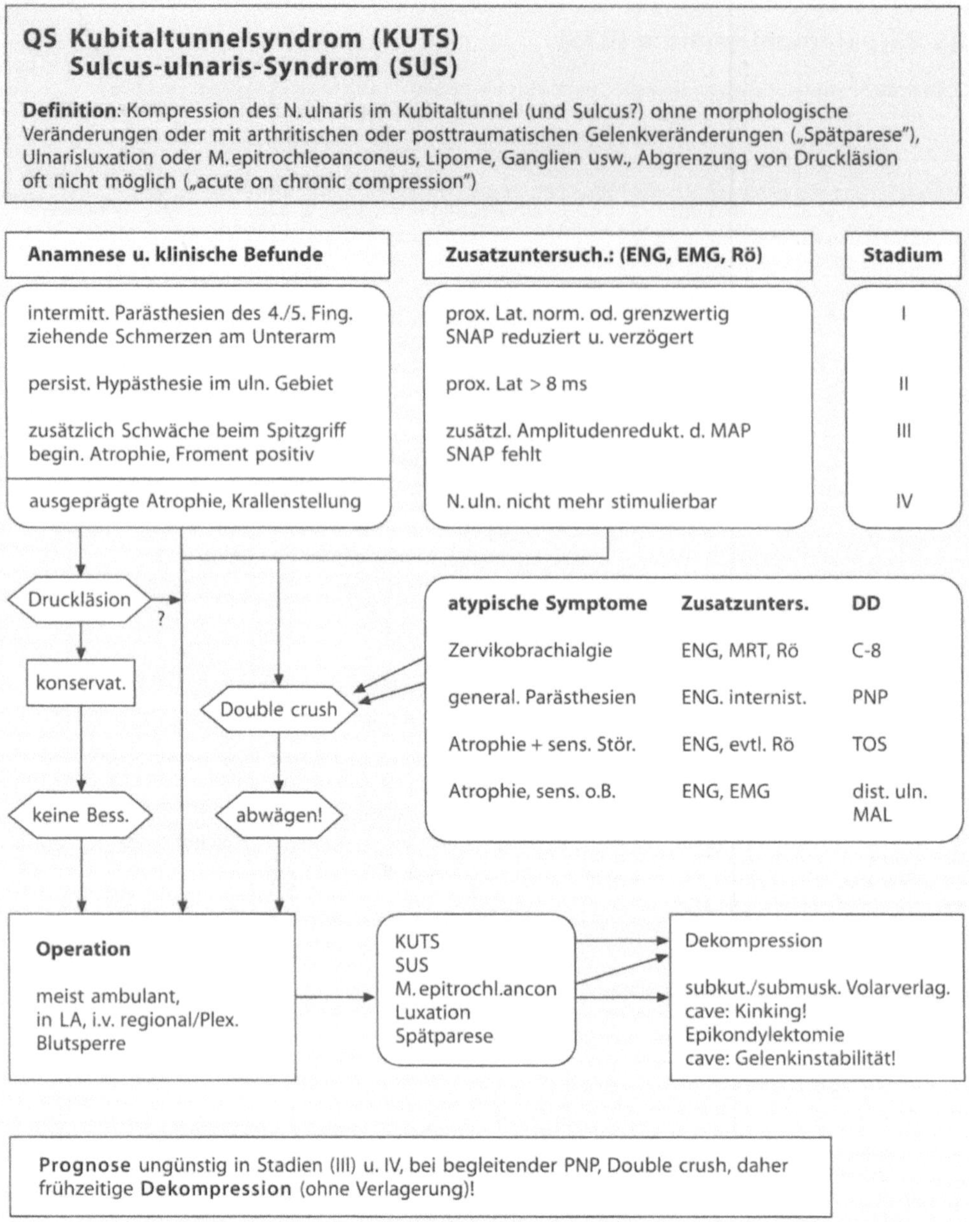

3 Perioperatives Management und Qualitätssicherung

QS Kubitaltunnelsyndrom (KUTS)
Sulcus-ulnaris-Syndrom (SUS)

Definition: Kompression des N. ulnaris im Kubitaltunnel (und Sulcus?) ohne morphologische Veränderungen oder mit arthritischen oder posttraumatischen Gelenkveränderungen („Spätparese"), Ulnarisluxation oder M. epitrochleoanconeus, Lipome, Ganglien usw., Abgrenzung von Druckläsion oft nicht möglich („acute on chronic compression")

Anamnese u. klinische Befunde	Zusatzuntersuch.: (ENG, EMG, Rö)	Stadium
intermitt. Parästhesien des 4./5. Fing. ziehende Schmerzen am Unterarm	prox. Lat. norm. od. grenzwertig SNAP reduziert u. verzögert	I
persist. Hypästhesie im uln. Gebiet	prox. Lat > 8 ms	II
zusätzlich Schwäche beim Spitzgriff begin. Atrophie, Froment positiv	zusätzl. Amplitudenredukt. d. MAP SNAP fehlt	III
ausgeprägte Atrophie, Krallenstellung	N. uln. nicht mehr stimulierbar	IV

Druckläsion ?
konservat.
keine Bess.

Double crush
abwägen!

atypische Symptome	Zusatzunters.	DD
Zervikobrachialgie	ENG, MRT, Rö	C-8
general. Parästhesien	ENG. internist.	PNP
Atrophie + sens. Stör.	ENG, evtl. Rö	TOS
Atrophie, sens. o.B.	ENG, EMG	dist. uln. MAL

Operation
meist ambulant,
in LA, i.v. regional/Plex.
Blutsperre

KUTS
SUS
M. epitrochl. ancon
Luxation
Spätparese

Dekompression
subkut./submusk. Volarverlag.
cave: Kinking!
Epikondylektomie
cave: Gelenkinstabilität!

Prognose ungünstig in Stadien (III) u. IV, bei begleitender PNP, Double crush, daher frühzeitige **Dekompression** (ohne Verlagerung)!

Abb. 3.5. Klinischer Algorithmus des Kubitaltunnelsyndroms

Auch im Rahmen der gesetzlich geforderten Qualitätssicherungsmaßnahmen wird man an einer Evaluierung der durchgeführten Eingriffe in Zukunft nicht vorbeikommen.

Behandlungs- und Operationsberichte sollten informativ sein, d. h. immer das Wesentliche enthalten. Besondere Ausführlichkeit ist meist überflüssig, wesentliche Fakten dürfen jedoch nicht unterschlagen werden.

Abb. 3.6a,b. Entwurf eines Evaluierungsbogens für die beiden häufigsten Kompressionssyndrome. Es wurde Wert auf eine übersichtliche Darstellung der wesentlichen Kriterien gelegt. Erfahrungsgemäß werden mehrseitige Fragebögen fehlerhaft oder unvollständig ausgefüllt, so dass eine Auswertung nicht zu verlässlichen Ergebnissen, sondern eher zu einem unsinnigen „Datenfriedhof" führt. **a** Karpaltunnelsyndrom, **b** Kubitaltunnelsyndrom (s. S. 18)

QS Karpaltunnelsyndrom

Patientendaten   Praxis/Klinikstempel

INDIKATIONSTELLUNG

	ja	nein		ja	nein
typisch	☐	☐	**untypisch**	☐	☐
ausschüttelbare Parästhesien	☐	☐	Nacken-Schulter-Armschmerz	☐	☐
(Hände schlafen ein)	☐	☐	Parästhesien mehrerer/aller Finger	☐	☐
nächtliche Schmerzen	☐	☐	Kraftlosigkeit der Hand	☐	☐
vermindertes Feingefühl/Taubheit	☐	☐	Absterben der Finger (z.B. Raynaud)	☐	☐
Dauer <3 Mo. ☐ >3 Mo. ☐ >1 J. ☐			andere Beschwerden	☐	☐
konserv. Behandlung	☐	☐			

Befund   **Befund**

neurolog. o.B.	☐	☐	patholog. HWS-Befund	☐	☐
Hypästhesie	☐	☐	Reflexstörung	☐	☐
Parese/Atrophie d. lat. Thenar	☐	☐	segmentale Ausfälle	☐	☐
Phalen/Tinel o.a. positiv	☐	☐	generalisierter Prozess (Myopathie u.ä)	☐	☐

ENG/EMG   **ENG/EMG**

dist. mot. Latenz ☐☐, ☐ ms	☐	☐	KTS-typisch bei atypischen Beschwerden	☐	☐
SNAP pathol.	☐	☐	andere Lokalisation (z.B. Pronator-teres)	☐	☐
EMG: Denervierung d. Thenar	☐	☐	EMG-segment./general. Denerv.	☐	☐

Begleiterkrankungen   **Differenzialdiagnose**

Tendovaginosis sten.	☐	☐	Radikulopathie	☐	☐
Polyneuropathie	☐	☐	Polyneuropathie	☐	☐
Rheuma/PCP	☐	☐	andere Ursachen (z.B. Pronator-teres)	☐	☐
Radikulopathie	☐	☐	M. Raynaud	☐	☐
andere	☐	☐			
			funktionell/psychogen	☐	☐

Rezidiv-Eingriff	☐	☐
Korrektureingriff nach endoskop.	☐	☐
offenem Voreingriff	☐	☐
Voroperateur identisch	☐	☐

Operation trotz atypischer Symptomatik im Op. Bericht begründen!

OPERATION   Datum ☐☐ ☐☐ ☐☐

Op-Verfahren: offen mit 3-4 cm Normalinzision ☐   Mini-Inzision ☐   andere ☐
             Blutleere ☐   endoskopisch AGEE ☐   CHOW ☐   andere endoskop. ☐   Begleiteingriff ☐
Anästhesie: lokal ☐   i.v. regional ☐   Plexus ☐   Allgem.anästhesie ☐
Op-Befund: unauffällig ☐   Abflachung ☐   Gefäßinjektion ☐   Synovialitis ☐
             Thenarastvariante ☐   Raumforderung ☐   andere ☐
             Bei Rezidiveingriff: inkomplette Spaltung ☐   Nervläsion ☐   echtes Rezidiv ☐
Komplikation: Nervläsion ☐ Blutung ☐ Sehnenläsion ☐ Infektion ☐ Revision erforderlich ☐ Handödem ☐

ERGEBNISKONTROLLE   durch Operateur ☐   andere ☐   nach 2-6 Mo.   >6 Mo.

Patientenzufriedenheit:	sgt(1) gt(2) bfrgd(3) ausreich.(4) mangelh.(5)	☐	☐
Klin. Befund:	normal(1) gebessert(2) gleich/schlechter(3)	☐	☐
ENG-Befund:	normal(1) gebessert(2) gleich/schlechter(3)	☐	☐
	dist. mot. Latenz ☐☐, ☐ ms		
Rezidiv:	ja(1) nein(2)	☐	☐

a **Kopie:**   Patient ☐   Hausarzt ☐   überweisender Arzt ☐   Statistik ☐

Abb. 3.6a. Legende s. S. 16

QS Kubitaltunnelsyndrom (Sulcus-ulnaris-Syndrom)

Patientendaten Praxis/Klinikstempel

INDIKATIONSTELLUNG

	ja	nein		ja	nein
typisch	☐	☐	**untypisch**	☐	☐
Taubheit KF und ½ RF	☐	☐	Taubheit mehrerer/aller Finger	☐	☐
Kraftlosigkeit b. Spitzgriff	☐	☐	keine Gefühlsstörung	☐	☐
ziehender Schmerz Ellenbog.	☐	☐	Nacken-Schulter-Armschmerz	☐	☐
Dauer <3 Mo. ☐ >3 Mo. ☐ >1 J. ☐			andere Beschwerden	☐	☐
posttraumatisch (Spätlähmung)	☐	☐			
konservative Behandlung	☐	☐			
Befund			**Befund**		
neurolog. o.B.	☐	☐	patholog. HWS-Befund	☐	☐
Hypästhesie ½ 4. u. 5. Fing.	☐	☐	Reflexstörung	☐	☐
Parese/Atrophie	☐	☐	segmentale Ausfälle	☐	☐
Froment positiv	☐	☐	keine Sensibilitätsstörung	☐	☐
Ulnarisluxation	☐	☐	generalisierter Prozess (Myopathie u.ä)	☐	☐
ENG/EMG			**ENG/EMG**		
mot. NLG vermind.	☐	☐	normale mot. NLG	☐	☐
prox. mot. Latenz ☐☐, ☐ms	☐	☐	DML (interosseus dorsalis I) ☐, ☐ms		
EMG-Denervierung	☐	☐	EMG-Veränd.segm./general.	☐	☐
Begleiterkrankungen			**Differenzialdiagnose**		
KTS	☐	☐	Radikulopathie (C8-Syndrom)	☐	☐
Polyneuropathie	☐	☐	Polyneuropathie	☐	☐
Radikulopathie	☐	☐	TOS	☐	☐
Arthrose Ellenbogengelenk	☐	☐	distale Ulnaris Kompression	☐	☐
andere	☐	☐	funktionell/psychogen	☐	☐
Rezidiv-Eingriff	☐	☐			
nach Dekompression	☐	☐			
nach Verlagerung	☐	☐	Operation trotz atypischer Symptomatik		
Voroperateur identisch	☐	☐	im Op. Bericht **begründen!**		

OPERATION Datum ☐☐ ☐☐ ☐☐

Op-Verfahren: Dekompr. ☐ subkut. Verlag. ☐ submusk. Verlag. ☐ andere ☐ Blutleere ☐
Anästhesie: lokal ☐ i.v. regional ☐ Plexus ☐ Allgemeinanästhesie ☐
Op-Befund: Schnürfurche ☐ Pseudoneurom ☐ Tumor/Ganglion ☐ M. Epitrochleoanconeus ☐
 Kinking (nach Voreingriff) ☐ andere ☐ Begleiteingriff ☐
Komplikation: Blutung ☐ Nervverletzung ☐ Bursitis olecrani ☐
 Infektion ☐ andere ☐ Revision erforderlich ☐

ERGEBNISKONTROLLE durch Operateur ☐ andere ☐ nach 2-6 Mo. >6 Mo.

Patientenzufriedenheit:	sgt(1) gt(2) bfrgd(3) ausreich.(4) mangelh.(5)	☐	☐
Klin. Befund:	normal(1) gebessert(2) gleich/schlechter(3)	☐	☐
ENG-Befund:	mot. NLG normal(1) gebessert(2) gleich/schlechter(3)	☐	☐
	prox. mot. Latenz N. Uln. ☐☐, ☐ms		
Rezidiv:	ja(1) nein(2)	☐	☐

b Kopie: Patient ☐ Hausarzt ☐ überweisender Arzt ☐ Statistik ☐

Abb. 3.6b. Legende s. S. 16

Operative Techniken

4.1 Anästhesieverfahren

4.1.2 Lokalanästhesie

Die weitaus meisten Eingriffe lassen sich problemlos in lokaler Infiltrationsanästhesie (oder Regionalanästhesie) durchführen. Für die Operation des Karpal- oder Kubitaltunnelsyndroms genügen 6–8 ml eines 1%igen Lokalanästhetikums (Mepivacain, Lidocain o. ä.) ohne Adrenalinzusatz. So wird eine sehr gute 3 bis 4 Stunden anhaltende Anästhesie der Haut, des Unterhautgewebes und auch der Bänder und bindegewebigen Faszien erreicht. Eine Wartezeit entfällt, der Eingriff kann unmittelbar nach erfolgter Injektion beginnen. Nahrungskarenz und besondere Prämedikation entfallen ebenfalls, eine Gefahr der Überdosierung (Krämpfe) und Allergien sind bei Lokalanästhetika mit Amidstruktur nicht zu befürchten. Auch bei einer Menge von >10 ml einer 1%igen Lösung gibt es keine toxischen Reaktionen. Eine Anästhesie des zu dekomprimierenden Nervs wird bewusst nicht angestrebt. Manipulation am Nerv und eine drohende Traumatisierung führen umgehend zu einer Schmerzreaktion des Patienten und signalisieren dem Operateur die Gefahr einer Nervschädigung. Wichtig ist eine solche Rückmeldung auch beim endoskopischen Vorgehen (s. dort). Beim Verfahren nach Chow kann so z. B. ein „Aufladen" eines Fingernervs rechtzeitig erkannt werden.

Die Infiltration des Operationsfeldes durch ein Lokalanästhetikum erschwert für den Ungeübten zweifellos die Übersicht. Durch das Aufquellen des Gewebes sind die Strukturen schlechter erkennbar, auch das Freihalten des Operationsfeldes ist erschwert. Wundspreizer, die häufig umgesetzt werden müssen, sind unentbehrlich. Der Zusatz von Adrenalin zum Lokalanästhetikum kann auch ohne Blutsperre kurzfristig ein blutarmes Operationsfeld bewirken. Bei Eingriffen in Fingernähe sollte dies unterbleiben, nicht jedoch bei Eingriffen im Bereich des Handgelenks. Lokalanästhesie kleiner Gebiete nach vorausgegangener sorgfältiger zweifacher Aspiration zeigt praktisch keine Nebenwirkungen und ist weitestgehend komplikationslos.

> Die lokale Infiltrationsanästhesie ist die einfachste und risikoärmste Methode der Wahl bei den meisten ambulanten Eingriffen.

In der Handchirurgie sind verschiedene Arten der Leitungsanästhesie gebräuchlich. Die wichtigsten sind die Leitungsanästhesien der Fingernerven nach Oberst oder als „Mittelhandblock" die isolierte Blockade der Nn. radialis, medianus und ulnaris am Handgelenk.

Bei länger dauernden Eingriffen bietet sich eine i.v.-Regionalanästhesie an. Die axilläre oder supraklavikuläre Plexusanästhesie, die nicht selten persistierende Parästhesien zur Folge hat, wird nur noch selten – gelegentlich bei länger dauernden diffizilen Präparationen – benötigt. Die axilläre Blockade wird gegenüber der supraklavikulären bevorzugt. Wenn eine spezielle abgestumpfte Plexuskanüle verwendet wird, lassen sich Verletzungen von Nervenfaszikeln weitgehend vermeiden (Zander 1998).

4.1.2 Technik der axillären Armplexusanästhesie

Zunächst wird am Gegenarm eine Verweilkanüle gelegt. In Rückenlagerung wird am erhobenen, außenrotierten und abduzierten Arm die A. axillaris getastet und zwischen Daumen und Mittelfinger gegen den Humerus fixiert. Mit einer atraumatischen Spezialkanüle wird ventral von der Arterie zunächst auf den N. medianus vorgegangen, bis Parästhesien ausgelöst werden. Eine Punktion des Nervs ist zu vermeiden, erst recht eine (schmerzhafte!) intraneurale Injektion. In unmittelbarer Nähe des N. medianus werden etwa 10 ml eines 1- oder 2%igen Anästhetikums appliziert. Dann wird die Kanüle zurückgezogen und erneut, jetzt jedoch dorsal der Arterie vorgeschoben, bis vom Patienten Parästhesien im Gebiet des N. ulnaris angegeben werden. Jetzt erfolgt erneute Injektion von 10 ml. Ein drittes Depot ist für den N. radialis erforderlich. Anschließend wird die Injektionsstelle für einige Minuten komprimiert. Somit werden insgesamt 30 ml injiziert, wobei die Injektion zweckmäßigerweise über einen flexiblen Schlauch erfolgt. Bei entsprechender Übung ist die subaxilläre Plexusblockade weitgehend risikolos (Hoffmann 1997). Die wichtigste Komplikation ist die versehentliche intravasale Injektion. Um das Risiko gering zu halten, sollten daher nach sorgfältiger Aspiration höchstens 5 ml auf einmal injiziert und der Patient beobachtet werden. Bei einer Kreislauf-Fehlreaktion muss die Injektion sofort unterbrochen werden. Größere Hämatome nach Punktion der A. axillaris klingen in der Regel komplikationslos ab. Deutlich größere Risiken (die schwerwiegendste ist der Pneumothorax!) birgt die supraklavikuläre Plexusanästhesie.

4.1.3
Technik der i.v.-Regionalanästhesie

Hierzu wird eine spezielle Doppelmanschette am Oberarm angelegt und eine Verweilkanüle am Handrücken angebracht. Anschließend wird der Arm ausgewickelt und der proximale Teil der Manschette aufgeblasen. Jetzt wird eine ausreichende Menge (meist 20 ml) eines 1%igen Lokalanästhetikums instilliert. Nach einigen Minuten wird auch der distale Teil der Manschette über dem jetzt anästhetischen Bereich aufgeblasen und die Kompression des proximalen Manschettenteils wieder aufgehoben. Der Eingriff sollte nicht länger als eine Stunde dauern. Das Öffnen der Blutsperre muss im Intervall vorgenommen werden und darf keinesfalls abrupt erfolgen. Trotzdem klagen viele Patienten beim Einströmen des noch nicht vollständig gebundenen Lokalanästhetikums über Schwindel und Unwohlsein.

4.2
Blutsperre/Blutleere

Die meisten der Nervkompressionssyndrome lassen sich in dieser Technik operieren. Davon ausgenommen sind die Meralgie, das proximale Radialistunnel-Synrom und natürlich auch die weiteren proximalen Syndrome wie TOS usw.

Die pneumatische Manschette wird am Oberarm, bei sehr adipösen Patienten oder Dialysepatienten gelegentlich auch am Unterarm, und am Unterschenkel angelegt und die Extremität mit einer Gummibinde ausgewickelt. Eine vollständige Blutleere ist nicht erwünscht, da eine Restfüllung der Gefäße die Gefäßkoagulation erleichtert. Zur Kompression verwenden wir eine selbst regulierende elektrische Pumpe mit einem maximalen Druck von 300 mm/Hg für Arm und Unterschenkel (Abb. 3.2). Eine komplette Blutleere, die z. B. beim endoskopischen Eingriff zweckmäßig ist, lässt sich mit einer speziellen Blutentleerungsmanschette erreichen, die den gesamten Arm umschließt.

Entgegen einer noch weit verbreiteten Meinung wird die Druckmanschette für 10 bis 20 min, in Ausnahmefällen auch bis 30 min gut toleriert. Gelegentlich kann eine leichte Sedierung (z. B. mit Diazepam oder Midazolam) nötig sein. Der unmittelbar nach dem Aufpumpen als sehr unangenehm empfundene Druck lässt subjektiv nach wenigen Minuten nach, was als „Akupressur-Effekt" erklärlich ist. Auch bei gut funktionierendem Shunt der Dialysepatienten ist eine Blutsperre möglich. Die Manschette sollte allerdings nicht über dem Shunt angelegt, sondern proximal oder distal davon platziert werden.

> Die Blutsperre ist bei den meisten Extremiteneingriffen unverzichtbar. Dies gilt besonders auch für nervchirurgische Eingriffe.

4.3
Atraumatisches Operieren

Ein zügiges, wenig traumatisierendes Vorgehen ausschließlich oder vorwiegend mit dem Skalpell führt zu einer besseren Wundheilung und geht mit einem verminderten Infektionsrisiko einher. Quetschen und Zerfetzen des Gewebes durch eine Präparierschere, auch Quetschen der Haut durch die Pinzette oder Wundspreizer sind möglichst zu vermeiden. Ausgedehnte Koagulationen, z. B. beim Operieren ohne Blutsperre, führen zu vermehrtem Zelldetritus und erhöhen die Infektionsgefahr und das Risiko einer verstärkten Narbenbildung. Der Eingriff sollte sich auf das erforderliche Maß beschränken. Allzu große Inzisionen oder über die Dekompression des Nervs hinausgehende Manipulationen, wie ausgedehnte Resektionen von Synovia, sind zu vermeiden, wenn sie nicht unbedingt indiziert sind. Auch zu kleine Inzisionen können traumatisierend sein, wenn sie mit starker Quetschung des auseinander gespreizten Gewebes einhergehen. Jedwede Manipulation am Nerv selbst erhöht das Verletzungsrisiko und die perineurale Narbenbildung. Eine endoneurale bzw. interfaszikuläre Neurolyse ist keineswegs zu empfehlen, auch nicht bei fortgeschrittenen neuralen Veränderungen im Rahmen von Kompressionssyndromen. Durch diese selbst in der Hand des Erfahrenen ris-

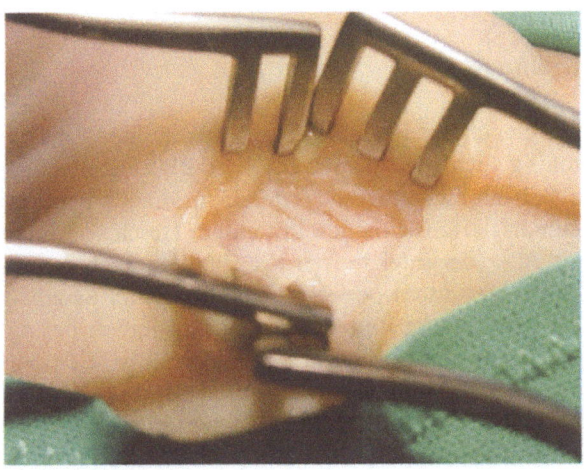

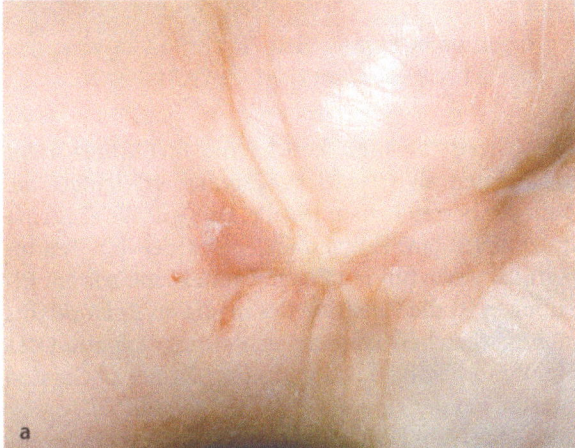

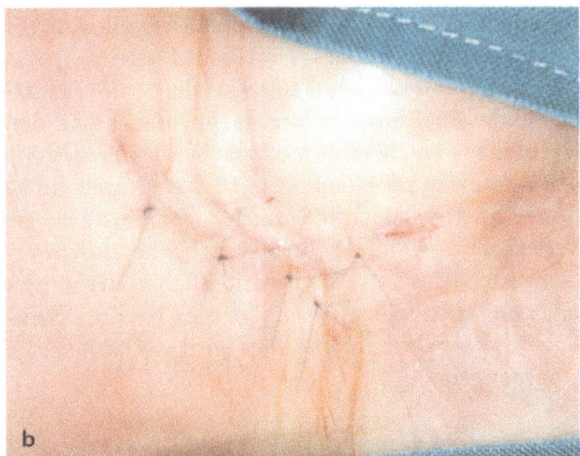

Abb. 4.1. Revisionseingriff bei KTS-Rezidiv nach vorausgegangener interfaszikulärer Neurolyse. Die im Narbengewebe frei liegenden oder mit diesem verbackenen Faszikel sind bei einer allfälligen Revision nur mühsam zu präparieren und können dabei leicht verletzt werden

kanten Techniken und durch Verwendung des Operationsmikroskops verlängert sich der Eingriff ganz erheblich. Der funktionsverbessernde Wert einer interfaszikulären Neurolyse ist keineswegs erwiesen, vielmehr sind schwere Hyperpathien und Dysästhesien nicht selten unerwünschte Folgen dieser überflüssigen und meist eher schädlichen Manipulationen. Auch tierexperimentell konnte eine verstärkte Narbenbildung nachgewiesen werden (Martini u. Solz 1983). Allfällige Revisionen nach vorausgegangener interfaszikulärer Neurolyse gestalten sich technisch äußerst schwierig, da die Faszikel aus dem anhaftenden Narbengewebe sorgfältig zu lösen sind (Abb. 4.1) und gehen mit einem erhöhten intraoperativen Verletzungsrisiko einher. Empfehlungen für diese Techniken sind auf traumatische Läsionen zu beschränken und auch hier kritisch zu beurteilen.

> Interfaszikuläre Neurolysen sind bei Nervkompressionssyndromen überflüssig, wenn nicht sogar schädlich!

4.4 Operativer Zugang und Hautinzision

Nach Desinfektion des Operationsgebiets mit ungefärbtem Alkohol wird das Operationsgebiet mit sterilen Schlitz- oder Lochtüchern abgedeckt. Abdeckfolien verwenden wir nur ausnahmsweise bei blutigen Eingriffen. Die Hautinzision ist mit Sorgfalt zu wählen. Sie ist später nicht nur ein Aushängeschild des

Abb. 4.2. a Hypertrophe Narbe nach Operation eines KTS durch ungeeignete Schnittführung. Inzisionen, die Hautfurchen rechtwinklig kreuzen, führen zu einem mehr oder weniger ausgeprägten hypertrophen und keliodartigen Narben. **b** Die hypertrophe Narbe wurde exzidiert und durch eine Z-Plastik korrigiert

Operateurs, sondern hat mehreren Ansprüchen zu genügen. Unter dem Einfluss der minimal-invasiven Chirurgie kommen auch bei herkömmlichen Eingriffen „Miniinzisionen" in Mode. Eine etwas größere Hautinzision erlaubt jedoch eine bessere Übersicht über den Operationssitus. Außerdem werden Haut und Subkutangewebe weniger gequetscht. (Brug 1994; Rudigier 1997). Sehr kleine Inzisionen erhöhen zweifelsohne das Risiko unbeabsichtigter Nerv- und Gefäßverletzungen, zumal wenn der Operateur weniger versiert ist. Bei der Schnittführung – nicht nur im Handbereich – ist peinlichst auf den Verlauf der Hautlinien zu achten. Rechtwinklig die Hautlinien und -furchen kreuzende Schnitte führen zu einer verstärkten Narbenbildung bis hin zu Narbenstrikturen (Abb. 4.2a, b) und sind oft Ausdruck ungenügender Erfahrung des Operateurs.

> Hypertrophe Narben und Narbenstrikturen sind häufig Folge falsch gesetzter Hautinzisionen!

Die sichere Palpation knöcherner Strukturen oder von Sehnen als Orientierungspunkt erleichtert die Wahl der besten Inzisionsstelle. Dies gilt für Eingriffe an schnellenden Sehnen und der De Quervain-Tendovaginitis. Auch für den Zugang zum N. ulnaris am Ellenbogen ist die Palpation des medialen Epikondylus wichtig. Gleichermaßen erleichtert die Palpation des lateralen Epikondylus die Platzierung der optimalen Inzision bei der Operation der Epikondylitis.

Bei der Wahl des Hautschnitts und der Durchtrennung des Subkutangewebes ist auf den Verlauf von Hautnerven Rücksicht zu nehmen. Dies gilt z. B. für den Ramus palmaris des N. medianus bei der Operation des KTS, den Ramus superficialis der Nn. radialis bei der Spaltung des Strecksehnenfachs und den N. cutaneus antebrachii medialis bei der Freilegung des N. ulnaris am Ellenbogen. Dies sind zwar funktionell relativ unwichtige sensible Nerven, aber ihre Verletzungsneurome können erhebliche Beschwerden verursachen. Auf die Besonderheiten der immer noch umstrittenen optimalen Inzision bei der Operation des Karpaltunnelsyndroms wird in Abschn. 7.1.6 eingegangen.

4.5
Neurolyse/Dekompression

Die adäquate chirurgische Behandlung eines Engpasssyndroms besteht in einer Dekompression des Nervs. Darunter versteht man die Beseitigung einengender Kanäle und physiologischer Engpässe, Eröffnung/Spaltung enger Faszienlücken/Arkaden oder Resektion einengender Bänder oder Bandanteile und seltener Beseitigung narbiger Einschnürungen. Der Begriff der Neurolyse wird diesem Vorgehen weniger gerecht. Hierunter ist eher das Herauspräparieren des Nervs aus normalem oder narbig verändertem Gewebe zu verstehen. Ein therapeutischer Effekt kann dieser Technik in der Regel nicht zugeschrieben werden, narbenbedingte Kompressionen eines Nervs oder Strikturen außerhalb eines Engpasses sind eher die Ausnahme. Dies gilt in begrenztem Maße auch für die Volkmann-Kontraktur, bei der Kompressionen vorwiegend im Bereich der physiologischen Engpässe vorkommen (s. S. 134). Die interfaszikuläre Neurolyse wurde bereits erwähnt (Abschn. 4.3). Bei einem typischen Kompressionssyndrom, auch einem Zweiteingriff ist eine solche aufwändige und riskante Behandlung jedenfalls nicht indiziert.

4.6
Drainage

Drainagen werden mit wenigen Ausnahmen routinemäßig nicht gelegt. Bei erhöhter Blutungsneigung, z. B. nach nicht abgesetztem ASS, und auch bei marcumarisierten Patienten mit einem Quick von mehr als 50% (darunter führen wir einen operativen Eingriff nicht durch), erweist sich ein kleiner Saugbalg als zweckmäßig und ausreichend. Lediglich bei der Operation des Kubitaltunnelsyndroms, bei dem wir auf Subkutannähte verzichten, wird routinemäßig ein Saugbalg eingelegt. In den wenigen Fällen, wo sich nach erfolgter Hautnaht und Öffnen der Blutsperre eine stärkere Blutung zeigt, kann ein Drainageschlauch nachträglich eingeschoben werden. Dieses Verfahren ist u. E. schonender als das ausgedehnte Koagulieren nach Öffnen der Blutsperre *vor* dem Wundverschluss.

4.7
Verbände

Nach dem Verschließen der Wunde mit Rückstichnähten und atraumatischem Nahtmaterial (5/0 im Hand- und Fußbereich, ansonsten 4/0) wird eine Fettgaze aufgelegt. Auf fixierende Verbände wird weitestgehend verzichtet. Einem leicht komprimierenden Verband mit halbelastischen oder Mullbinden über einer zweilagigen Saugkompresse ist zweifelsohne der Vorzug zu geben. Ein gewisser Kompressionseffekt ist zur Vermeidung eines größeren Wundhämatoms vonnöten, ein zu straff angelegter Verband jedoch unbedingt zu vermeiden. Der Verband wird 1 bis 2 Tage postoperativ entfernt bzw. durch ein Heftpflaster ersetzt. Postoperative Schmerzen und Schwellungszustände sind häufig durch zu straffe Verbände im Handgelenksbereich bedingt. Dadurch kann es zu ausgeprägter Ödembildung mit Sudeck-ähnlichen Bildern kommen. Einiges spricht dafür, dass es sich bei vielen sog. Sudeck-Syndromen um solche Artefakte handelt.

Auf eine Immobilisierung durch Gipsschienen usw. verzichten wir beim unkomplizierten Eingriff vollständig.

> Ruhigstellung ist ein potentiell schädlicher unphysiologischer Zustand für die Hand. Erfahrungsgemäß wird zu lange ruhig gestellt (Hoffmann 1997).

Bei Eingriffen am Handgelenk (auch bei KTS-Operation) sind die Finger sofort bzw. ab dem Folgetag zu bewegen – bis zum kompletten Faustschluss.

4.8 Kombinierte Eingriffe

In der geschilderten Technik lassen sich auch kombinierte Eingriffe durchführen. So ist es bei zügigem Operieren möglich, gleichzeitig das Karpal- und Kubitaltunnelsyndrom am selben Arm in Lokalanästhesie und Blutsperre zu operieren oder die Dekompression des N. medianus beim KTS gleichzeitig mit einer oder mehreren Ringbandspaltungen vorzunehmen. Dem Patienten bleiben damit weitere Eingriffe, häufig auch bei verschiedenen Operateuren, erspart. Dieses Vorgehen setzt allerdings voraus, dass der Operateur auch die Technik der Ringbandspaltung beherrscht, was z. B. für einen Neurochirurgen nicht selbstverständlich ist. Auch die beidseitige Operation des KTS in einer Sitzung ist möglich und wird von uns bei entsprechenden Voraussetzungen empfohlen und praktiziert (s. S. 45).

Postoperative Behandlung

5.1
Postoperative Überwachung und Analgesie

Länger als 15–30 min ist eine postoperative Überwachung bei den meisten Eingriffen in Lokalanästhesie nicht erforderlich. Bei den intra- oder postoperativen vagovasalen Reaktionen (s. Abschn. 6.1) ist allerdings eine längere Nachbeobachtungszeit zu empfehlen. Bei ausgeprägten Bradykardien kann gelegentlich die i.m.-Verabreichung von Effortil angebracht sein. Eine Begleitperson für den Nachhauseweg ist in den meisten Fällen nicht erforderlich, wenn öffentliche Verkehrsmittel benutzt werden. Der Patient wird darauf hingewiesen, dass er das eigene Fahrzeug ohne Chauffeur nicht verwenden sollte.

Starke postoperative Schmerzen sind eher die Ausnahme. Meist sind strangulierende Verbände die Ursache (s. Abschn. 4.7). Jeder Patient erhält bei der Entlassung ein Analgetikum oder nichtsteroidales Antiphlogistikum (z. B. ein Diclophenac-Präparat, bei Unverträglichkeit auch Paracetamol), das er je nach Bedarf einnehmen kann. Acetylsalicylsäure verwenden wir postoperativ nicht mehr, da es unter höherer Dosierung (>1000 mg) zu stärkeren postoperativen Blutungen kommen kann.

5.2
Verbandwechsel und Entfernen des Nahtmaterials

Die Nachbehandlung einschließlich Verbandwechsel und Ziehen der Fäden erfolgt in der Regel durch den überweisenden Arzt. Sie wird vom Operateur, der ausreichend Erfahrung mit ambulanten Eingriffen hat und den postoperativen Verlauf abschätzen kann, nicht zwingend selbst vorgenommen, sondern den nachbehandelnden Ärzten überlassen. Der Druckverband wird (evtl. zusammen mit der Drainage) am ersten oder spätestens zweiten postoperativen Tag entfernt und durch einen Pflasterverband ersetzt. Gelegentlich kommt es vor, dass nach der Karpaltunnelspaltung etwas Fettgewebe zwischen den Nähten prolabiert und nekrotisch wird. Dies sollte, wenn es nicht von alleine abfällt, mit einem Scherenschlag abgetragen werden, bevor es wieder organisiert wird. Selten ist postoperativ – meist infolge eines Sturzes auf die Hand – eine leichte Nahtdehiszenz zu beobachten. Oberflächliche Infektionen, z. B. kleine Eiterpustel in den Stichkanälen, werden geöffnet und bedürfen darüber hinaus keiner besonderen Behandlung. Die sofortige Verabreichung von Antibiotika ist keinesfalls erforderlich. Das Entfernen des Fadenmaterials erfolgt im Allgemeinen nach 10 Tagen. Die sich im weiteren Verlauf entwickelnde Narbenreaktion, die mit einer mehr oder weniger ausgeprägten Rötung und Schwellung des Wund- bzw. Narbenbereichs einhergeht und die von individuellen Faktoren, aber auch vom Operationstrauma abhängig ist, darf nicht mit einer Infektion verwechselt werden. Weniger erfahrene Nachbehandler schicken die beunruhigten Patienten wegen dieser Rötung wieder zum Operateur, weil sie befürchten, dass die Wunde noch einmal geöffnet werden muss.

5.3
Ruhigstellung/Mobilisation

Eine fixierende Ruhigstellung im Gipsverband oder auf anderen Schienen ist, wie bereits erwähnt, nicht erforderlich, eine frühzeitige Mobilisierung bzw. frühe funktionelle Behandlung von erheblichem Vorteil. Hierdurch werden Gelenkeinsteifungen und Schwellungszustände weitestgehend vermieden, die Wundheilung jedoch nicht negativ beeinflusst. Auch Ellenbogen und ganz besonders die Schultergelenke sind sofort postoperativ zu bewegen. Aus diesem Grund sollte der Patient auch keine Armschlinge tragen. Lediglich bei Wundinfektionen kann auf eine konsequente Ruhigstellung nicht verzichtet werden. Die Befürchtung einiger Handchirurgen, dass es z. B. nach Retinaculumspaltung infolge ungenügender Ruhigstellung zu einer Verlagerung des Nervs oder der Beugesehnen in den Wundspalt kommt, teilen wir nicht. Jedenfalls sahen wir bei einer sehr großen Zahl operativer Eingriffe keine bleibenden Nachteile der frühen Mobilisierung.

> Frühe funktionelle Behandlung (Eigengymnastik) ist nach Dekompression eines Nervs oder einer Sehne äußerst wichtig für die Erhaltung oder Wiederherstellung der Handfunktion und Vermeidung von Sekundärschäden.

5.4 Ergotherapeutische/krankengymnastische Nachbehandlung

Kommt es trotz aller Hinweise auf eine frühe eigentätige Übungsbehandlung und einer frühzeitigen Entfernung bzw. Vermeidung strangulierender Verbände zu Schwellungszuständen mit Bewegungseinschränkung und Schmerzen, ist eine ergotherapeutische Nachbehandlung unumgänglich. Diese ist einer ausschließlich krankengymnastischen Behandlung vorzuziehen, insbesondere dann, wenn eine spezielle handtherapeutische Expertise des Behandelnden vorliegt. Die Behandlung sollte möglichst rasch vor Einsetzen von Sekundärveränderungen (Gelenkversteifungen usw.) eingeleitet werden Einige Aspekte dieser Behandlung, wie z. B. die Abhärtung der Narbe und ein Sensibilitätstraining, sind auch bei unkompliziertem Verlauf häufig angebracht. Auch wenn bereits präoperativ Einsteifungen der kleinen Fingergelenke durch Synovialitiden und Tendovaginitiden oder Polyarthrosen bestanden haben, ist eine intensive postoperative Weiterbehandlung unumgänglich. Hierbei ist das allgemeine Behandlungsziel das Wiedererlangen einer möglichst funktionstüchtigen und beschwerdefreien Hand, um die Tätigkeiten im täglichen Leben und bei der Arbeit ohne Schwierigkeiten zu bewältigen (Diday u. Nolle 1997).

Ergotherapeutische Behandlungsschwerpunkte für die früh-postoperative Phase sind:
- Abbau der Bewegungsangst des Patienten,
- Ödemprophylaxe,
- Förderung der Entstauung und Durchblutung,
- Erhaltung bzw. Vergrößerung der Gelenkbeweglichkeit der nicht ruhig gestellten proximalen und distalen Gelenke,
- leichte aktive Bewegungsübungen für das Handgelenk,
- Entspannungsübungen.

Behandlungsschwerpunkte für die darauf folgende längere postoperative Phase sind:
- Sehnengleitübungen, die ein isoliertes Gleiten der durch den Karpaltunnel verlaufenden oberflächlichen und tiefen Langfingerbeugesehnen sowie der Daumenbeugesehne ermöglichen. Die Frequenz sollte 3 Übungseinheiten täglich mit jeweils 10 Übungen nicht unterschreiten.
- Nervengleitübungen, die die Gleitfähigkeit des N. medianus im Karpaltunnel erhalten und Verwachsungen des Nervs mit dem umgebenden Gewebe verhindern sollen. Übungsfrequenz: 3-mal täglich, jeweils 10 Übungen.
- Abbau der Hypersensibilität im Bereich der Operationsnarbe. Dieses Desensibilisierungsprogramm dient zur Reduzierung der Überempfindlichkeit und wird durch Bestreichen mit zunehmender Druckausübung und reizerzeugenden Materialien durchgeführt.
- Stimulation der Sensibilität im Versorgungsgebiet des N. medianus. Dieses Sensibilitätstraining soll das Empfindungsvermögen für leichte Berührung, die Diskriminationsfähigkeit sowie das Wiedererkennen von Gegenständen durch die vom N. medianus versorgten Finger verbessern.
- Muskelkräftigungsübung,
- Narbenbehandlung zur allgemeinen Pflege der Narbe sowie deren Lockerung und Erweichung,
- Abbau eines evtl. auftretenden Schmerzes im Wund- bzw. Narbengebiet.
- Schließlich werden in der Phase der eigentlichen Rehabilitation Fähigkeiten und Fertigkeiten für Alltag und Beruf unter Berücksichtigung gelenkschonender und ergonomischer Prinzipien geschult (Diday u. Nolle 1997).

Trotz Anwendung atraumatischer Operationstechniken, Saugdrainage, Kompressionsverband und Hochlagerung der Hand kann es, ganz besonders bei älteren Patienten, zu stärkeren Schwellungszuständen von Hand und Fingern kommen. Hierbei handelt es sich häufig um ein sog. *lymphodynamisches Ödem*, d. h. das Lymphgefäßsystem selbst ist intakt, jedoch die Transportkapazität in der Regel ungenügend ausgenutzt (Diday u. Nolle 1997). Behandlungsziel ist hier eine Erhöhung des venösen Abflusses (Rückstromförderung) und des Lymphabzugs. Dies wird meist durch eine geeignete Lagerung, muskuläre Übungsbehandlung, Lockerungs- und Entspannungsübungen, Kälteapplikation, Hydroapplikation, Sand-, Reis- oder Linsenbäder sowie eine manuelle Lymphdrainage erreicht, auch wenn die Behandlung gelegentlich langwierig ist.

Weitere apparativ-elektrotherapeutische Behandlungstechniken wie Elektrostimulationsanalgesie (TENS), Elektromyostimulation, EMG-Biofeedback, Iontophorese und Diathermie haben bestimmte Indikationen außerhalb der routinemäßigen Nachbehandlung. Weiterhin kommen Kälte- und Wärmeapplikationen, Paraffinbäder, Ultraschalltherapie oder auch Kälteapplikationen („cold packs") usw. zum Einsatz.

Aktive und passive Bewegungsübungen sowie Muskelspannungsübungen stellen wichtige Behandlungsprinzipien der krankengymnastischen und ergotherapeutischen Behandlung dar. Diese schließen die Kinästhetik und eine angepasste stufenförmige Belastung ein. Ein spezielles „Stress-loading-Programm" wurde zur Behandlung der sympathischen Reflexdystrophie entwickelt.

Umfang und Art der jeweiligen Behandlung sind in enger Kooperation mit dem oft speziell geschulten Handtherapeuten (Adressenliste ist bei dem jeweiligen Verband oder über die Krankenkassen erhältlich) festzulegen.

5.5 Arbeitsunfähigkeit

Die Dauer der Arbeitsunfähigkeit richtet sich weitgehend nach der Beschäftigung, beruflichen Beanspruchung und natürlich auch der Motivation des Patienten. Viele am Karpaltunnelsyndrom operierte Patienten, die keinen stärkeren manuellen Belastungen ausgesetzt sind, insbesondere Büroangestellte, können ihre Tätigkeit nach wenigen Tagen wieder aufnehmen. Selbständige, auch handwerklich Tätige, lehnen häufig eine Arbeitsunterbrechung kategorisch ab, was sich im postoperativen Verlauf keineswegs nachteilig auswirken muss. Die durchschnittliche Arbeitsunfähigkeit für den häufigsten Eingriff, nämlich die Behandlung des Karpaltunnelsyndroms, liegt bei 3 Wochen. Dies gilt gleichermaßen für das offene wie das endoskopische Vorgehen (s. auch Abschn. 7.1.7). Selbst eine frühe sportliche Betätigung muss nicht nachteilig sein.

KAPITEL 6

Komplikationen

6.1
Vagovasale Reaktion

Kreislaufreaktionen mit Bradykardie und Blutdruckabfall kommen in etwa 4–6% der in Lokalanästhesie durchgeführten Eingriffe meist während, jedoch auch nach Beendigung des Eingriffs vor. Männer, insbesondere athletisch gebaute im mittleren und jüngeren Alter, scheinen häufiger betroffen zu sein als Frauen. Die drohende vegetative Dysregulation zeigt sich an vermehrter Ängstlichkeit, Schweißausbrüchen, Hyperventilation, Schwindel und Übelkeit, selten auch Erbrechen. Die vagovasale Reaktion kann sehr rasch eintreten und besonders dann, wenn der Patient sitzt oder steht, zum fast blitzartigen Kollaps führen.

Bei ersten Anzeichen eines Kreislaufkollapses („mir wird schlecht") ist die umgehende Kopftieflagerung nach Trendelenburg sowie eine Frischluft- oder Sauerstoffzufuhr erforderlich.

Kommt es trotzdem zu einer vagovasalen Reaktion, ist nach dem Abklingen der akuten Symptome eine längere Ruhephase und Überwachung erforderlich, die sich gelegentlich über 1 bis 2 Stunden erstrecken kann.

Berichtet der Patient bereits anamnestisch von synkopalen Kreislaufreaktionen, empfiehlt sich die prophylaktische Sedierung mit Diazepam, wobei in der Regel 5–10 mg ausreichen, um eine vagovasale Reaktion abzuschwächen oder zu blockieren. Außerdem ist ein ständiger verbaler Kontakt mit dem Patienten während des Eingriffs hilfreich. Ein „Abgleiten" des Patienten kann dann sofort erkannt werden. Außerdem trägt ein intensives Gespräch erheblich zum Abbau der Ängste des Patienten bei.

6.2
Blutung

Bei sorgfältiger Koagulation der Gefäße, die infolge der Blutsperre gut sichtbar sind, kommen größere Blutungen nur selten vor. Sollte sich nach Eröffnen der Blutsperre doch eine stärkere Blutung zeigen, kann zunächst in die bereits verschlossene Wunde eine Drainage (Mini-Redovac o. ä.) eingeschoben und ein komprimierender Verband angelegt werden. Sollte die Blutung nicht innerhalb von 10 min zum Stillstand kommen, sind eine Revision und eine Gefäßkoagulation indiziert. Dies gilt auch für Blutungen durch gerinnungshemmende Medikamente. Kleinere Hämatome resorbieren sich in der Regel spontan und ohne belangvolle Folgen. Sollte sich einige Tage nach dem Eingriff noch ein stärkeres Hämatom, evtl. durch ungenügende Schonung, Aufstützen oder sogar Sturz auf die Hand, entwickeln, ist dieses auszuräumen, wenn es raumfordernden Charakter hat. In Fällen mit präoperativer massiver Kompression und entsprechender Schädigung des Nervs, z. B. beim Karpaltunnelsyndrom, kann es postoperativ zu einer Verschlechterung der klinischen Symptomatik und der Nervenleitung kommen, die durch eine spontane intraneurale Blutung („Entlastungshämatom") erklärt werden kann. Eine operative Revision ist hier nicht zwingend erforderlich, da es in aller Regel zu einer oft allerdings sehr verzögerten Regeneration des Nervs kommt. Zeigen engmaschige ENG-Kontrollen jedoch eine progrediente Verschlechterung, wird man eine Revision nicht vermeiden können.

6.3
Infektion

Bei Eingriffen, die weniger als 15 min dauern und möglichst atraumatisch durchgeführt worden sind, sind Infektionen außerordentlich selten. Oberflächliche Infektionen kommen gelegentlich durch mangelnde Hygiene des Patienten vor. Meist ist die Ursache ein durchnässter Verband. Sie heilen in der Regel innerhalb weniger Tage problemlos ab. Das Gleiche gilt für infizierte und geöffnete Stichkanäle. Die Verabreichung eines Antibiotikums ist nur selten erforderlich. Kommt es zu einer Sekundärheilung, sind engmaschige Kontrollen erforderlich. Entwickelt sich eine tiefergehende phlegmonöse Entzündung, lässt sich allerdings eine in der Regel stationäre Revision mit weiter Öffnung des Wundgebiets und der Faszienlogen nicht umgehen.

6.4 Iatrogene Nervenläsionen

Bei korrekter Technik kommen iatrogene Nervenläsionen glücklicherweise nur selten vor. Dies trifft zumindest für die großen Nerven der häufigsten Kompressionssyndrome zu. Bei der Hautinzision kann es gelegentlich zur Durchtrennung kleinerer sensibler Hautnerven kommen. Die Folge ist ein schmerzhaftes Neurom, das sich an einer „elektrisierenden Narbe" zeigt. Die Dysästhesien können allerdings für den Patienten zum Teil sehr beeinträchtigend sein. Am häufigsten werden der Ramus superficialis N. radialis und der Ramus palmaris N. medianus lädiert. Schwerwiegend ist die Verletzung sensibler Fingernerven, wie sie gelegentlich bei den endoskopischen Methoden vorkommen kann, besonders dann, wenn eine Leitungsanästhesie durchgeführt wurde (s. Abschn. 7.1.7). Auch eine umgehende Rekonstruktion des Nervs kann das Entstehen von Dysästhesien und einer bleibenden Funktionsstörung nicht verhindern. Die Läsion eines funktionell wichtigen Nervs bedeutet immer eine schwerwiegende Komplikation. Nicht jede postoperative Verschlechterung ist allerdings auf eine fehlerhafte Behandlung zurückzuführen (s. „Entlastungshämatom").

> Klagt der Patient postoperativ über anhaltende oder verstärkte Taubheit und einen Schmerz von „brennendem" Charakter, handelt es sich häufig um eine operationsbedingte Nervenläsion.

6.5 Handödem und komplexes regionales Schmerzsyndrom (CRPS)

Das Sudeck-Syndrom, auch sympathische Reflexdystrophie, Algodystrophie oder neuerdings komplexes regionales Schmerzsyndrom („complex regional pain syndrome", CRPS) genannt, stellt eine gefürchtete Komplikation nach handchirurgischen Eingriffen dar. Die in der Literatur angegebene Häufigkeit nach KTS-Operationen schwankt zwischen 0,5 und 5%. Bei der einfachen Dekompression des N. medianus soll das Syndrom seltener vorkommen als nach ausgedehnteren Operationen mit Epineurotomie oder interfaszikulärer Neurolyse (zit. nach Tackmann et al. 1989). Es werden zwei Formen unterschieden (Baron et al. 2002):

- Typ I (entspricht der sympathischen Reflexdystrophie): Hier liegt keine Nervläsion vor. Er ist charakterisiert durch brennende tiefe Spontanschmerzen und eine mechanische Allodynie. Hinzu kommen Störungen der Handdurchblutung, des Schwitzens und ein Ödem.
- Typ II (entspricht der Kausalgie) hat eine Nervläsion zur Voraussetzung. Die klinischen Symptome sind im Übrigen die gleichen wie bei Typ I.

Außerdem wird das Syndrom in drei Stadien eingeteilt:
- Anhaltende brennende Schmerzen mit Schwellung, Rötung oder Zyanose,
- zunehmende Trockenheit und Blässe der Haut,
- schmerzhafte Fingersteife und zunehmende Osteoporose.

Dieses Vollbild eines vegetativ-dystrophischen Syndroms tritt nach schweren Traumen der Hand – mit oder ohne knöcherne Verletzungen – wesentlich häufiger auf als nach atraumatisch durchgeführten operativen Eingriffen und wird begünstigt durch Immobilisierung und Inaktivität (Nigst et al. 1988). Häufig handelt es sich um Artefakte. Nach Erfahrung des Autors wird die Diagnose „Sudeck" viel zu häufig gestellt. Meist liegen postoperative Schwellungszustände durch komprimierende oder ungeeignete Verbände vor. Auf Abb. 6.1 ist ein solches Ödem dargestellt. Dieses Handödem unterscheidet sich deutlich von einem echten Sudeck-Syndrom (Abb. 6.2).

Auch eine bewusste oder unbewusste Abschnürung der Hand kann massive Schwellungszustände mit Sudeck-ähnlichem Bild hervorrufen. Ein solcher

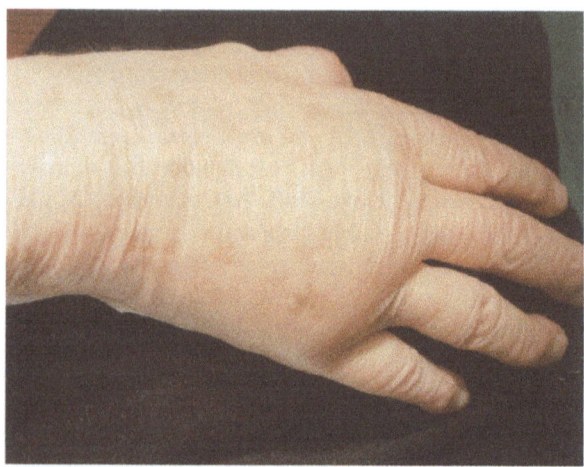

Abb. 6.1. Ausgeprägtes Ödem des Handrückens und der Finger durch einen strangulierenden Verband bei einer älteren Patientin nach Operation des KTS. Am Handgelenk sind noch deutlich die Schnürfurchen des Verbandes sichtbar. Der Zustand sollte auf keinen Fall mit einem „Sudeck-Syndrom" verwechselt werden

6.5 Handödem und komplexes regionales Schmerzsyndrom (CRPS)

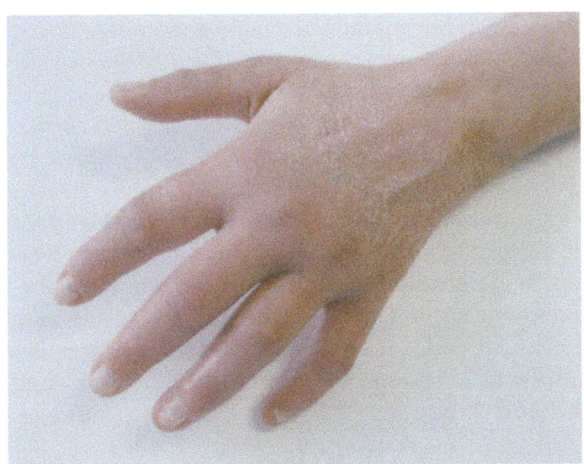

Abb. 6.2. Ausgeprägtes komplexes, regionales Schmerzsyndrom („M. Sudeck") bei einer jungen Patientin nach iatrogener Läsion des N. medianus in der Axilla. Solche Bilder sind bei korrekter Behandlung eines Kompressionssyndroms hier extrem selten

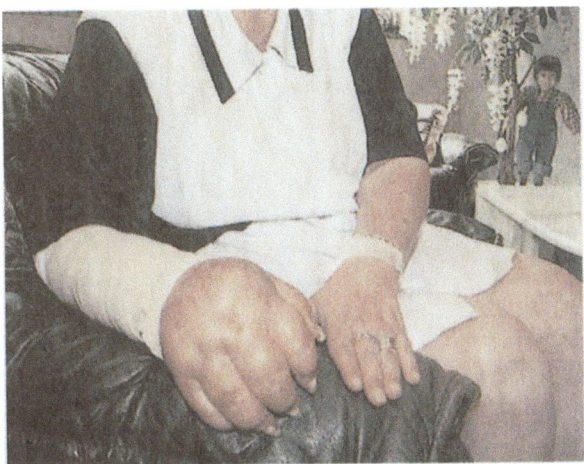

Abb. 6.3. Diese Abbildung fand sich auf der Titelseite einer Tageszeitung. Zu Unrecht wurden in diesem Fall massive Vorwürfe gegen den Operateur des KTS erhoben. Es handelt sich, wie man unschwer erkennen kann, keineswegs um ein Sudeck-Syndrom, sondern um einen Artefakt durch einen strangulierenden Verband am Unterarm

Fall, der völlig zu Unrecht dem Operateur angelastet wurde, wurde auf der Titelseite einer Tageszeitung abgebildet (Abb. 6.3).

Die Ruhigstellung in Gips scheint Schwellungszustände zu begünstigen. Unter früher aktiver Übungsbehandlung, beginnend bereits am ersten postoperativen Tag, haben wir Handödeme nur selten gesehen. Am häufigsten beobachtet man sie bei älteren Patientinnen. Kommt es postoperativ zu einer solchen Schwellung, sollte baldmöglichst der Verband entfernt und mit einer ausgiebigen aktiven Übungsbehandlung begonnen werden, um dem Einsteifen der kleinen Fingergelenke entgegenzuwirken. Eine besondere medikamentöse Behandlung ist in aller Regel nicht erforderlich. Diese postoperativen Zustände sofort unkritisch als Sudeck-Syndrom zu deklarieren, wie es leider häufig vorkommt, und medikamentös bzw. mit Stellatumblockaden zu behandeln, ist sicherlich nicht sinnvoll.

Leider gibt es immer wieder Patienten, die trotz eingehender präoperativer Aufklärung die Übungsbehandlung der Hand nicht oder nur unzureichend durchführen. Dieses Versäumnis kann besonders bei ängstlichen oder inaktiven Patienten rasch zu einer schmerzhaften Bewegungseinschränkung der Hand- und Fingergelenke und nachfolgenden schweren Gelenkversteifungen führen. In diesem Zustand mag das Bild öfter einem Sudeck-Syndrom im Stadium I oder II ähneln. Inaktivitätsbedingt entwickelt sich auch hier eine Osteoporose. Jetzt sind krankengymnastische und ergotherapeutische Maßnahmen dringend indiziert, führen allerdings häufig nicht mehr zu einem befriedigenden Ergebnis.

> Bei dem zu häufig vermuteten Sudeck-Syndrom handelt es sich zumeist um Artefakte durch übermäßige Schonhaltung, nicht indizierte Ruhigstellung oder strangulierende Verbände!

Kommt es zu einem außerordentlich seltenen, *echten* Sudeck-Syndrom, wird man auch hier unter analgetischer und antiphlogistischer Behandlung eine frühzeitige Mobilisierung anstreben. Von Schienungen ist eher abzuraten. Von Sympathikusblockaden wird man im Allgemeinen keine allzu große Hilfe erwarten dürfen. Eine frühzeitige ergotherapeutische Behandlung durch Therapeuten, die in der Handtherapie erfahren sind, ist jedoch dringend zu empfehlen.

Die Ziele einer solchen handergotherapeutischen Behandlung sind (Breier 1997)
- Ödemreduktion,
- Behandlung aktiver und passiver Bewegungseinschränkungen,
- Schmerzreduktion,
- Wiedererlangung einer normalen Handfunktion.

Zur Ödemreduktion werden folgende Maßnahmen eingesetzt:
- Hochlagern der Extremität,
- integrierte Ellenbogen- und Schulterübungen,
- Kältebehandlung,
- leichte aktive uni- oder bilaterale Bewegungsübungen,

- retrograde ausstreichende Massage,
- Lymphdrainage,
- Kompressionsbehandlung.

Im Anschluss an eine ödemreduzierende Behandlung erfolgt die aktive und passive Mobilisation mit folgenden Übungen:
- aktive Flexion/Extension aller Finger,
- Faustschlussübungen in Elevation,
- Fixation proximaler Gelenke bei gleichzeitiger Mobilisation der distalen Gelenke,
- Opposition,
- Ab-/Adduktion des Daumens und der Finger,
- Übungen mit therapeutischer Knetmasse,
- Schulterübungen,
- Ellenbogenflexion und Extension,
- Mobilisation der Handgelenke in allen Bewegungsrichtungen.

Möglichst bald sollte ein aktiver Einsatz der Hand für die Tätigkeiten des täglichen Lebens angestrebt werden. In diesem Stadium können jetzt auch Wärmebehandlungen sowie Übungen zur Verbesserung zum Einsatz kommen. Hierfür eignet sich besonders das Aktiv-stress-loading-Programm nach Watson und Karlsson (Breier 1997).

KAPITEL 7

Die Kompressionssyndrome des N. medianus

Anatomische Vorbemerkungen

Der N. medianus geht aus den medialen und lateralen Faszikeln des Armplexus hervor, die ihren Ursprung in den Wurzeln C5–C8 haben. Er verläuft in unmittelbarer Nachbarschaft zu den Armgefäßen durch die Axilla und ventral vom Septum intermusculare mediale und dem M. brachialis. Hier passiert er einen sporadisch vorhandenen Processus supracondylicus humeri, der selten als Ursache für eine Medianuskompression infrage kommt. Der N. medianus tritt in der Ellenbeuge unter den Lacertus fibrosus, wobei er mehrere Muskeläste abgibt (Pronator teres, Flexor carpi radialis, Palmaris longus, Flexor digitorum superficialis). Nach Passage der Pronator-teres-Köpfe, eine mögliche Kompressionsstelle, tritt er in die Unterarmmuskulatur ein. Im weiteren Verlauf passiert der Nerv den sehnigen Rand (Arcus) des M. flexor digitorum superficialis und gibt meist proximal davon den N. interosseus anterior ab, der an dieser Durchtrittsstelle eine Kompressionsschädigung erfahren kann. Hier gibt es gelegentlich Anastomosen bzw. einen Fasertransfer zum N. ulnaris (Martin-Gruber-Anastomose). Knapp proximal des Handgelenks verläuft der N. medianus relativ oberflächlich neben der Sehne des M. flexor carpi radialis und der Palmaris-longus-Sehne und gibt etwa 4–6 cm proximal von der Rascetta den Ramus palmaris, der den Daumenballen und Teile der Hohlhand sensibel innerviert, ab. Dieser Ast kann durch mediale Handgelenksganglien komprimiert werden (s. S. 75). Im Bereich der Rascetta tritt der N. medianus dann in den Karpalkanal ein, die wichtigste und häufigste Kompressionsstelle in seinem gesamten Verlauf. Der Karpalkanal wird aus den Handwurzelknochen (Os scaphoideum, Os trapezium und Os hamatum) und dem Retinaculum flexorum gebildet. Im Karpalkanal verlaufen außerdem die Sehnen der Mm. flexor pollicis longus und flexor digitorum superficialis und profundus. Bei Beugung noch stärker als bei Streckung des Handgelenks verengt sich der Querschnitt des Karpalkanals. Nach Verlassen des Karpalkanals teilt sich der Nerv in die sensiblen Rami superficiales und den motorischen Ramus muscularis, wobei letzterer bogenförmig nach radial zu den Mm. abductor und opponens pollicis und dem oberflächlichen Kopf des M. flexor pollicis brevis verläuft und diese versorgt. Er kann auch aus mehreren Ästen bestehen und die unterschiedlichsten Verläufe nehmen. Die zahlreichen anatomischen Varianten des N. medianus wurden von Lanz (1977) untersucht.

Es fanden sich gedoppelte Muskeläste, die proximal den Hauptstamm verlassen und teilweise einen intraligamentären Verlauf nehmen können. Es gibt auch eine hohe Teilung des N. medianus proximal des Karpaltunnels in einen kräftigeren radialen und dünneren ulnaren Anteil. Diese seltene Anomalie wird regelmäßig von einer zwischen beiden Teilen verlaufenden persistierenden A. mediana begleitet.

Weiterhin sind Anastomosen zwischen dem Ramus profundus Nn. ulnaris und motorischen Medianusästen im Bereich des Daumenballens bekannt, so die Riche-Cannieu-Anastomose. Diese Anomalien erklären auch die Beobachtung, dass komplette Läsionen des N. medianus häufig keine belangvollen motorischen Sörungen hinterlassen (Sunderland 1978).

Die Palmarseite der Finger 1–3, die ulnare Hälfte des 4. Fingers sowie die Rückseite der Mittel- und Endglieder werden sensibel vom N. medianus versorgt.

Extrem selten sind sensible Innervationsanomalien („all ulnar nerve hand").

7.1 Karpaltunnelsyndrom (KTS)

Die Symptome des Karpaltunnelsyndroms sind seit dem Ende des 19. Jahrhunderts bekannt. Die erste Publikation über Akroparästhesien stammt von Schultze (1893). Die erste Retinaculumspaltung wurde jedoch erst 1930 durch Learmonth durchgeführt und 1933 publiziert. Durch die Arbeiten von Phalen (1951, 1966, 1970), dem „Vater der Karpaltunneloperation" (Tackman et al. 1989) wurde das KTS allgemein bekannt. Phalen hat schon ambulant und in Lokalanästhesie operiert. In seinen Arbeiten sind bereits alle wichtigen Aspekte des Nervenkompressionssyndroms enthalten.

Während in Deutschland bis vor 15 Jahren die operativen Eingriffe noch stationär, sehr häufig auch in Vollnarkose, durchgeführt wurden, hat sich in den letzten Jahren die operative Behandlung des KTS weitgehend in die Praxen niedergelassener Ärzte verlagert. Zur Zeit werden in Deutschland weit über 100.000 Eingriffe jährlich durchgeführt. In den letzten Jahren haben sich neben der offenen Operation verschiedene endoskopische Verfahren etabliert, die vorwiegend in Kliniken oder von endoskopisch geschulten Operateuren angewandt werden.

7.1.1
Vorkommen und Pathogenese

Das Karpaltunnelsyndrom ist das mit Abstand häufigste Kompressionssyndrom eines peripheren Nervs. Etwa 8–10% der erwachsenen Bevölkerung leiden an einem mehr oder weniger behandlungsbedürftigen KTS, das in der Regel beidseits auftritt, jedoch die dominante Hand bevorzugt. Frauen sind 3- bis 4-mal so häufig betroffen wie Männer. Es handelt sich vorwiegend um eine Erkrankung des mittleren und höheren Lebensalters, kann jedoch sämtliche Altersstufen betreffen. Der jüngste von uns behandelte Patient war 6 Jahre, die älteste Patientin 99 Jahre. Mit zunehmendem Alter der Bevölkerung dürfte auch die Häufigkeit des operationsbedürftigen KTS weiter deutlich zunehmen. Im operativen Spektrum einer großen operativen Praxis macht das KTS 91% aller Nerveingriffe aus (Tabelle 7.1).

Über die möglichen Ursachen eines KTS gibt es zahlreiche Publikationen und Einzelmitteilungen (Übersichten bei Mumenthaler et al. 1998; Tackmann et al. 1989). So wurden endokrine Störungen (Akromegalie, Myxödem, Hyperparathyreoidismus), Gicht, Mukopolysacharidose, Traumen usw. als Ursachen genannt. Vieles spricht jedoch dafür, dass es sich bei diesen Ursachen lediglich um Auslöser handelt, während die eigentliche Ursache des KTS in der Enge des knöchernen Karpalkanals zu suchen ist.

Bereits Tanzer (1959) hatte darauf hingewiesen, dass der Enge des Karpalkanals eine wichtige pathogenetische Bedeutung zukommt. Computertomographische Untersuchungen bei Patienten mit Karpaltunnelsyndrom zeigten, dass der Querschnitt des proximalen Endes des Karpaltunnels kleiner ist als bei der Kontrollgruppe (Dekel et al. 1979).

> Die Enge des knöchernen Karpalkanals als erbliches Merkmal scheint der eigentliche ätiopathogenetische Faktor beim Zustandekommen des KTS zu sein.

Hierfür sprechen auch folgende Beobachtungen: In 30–40% aller Fälle von KTS lassen sich durch Befragen oder Untersuchung von Familienmitgliedern weitere familiäre Fälle aufdecken oder zumindest eine Prädisposition durch Nachweis einer noch asymptomatischen Leitungsverzögerung des N. medianus (Assmus 1993). Tritt das KTS in der Schwangerschaft auf, ist die familiäre Inzidenz noch höher (Assmus u. Hashemi 2000). Wir konnten weiterhin zeigen, dass beim posttraumatischen KTS auch auf der asymptomatischen Gegenseite regelmäßig elektroneurographische Veränderungen vorliegen (Assmus u. Frobenius 1987), die auf einen prädisponierenden Faktor hindeuten. Auch konnten wir eine auffallende Häufung von KTS-Fällen bei bestimmten Volksgruppen (Russland-Deutsche, Oberschlesier und Siebenbürger) und in zahlreichen Familien feststellen. Ein familiäres Vorkommen über drei, gelegentlich sogar über vier Generationen ist nicht selten. Der Erbgang des „engen Karpalkanals" scheint autosomal-dominant zu sein (Assmus 1993).

Das KTS kommt in der Regel doppelseitig vor, wobei die dominante Hand meist früher und auch stärker betroffen ist. An der asymptomatischen Hand lassen sich bereits vor der klinischen Symptomatik elektrophysiologische Auffälligkeiten feststellen. Wichtigster auslösender Faktor ist die rheumatische Synovialitis der Beugesehnen (Dawson et al. 1983).

In dem primär engen Karpalkanal als prädisponierendem Faktor wirkt sich eine Druckerhöhung z. B. durch Abwinkeln des Handgelenks und Verdickungen des Synovialgewebes schädigend auf den N. medianus aus. Diese chronisch rezidivierende Druckerhöhung führt zu einer Kompression der Venolen, später auch der Arteriolen des Epineuriums mit nachfolgender Ischämie des Nerven und Ausbildung eines endoneuralen Ödems, das wieder in Form eines

Tabelle 7.1. Operationsstatistik 1. Quartal 2001 (n=1864), Gemeinschaftspraxis für periphere Neurochirurgie

Karpaltunnelsyndrom	1324	Tendovaginosis stenosans	315
Endoskopisch	216	Ganglion	23
Kubitaltunnelsyndrom	112	Subkutane Tumoren	20
Morton-Syndrom	5	Tendovaginosis stenosans de Quervain	16
Meralgie parästh.	2	Epicondylitis lateralis	15
Loge de Guyon	2	M. Dupuytren	11
Supinatortunnelsyndrom	1	Lipom	7
Tarsaltunnelsyndrom	1	Glomustumor	3
N. interosseus anterior-Syndrom	1	Riesenzelltumor	2
Nervtransplantation	1	Synovialzyste	2
Neurom	1		
Nerveingriffe	1450	Andere	414

Circulus vitiosus den Druck im Karpaltunnel erhöht (Schenk 1995). Während die Veränderungen zunächst noch reversibel sind, führt die chronisch rezidivierende Druckerhöhung schließlich dazu, dass in den ödematös geschwollenen Nerven Fibroplasten einsprossen und zu einer weiteren Druckschädigung zunächst der dicken, markhaltigen Fasern bis hin zur Demyelinisierung und schließlich zur Axondegeneration führen (Stöhr et al. 2002).

7.1.2
Symptomatologie, Untersuchungsbefunde und klinische Tests

Die nächtlichen Par- und Dysästhesien sind das klassische Symptom des KTS. Die Aussage des Patienten: „Mir schlafen nachts die Hände ein" ist so typisch, dass sie in mehr als 90% bereits auf Anhieb die korrekte Diagnose erlaubt.

Das Ausschütteln der Hände, das die Parästhesien zum Verschwinden bringt, ist ebenfalls ein wegweisendes Symptom. Die Parästhesien treten auch bei typischen Handhaltungen auf, wie beispielsweise beim Zeitunglesen, Telefonieren, Auto- oder Motorradfahren.

Während bei den meisten Patienten die Parästhesien im Vordergrund stehen, gibt es auch Verläufe, die mit einer primären Hypästhesie im Gebiet des N. medianus einhergehen und die man zusammen mit fortgeschrittenen Atrophien häufiger bei älteren männlichen Patienten antrifft. Im weiteren Verlauf klagen die Patienten über mehr oder weniger ständig vorhandene, während der Nachtruhe erheblich stärker werdende Kribbelmissempfindungen, die häufig im gesamten Arm wahrgenommen werden. Die nächtlichen Dysästhesien können ein solches Ausmaß annehmen, dass der Nachtschlaf massiv beeinträchtigt ist. Manche Patienten empfinden Erleichterung, wenn sie die Hand aus dem Bett heraushängen lassen oder abwechselnd unter kaltes Wasser halten. Andere verbringen die Nächte sitzend im Lehnstuhl. Schließlich kommt es zu einer ständigen Gefühlsminderung („Taubheit" oder „Pelzigkeit") vorzugsweise der Kuppen des 3. und 4., später auch des 1. und 2. Fingers. Die Patienten berichten, dass die Hand überhaupt nicht aufwache und klagen über Probleme beim Knöpfen, Handarbeiten und mehr oder weniger allen feinmotorischen Tätigkeiten. Demgegenüber werden die sich entwickelnden motorischen Störungen – eine Abspreizschwäche des Daumens und Atrophie des Daumenballens – von den meisten Patienten nicht oder kaum bemerkt.

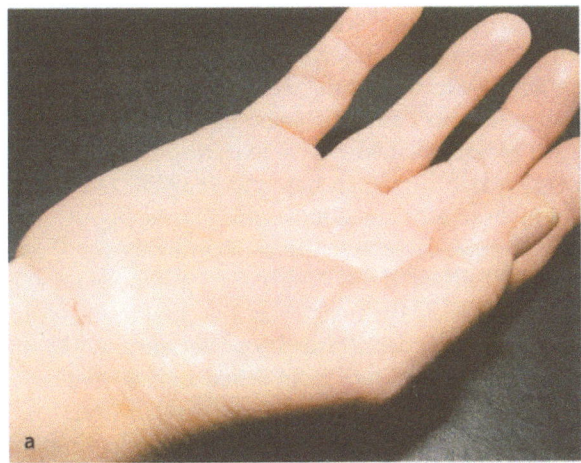
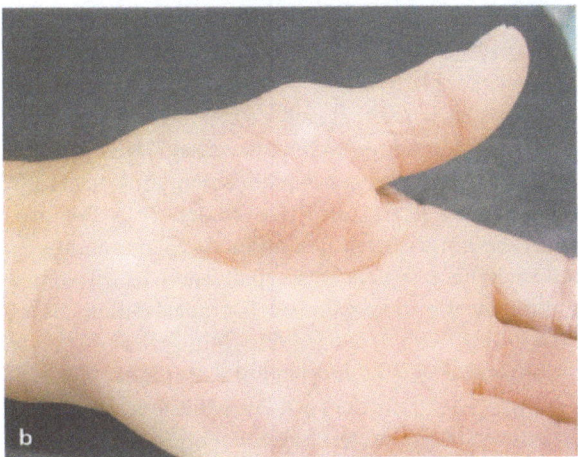

Abb. 7.1. a Laterale Thenaratrophie (M. abductor und M. opponens pollicis) bei hochgradigem Karpaltunnelsyndrom. **b** Im Gegensatz zur lateralen Thenaratrophie bei einer Medianusläsion findet sich bei einer Rhizarthrose mit Adduktionskontraktur des Daumens eine Inaktivitätsatrophie des gesamten Daumenballens

> Die Klagen des Patienten über „eingeschlafene" Hände sind nahezu pathognomonisch für das KTS.

Der Untersuchungsbefund ist in den meisten Fällen ohne manifeste sensible oder motorische Störungen wenig ergiebig. Sensibilitätsstörungen sind in der Regel im Frühstadium der nächtlichen Parästhesien nicht auffindbar. Kommt es hierzu, sind diese vorwiegend auf die Fingerkuppen beschränkt. Neben einer Beeinträchtigung der Berührungsempfindung und der Zweipunkte-Diskrimination (s. Abschn. 2.2.1) ist im späteren Stadium auch die Stereognosie vermindert. Diese kann mit dem „Münztest" (s. Abschn. 2.2.1) geprüft werden. Ausgeprägte trophische Störungen mit Nagelveränderungen („Afföldi-Zeichen") und veränderter Schweißsekretion sind beim Karpaltunnelsyndrom nur selten zu beobachten. Die dünnen, nicht myelinisierten vegetativen Fasern reagieren auf Druckschädigung weniger empfindlich und bleiben in ihrer Funktion länger als die dickeren sensiblen Fasern erhalten. Die Thenaratrophie ist auf den lateralen Daumenballen beschränkt (Abb. 7.1a) und geht nicht so sehr mit einer verminderten Opposition als vielmehr mit einer Abspreizschwäche des Daumens („Flaschenzeichen", Abb. 7.2) einher. Sie unterscheidet sich deutlich von einer Inaktivitätsatrophie, wie sie z. B. bei der Rhizarthrose vorkommen kann (Abb. 7.1b). Da letztere nicht selten zusätzlich zu einem KTS auftritt, werden die mit einer Rhizarthrose verbundenen schmerz- und inaktivitätsbedingten Atrophien fälschlicherweise auf das KTS bezogen.

Neben der Untersuchung auf sensible und motorische Ausfälle sind eine Reihe klinischer Tests beim KTS gebräuchlich. Diese prüfen weniger die Nervfunktion als vielmehr sensible Reizerscheinungen infolge von Isolationsdefekten bzw. einer Demyelinisierung des Nervs. Am gebräuchlichsten sind das Hoffmann-Tinel-Zeichen und der Phalen-Test. Bei ersterem kommt es durch Beklopfen des N. medianus in Läsionshöhe, nämlich im Karpaltunnel zu Missempfindungen, die in die Finger 1–4 ausstrahlen. Beim Phalen-Test (Abb. 7.3) wird das Handgelenk für etwa 3–4 min gebeugt gehalten, worauf es zu einer Druckerhöhung im Karpaltunnel mit Parästhesien der medianusinnervierten Finger kommt. Von handchirurgischer Seite wurden weitere klinische Tests beschrieben. Es handelt sich meist um mehr oder weniger standardisierte Druck-Provokations-Tests (Williams et al. 1992). Dazu zählt auch der Durkan-Test (Richter

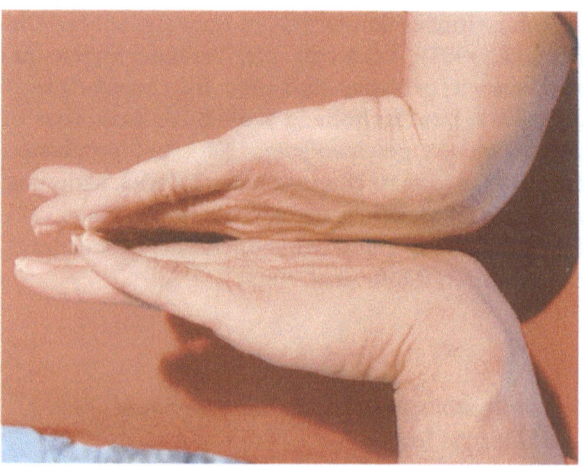

Abb. 7.3. Beim Phalen-Test wird das Handgelenk gebeugt gehalten, bis nach etwa 2 min Parästhesien in den medianusinnervierten Fingern auftreten

u. Brüser 1996). Mittels eines auf den Karpalkanal aufgesetzten Manometers wird ein bestimmter Druck auf den N. medianus ausgeübt. Im positiven Fall, d. h. beim Vorliegen eines KTS werden ähnlich wie beim Phalen-Test Parästhesien im Medianusgebiet angegeben. Druckprovokationstests und Phalen-Test scheinen im Frühstadium eher positiv zu sein, während das Tinel-Zeichen erst bei fortgeschrittener Nervläsion verwendbar ist (Novak et al. 1992) Alle diese Untersuchungstechniken haben den Nachteil, dass sie nur indirekte Tests darstellen und relativ unspezifisch sind (Assmus 2000, 2002). Mehr als 20% der Normalbevölkerung hat ein positives Tinel-Zeichen und Phalen-Test. Krom et al. (1990) fanden bei allen Tests eine geringe Validität und hielten diese daher für überflüssig. Sie empfahlen primär eine elektrophysiologische Untersuchung. Zu ähnlichen Ergebnissen kamen Kuhlman u. Hennessey (1997). Auch Mondelli et al. (2001) fanden für die gebräuchlichsten klinischen Tests (Phalen, Hoffmann-Tinel, Handgelenksextension und Druck-Provokations-Test) keine ausreichende diagnostische Genauigkeit im Vergleich mit einer gesunden Kontrollgruppe und Patienten mit Polyneuropathie. Dies galt auch für die Kombination mehrerer Tests. Allenfalls als Screening-Methode oder wenn sich der Operateur präoperativ nochmals eine eigene Meinung bilden will, haben die klinischen Tests eine gewisse Berechtigung (Assmus 2000).

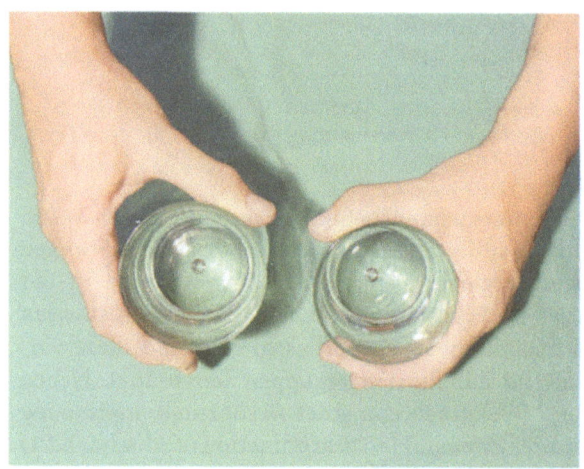

Abb. 7.2. Die verminderte aktive Abduktion des Daumens bei einer distalen N. medianus-Läsion lässt sich gut durch das „Flaschenzeichen" demonstrieren. Diese Untersuchung ist verlässlicher als die Prüfung der Oppositionsfähigkeit des Daumens

> Klinische Provokationstests sind meist einfach, rasch durchführbar und als Screening-Methode brauchbar, jedoch unspezifisch und in ihrer diagnostischen Aussagekraft elektrophysiologischen Methoden deutlich unterlegen.

7.1.3
Elektrophysiologische Befunde

Auch bei typischer Anamnese und entsprechendem klinischen Befund ist eine elektroneurographische Untersuchung zur endgültigen Sicherung der Diagnose, insbesondere in differenzialdiagnostisch unklaren Fällen, sowie als Basis für Verlaufskontrollen zwingend erforderlich (Assmus 1978, 2000, 2002, Behse 2002, Stöhr et al. 2002, Tackmann et al. 1989). Es stehen die sensible und motorische Neurographie, die Elektromyographie und die Untersuchung des SEP zur Verfügung. Neuerdings gibt es auch Versuche, neben der konventionellen Neurographie mit der „motor unit estimation" eine quantitative Einschätzung der motorischen Läsion zu ermöglichen (Gonschorrek 1999; Lenz 2001).

Für eine relevante Diagnostik erforderlich sind (Stöhr et al. 2002):
- die sensible Neurographie,
- die Untersuchung der distalen motorischen Latenz,
- die gleichzeitige Untersuchung der motorischen und sensiblen Latenz bzw. NLG des ipsilateralen N. ulnaris und des kontralateralen N. medianus.

Bei der Durchführung der Messung sollte die Hauttemperatur mindestens 34°C betragen oder eine entsprechende Korrektur erfolgen.

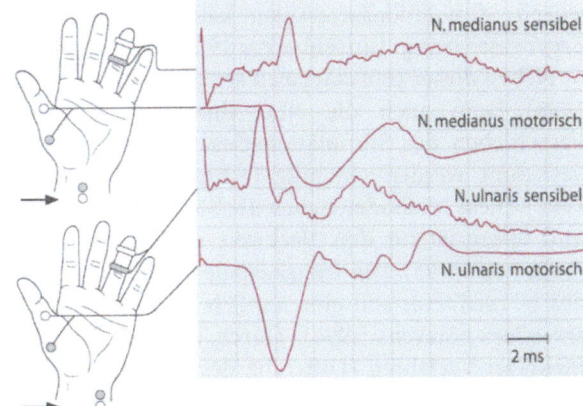

Abb. 7.4. Elektroneurographische Diagnostik des Karpaltunnelsyndroms: distale motorische Latenz und Untersuchung des antidromen sensiblen Nervaktionspotentials des N. medianus im Vergleich zum Nervaktionspotential des N. ulnaris. Die Ableitung der motorischen Antwort erfolgt mit Oberflächenelektroden, die auf die Haut geklebt werden (Tendon-belly-Technik). Die Ableitung des sensiblen Nervaktionspotentials erfolgt mit Ringelektroden jeweils vom Ringfinger. Zunächst wird der N. medianus stimuliert (*oben*), anschließend der N. ulnaris (*unten*). Die dazu gehörigen Reizantwortpotentiale sind als 4 Kurven dargestellt. Die 1. zeigt das im Vergleich zum normalen SNAP des N. ulnaris (3. Kurve) amplitudenreduzierte und verzögerte SNAP des N. medianus. Entsprechend verhalten sich die motorischen Antworten (2. und 4. Kurve). Zu beachten ist, dass die motorischen und sensiblen Antwortpotentiale mit verschiedener Verstärkung abgeleitet wurden. (Aus Assmus 2002a)

> Als Routinediagnostik beim KTS genügt in den allermeisten Fällen die Bestimmung der distalen motorischen Latenz des N. medianus und die (gleichzeitige) Untersuchung des antidromen sensiblen NAP (verglichen mit dem NAP des N. ulnaris).

Sensible Neurographie ▶ Zur Routinediagnostik des KTS ist keine schmerzhafte Bestimmung des orthodromen sensiblen NLG des N. medianus erforderlich. Es genügt die Untersuchung des antidromen sensiblen NAP, die ohne besondere Belastung des Patienten innerhalb weniger Minuten durchzuführen ist. Der N. medianus wird am Handgelenk stimuliert, das SNAP mit Ringelektroden im Bereich der Mittel- und Endglieder von den medianusinnervierten Fingern abgeleitet. Die bandförmige, mit einem Klettverschluss versehene Erdelektrode wird möglichst weit distal am Handgelenk oder auch in der Mittelhand platziert. Falls ein bewegungs- oder volumengeleiteter Muskelartefakt entsteht, muss die Reizstärke soweit reduziert werden, dass keine motorische Stimulation erfolgt. Dies hat keinen Einfluss auf die sensible Latenzzeit, da die dickeren und rascher leitenden sensiblen Fasern die niedrigste Reizschwelle aufweisen (Stöhr 1998). Besonders bewährt hat sich die Ableitung des NAP vom 4. Finger, da bei unveränderter Elektrodenlage anschließend zum Vergleich das antidrome sensible NAP des N. ulnaris bestimmt werden kann (Johnson et al. 1981). Auch wir bevorzugen diese Methode. Eine Amplitudenreduktion und Latenzverzögerung des sensiblen NAP im Vergleich zum N. ulnaris sind ein frühes diagnostisches Kriterium beim KTS (Abb. 7.4) und empfindlicher als die Bestimmung der distalen motorischen Latenz. Letztere kann noch im Normbereich liegen, während bereits ein absolut oder im Vergleich mit dem intakten N. ulnaris verändertes sensibles NAP zu beobachten ist. Die Methode ist selbstverständlich nicht anwendbar bei gleichzeitigem Bestehen einer Ulnarisläsion. Liegt eine solche vor, kann ein Vergleich mit dem NAP des Ramus palmaris (Chan 1991) oder dem NAP des N. radialis superficialis erfolgen. Zur getrennten Erfassung des den Karpaltunnel passierenden Nervabschnitts kann ein ergänzender Stimulationspunkt distal des Karpaltunnels in der Hohlhand gewählt werden, ein Verfahren, das allerdings häufig wegen Stimulationsartefakten keine verwertbaren Ergebnisse bringt (Rosenberger 1978).

Neben dieser transkarpalen sensiblen NLG (Stöhr 1998) kann auch die NLG durch schrittweises Verschieben der Stimulationselektrode nach distal bestimmt werden (Inching-Technik nach Kimura 1997). Diese Methoden haben die höchste Sensitivität und Spezifität für den Nachweis eines KTS (Stöhr 1998; AAEM 93). Die transkarpale motorische NLG des N. medianus soll eine ähnlich hohe Sensitivität erreichen (Stevens 1997). Durch die Kombination mehrerer Verfahren (Differenz der palmaren Überleitung der Nn. medianus und ulnaris, antidrome Latenz der Nn. medianus und ulnaris zum Ringfinger, und antidrome sensible Latenz der Nn. medianus und radialis zum Daumen) lässt sich die Treffsicherheit nochmals steigern (Kaul 2001). Diese aufwändigen Untersuchungen sind für die präoperative Diagnostik in der Regel entbehrlich.

Da die Amplitude des antidromen NAP relativ groß ist, erübrigt sich meist ein Averaging. Ein Verlust des SNAP ist ebenfalls diagnostisch verwertbar, wenn gleichzeitig ein normales NAP des N. ulnaris vom Ringfinger erhältlich ist. In Zweifelsfällen sollte allerdings die Untersuchung des 2. und 3. Fingers erfolgen. Wenn gleichzeitig eine Polyneuropathie besteht, kann sich die Untersuchung des orthodromen NAP als zweckmäßig erweisen (Stöhr 1998). Zur differenzialdiagnostischen Abgrenzung einer Polyneuropathie kann auch die sensible Leitungszeit über dem Karpaltunnel bestimmt werden, indem die Haut der Hohlhand stimuliert und das orthodrome NAP mit Oberflächenelektroden über dem Medianushauptstamm proximal des Handgelenks abgeleitet wird. Averaging und gute Artefaktunterdrückung sind hierbei zwingend erforderlich.

Bei Verwendung von Absolutwerten, d. h. ohne Vergleichswerte des N. ulnaris, sind Alter des Patienten und Hauttemperatur zu berücksichtigen. Dies gilt sowohl für das antidrome als auch das orthodrome SNAP.

> Die verschiedenen Untersuchungstechniken des sensiblen NAP haben die höchste diagnostische Relevanz (bzgl. Sensitivität und Spezifität) bei der Frühdiagnostik des KTS. Sie sind jedoch für die präoperative Routinediagnostik im Allgemeinen entbehrlich.

Motorische Neurographie ▶ Ein etwas weniger empfindlicher Indikator für eine distale Medianuskompression ist die Bestimmung der distalen motorischen Latenz (dmL). Der N. medianus wird proximal der Rascetta und ulnar von der Sehne des M. flexor carpi radialis stimuliert, das Muskelantwortpotential mit Oberflächenelektroden nach der Tendon-belly-Technik (Kathode über dem Muskelbauch etwa 5–6 cm distal der Stimulationselektrode, indifferente Elektrode oder Anode über dem Sehnenansatz in Höhe des Grundgelenks) abgeleitet. Wichtig ist eine supramaximale Stimulation, da andernfalls nur die langsamer leitenden Fasern erregt werden und eine zu lange Latenz (falsch positives Ergebnis) resultiert. Die Erdelektrode ist auch möglichst distal am Handgelenk anzulegen, damit der N. medianus dort stimuliert werden kann, wo er am oberflächlichsten verläuft und die Reizschwelle am niedrigsten ist. Die distale motorische Medianus-Latenz ist grenzwertig im Bereich von 3,5–4 ms, darüber hinaus sicher pathologisch. Bei zunehmender Verzögerung kommt es gleichzeitig zu einer Amplitudenminderung der Muskelantwort und zur Desynchronisierung des Potentials. Jenseits einer Latenz von 16 ms beträgt die Amplitude häufig nur noch wenige 100 µV, bevor die Stimulationsfähigkeit vollständig erlischt. Bevor dies der Fall ist, kann noch eine Muskelantwort mit Nadelelektroden abgeleitet werden. Die diagnostische Aussagekraft wird hiermit jedoch nicht wesentlich gesteigert, so dass eine für den Patienten unangenehme elektromyographische Untersuchung mittels Nadelelektroden als Routinemethode nicht erforderlich ist.

Ähnlich wie bereits beim sensiblen NAP beschrieben, kann auch bei der motorischen Latenz ein Vergleich mit der Latenz des N. ulnaris angebracht sein. In frühen Fällen wird bei noch normaler Latenz des N. medianus eine relative Verlangsamung zur Latenz des N. ulnaris beobachtet (Richter u. Thoden 1977). Außerdem kann die transkarpale motorische NLG bestimmt werden (Walters u. Murray 2001), die verglichen mit der distalen NLG des N. ulnaris eine ähnlich hohe diagnostische Relevanz hat wie das sensible NAP (Chang et al. 2002).

> Die Bestimmung der distalen motorischen Latenz des N. medianus ist die einfachste elektroneurographische Technik beim KTS. Bei fortgeschrittener N. medianus-Läsion besteht jedoch wegen der erforderlichen hohen Reizstärke die Gefahr einer unbeabsichtigten Mitstimulation des N. ulnaris!

Elektromyographie ▶ Eine Nadelableitung ist als Routinediagnostik beim KTS nicht zwingend erforderlich. Sie ist lediglich bei differenzialdiagnostischen Fragestellungen, z. B. zum Ausschluss einer generalisierten Denervationsschädigung sinnvoll. Die distale motorische Latenz ist bei der Nadelableitung länger als bei der Oberflächenableitung des MAP nach der Tendon-belly-Technik.

Fehlermöglichkeiten ▶ Vor einer Überbewertung und Überinterpretation des elektroneurographischen Befundes, zumal wenn dieser nicht zum klinischen Bild passt, ist zu warnen. Es gibt sicherlich viele Fälle eines klinisch „latenten" oder asymptomatischen KTS, bei dem zwar elektroneurographische Veränderungen, jedoch keine entsprechenden klinischen Symptome nachweisbar sind. Wenn die klinische Symptomatologie eindeutig auf eine radikuläre Ursache hindeutet, wird der (pathologische) elektroneurographische Befund dem klinischen Befund untergeordnet und vernachlässigt. Die Behandlung richtet sich nach der klinischen – hier radikulären – Symptomatik. Auch bei postoperativen Kontrollen ist zu berücksichtigen, dass die elektroneurographischen Parameter in fortgeschrittenen Fällen häufig nicht mehr normal werden, weil sich die schnellleitenden Fasern nicht mehr regenerieren. Hieraus auf eine weiterbestehende oder neuerliche Kompression des N. medianus zu schließen, ist leider ein häufig zu beobachtender Fehlschluss. Die Diagnose KTS-Rezidiv wird wegen Fehlinterpretation des ENG-Befundes somit zu häufig gestellt.

Leider kommt es bei elektrophysiologischen Untersuchungen auch immer wieder zu schwerwiegenden untersuchungsbedingten Fehlern. Einer der gravierendsten Fehler ist zweifelsohne der falsch negative Befund in Fällen mit hochgradigem KTS. Hier wird infolge der erhöhten Reizintensität der N. ulnaris unbeabsichtigt mitstimuliert, was über den M. flexor pollicis brevis zu einer normalen Muskelantwort führt. Ebenso bzw. noch häufiger sind allerdings falsch pathologische Werte, insbesondere (auch bei postoperativen Nachkontrollen) zu lange Latenzwerte durch nicht supramaximale Stimulation. Diese falschen elektroneurographischen Befunde sorgen häufig für Irritationen zwischen Diagnostikern (Neurologen) und Chirurgen. Dies mag auch der Grund sein, warum viele Handchirurgen dazu neigen, auf die Elektrophysiologie zu verzichten und diese durch aufwändige und diagnostisch unsichere klinische Tests zu ersetzen (Assmus 2000).

> Wichtigste (und leider häufige) Untersuchungsfehler beim KTS sind die versehentliche Mitstimulation des N. ulnaris (falsch-negatives Ergebnis) und die submaximale Stimulation (falsch-positives Ergebnis) durch zu lange Latenzwerte. Außerdem wird die Diagnose KTS-Rezidiv aufgrund nicht normalisierter postoperativer ENG-Werte zu häufig gestellt.

Als fakultative Zusatzdiagnostik kommen in bestimmten Fällen bildgebende Untersuchungen (hochauflösende Sonographie, Röntgenuntersuchung mittels Tangentialaufnahmen und das MRT, mit der sich die Weite des Karpaltunnels untersuchen lässt) infrage. Neue Entwicklungen mit hochauflösendem MRT lassen in Zukunft eine vielleicht kostengünstigere Verbreitung der Methode erwarten (Jarvik et al. 2001). Die diagnostische Aussagekraft ist z. Z. allerdings den elektrophysiologischen Standardmethoden noch deutlich unterlegen (Jarvik et al. 2002).

7.1.4 Differenzialdiagnose

Während in den meisten Fällen ein Karpaltunnelsyndrom aufgrund der typischen Beschwerden des Patienten einfach diagnostiziert und durch die elektroneurographische Untersuchung bestätigt werden kann, gibt es Fälle mit Schmerzen und Parästhesien des Arms und der Hand, bei denen weitere differenzialdiagnostische Erwägungen angestellt werden müssen. Am häufigsten handelt es sich hierbei um radikuläre Störungen aufgrund degenerativer HWS-Veränderungen. Es sind hier vor allem die Wurzeln C6 und C7 betroffen. Für eine radikuläre Ursache sprechen folgende Kriterien:
- wenn sich die Parästhesien nicht „ausschütteln" lassen,
- wenn diese über das Innervationsgebiet des N. medianus hinausgehen,
- wenn sie mehr oder weniger ununterbrochen bestehen,
- und sich durch Kopfbewegungen, Husten und Pressen verstärken.

Reflexstörungen werden bei Radikulopathien häufig vermisst, die Eigenreflexe (RPR und BSR) sind normal und auch eine radikuläre bzw. segmentale Sensibilitätsstörung ist häufig nicht fassbar. Das typische Bild einer C6-Läsion mit Sensibilitätsstörungen an Daumen, Zeigefinger und am radialen Unterarm sowie eine Parese der Beugung des Ellenbogengelenks und Streckung des Handgelenks findet sich nur selten. Das gleiche gilt für ein C7-Syndrom (Hypästhesie des Handrückens und 3. Fingers sowie eine Schwäche des M. triceps sowie der Fingerbeuger und -strecker).

Wenn die Situation klinisch nicht eindeutig ist, lässt sich meist durch elektroneuro- und -myographische Untersuchungen eine diagnostische Klärung herbeiführen (Abb. 7.5). So sprechen bei manifester Sensibilitätsstörung ein regelrechtes antidromes sen-

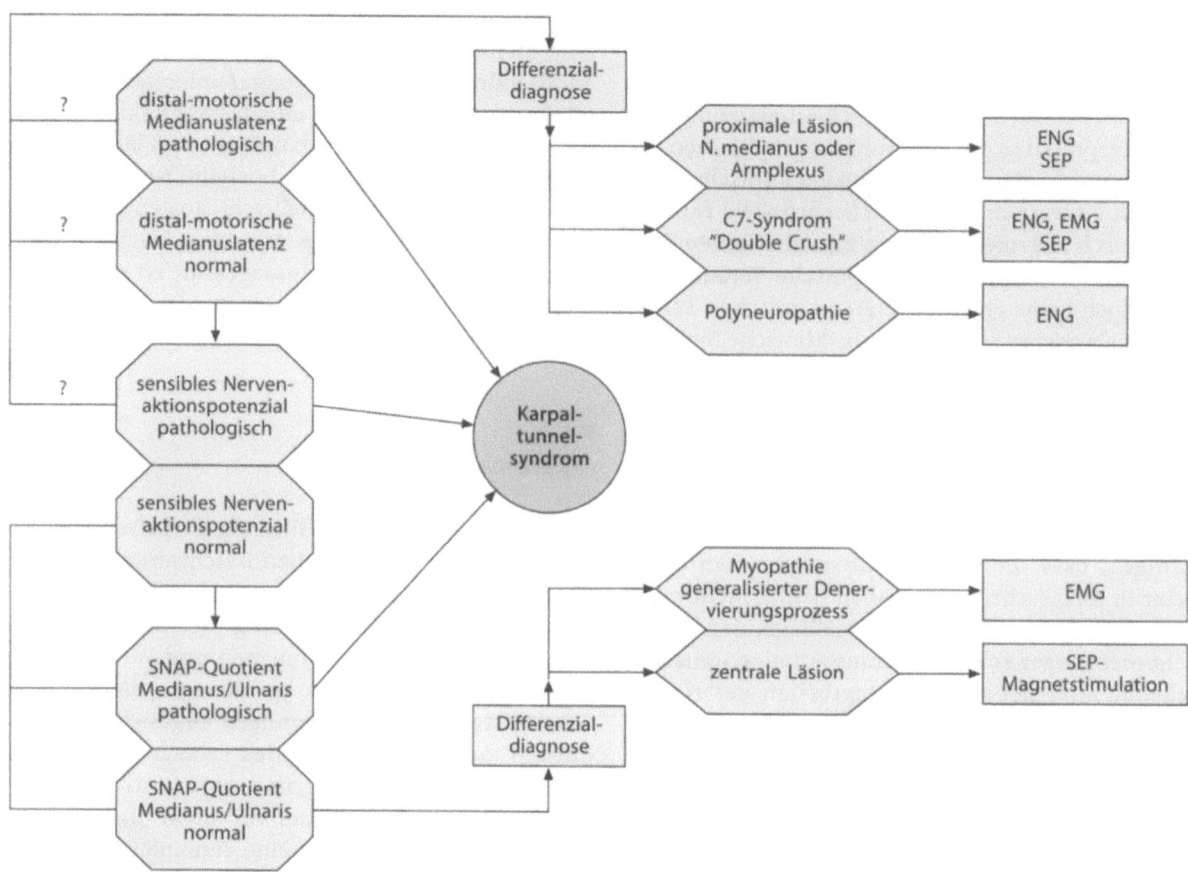

Abb. 7.5. Die Differenzialdiagnose des KTS mit elektrophysiologischen Techniken, hier als klinischer Algorithmus dargestellt. Die mit Fragezeichen versehenen Pfade sind nicht eindeutig definiert, da anstelle pathologischer Werte auch Normalbefunde (und vice versa) vorkommen können. (Aus Assmus 2002b)

sibles NAP (gelegentlich können auch leichte Amplitudenreduktionen auftreten) oder eine Denervationsaktivität der entsprechenden Kennmuskeln für eine radikuläre Ursache. Nicht selten besteht allerdings sowohl eine radikuläre Kompression als auch eine Kompression im Karpaltunnel („double crush"), so dass in diesen Fällen schwierig zu entscheiden ist, welchem Faktor die größere Bedeutung zukommt. Auch hier können der elektroneurographische Befund oder eine probatorische Kortikoid-Infiltration in den Karpalkanal zur diagnostischen Abgrenzung beitragen. Stark verzögerte distale Latenzwerte sowie ein gutes Ansprechen auf die Kortikoid-Infiltration deuten auf eine im Vordergrund stehende Kompression im Karpaltunnel hin. Selten muss ein TOS abgegrenzt werden. Liegt ein „Double-crush-Syndrom" vor, hat die Operation des KTS immer Vorrang vor der Behandlung des TOS und radikulärer Syndrome (Narakas 1990).

Differenzialdiagnostische Probleme kann auch das Vorliegen einer Polyneuropathie mit sich bringen, nämlich die überdurchschnittlich häufige Kombination einer diabetischen Polyneuropathie mit einem KTS (Albers et al. 1996). Dyck fand bei Diabetikern in 54% eine Polyneuropathie, bei 22% ein asymptomatisches und bei 11% ein symptomatisches KTS. Hanson (1995) stellte fest, dass das Vorliegen einer Polyneuropathie beim Diabetes nicht Voraussetzung für die Entstehung eines KTS ist. Die elektrophysiologische Abgrenzung ist aufwändiger als z. B. bei radikulären Läsionen und auch nicht immer zweifelsfrei möglich (Zahn u. Hils 1998). Neben der bei Polyneuropathie empfohlenen orthodromen Technik des sensiblen NAP hat sich die antidrome Technik bei der Untersuchung des KTS gleichermaßen bewährt (Assmus 1978, 2002). In Fällen, bei denen nicht gleichzeitig eine Ulnariskompression vorliegt, kann das antidrome sensible NAP mit dem NAP verglichen werden. Relativ verzögerte Latenzwerte und (noch empfindlicher) reduzierte Amplituden des Medianus-NAP sind nahezu beweisend für ein KTS. Zusätzlich ist ein Vergleich der motorischen Latenzwerte der Nn. medianus und ulnaris möglich (Johnson 1993; Albers et al. 1996).

Während von den Patienten und ihren vorbehandelnden Ärzten häufig Durchblutungsstörungen als Ursache der Parästhesien vermutet werden, sind diese nur selten in die differenzialdiagnostischen Erwägungen mit einzubeziehen. Hier ist in erster Linie das Raynaud-Syndrom zu nennen, das neben Parästhesien mit typischem Weißwerden der Finger einhergeht und vorzugsweise bei kalter Witterung Beschwerden verursacht. Eine Kombination beider Krankheitsbilder ist möglich, d. h. ein Patient mit Morbus Raynaud kann zusätzlich ein KTS entwickeln. Auch hinter dem zu häufig diagnostizierten „Sudeck-Syndrom" kann sich ein KTS verbergen.

> Wichtigste Differenzialdiagnosen des KTS sind das C6- bis C7-Syndrom und die Polyneuropathie. Auf häufige Kombinationen („double crush") ist zu achten.

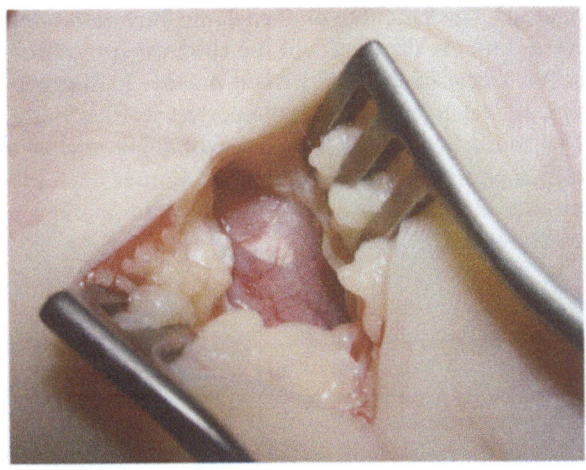

Abb. 7.6. Intraoperativer Befund nach Retinaculumspaltung bei Karpaltunnelsyndrom. Vor 6 Wochen war eine lokale Infiltration einer Kortikoid-Kristallsuspension erfolgt, die man noch als weißlichen Plaque in der geröteten und vermehrt gefäßinjizierten Synovia erkennt

7.1.5
Konservative Behandlung und Operationsindikation

Jede konservative Behandlung des KTS muss darauf abzielen, die begleitende bzw. auslösende Tendovaginosis der Beugesehnen zu reduzieren bzw. zu bessern. Wenn ausschließlich nächtliche Parästhesien bestehen, die durch Abwinkeln des Handgelenks nach volar bedingt sind, kann der Versuch mit einer nächtlichen Schienung des Handgelenks gemacht werden. Im Handel sind verschiedene volare Handgelenkschienen mit Klettverschluss erhältlich. Eine Behandlung der Synovialitis kann mit antiphlogistischen nichtsteroidalen Medikamenten erfolgen (z. B. Diclofenac). Wegen der bekannten Nebenwirkungen dieser Präparate lehnen die meisten Patienten eine medikamentöse Langzeitbehandlung allerdings ab. Wirksam ist auch die lokale Applikation eines Kortikoidpräparats in den Karpalkanal. Hierfür kommen Kristallsuspensionen, z. B. Betamethason, Hydrokortison oder Methylprednisolonacetat in Frage. Die Injektion kann auch in diagnostisch unklaren Fällen oder bei dem Double-crush-Syndrom als probatorische Injektion durchgeführt werden. Bei gleichzeitiger radikulärer Irritation lässt sich klinisch oft nicht ausreichend differenzieren, ob dieser oder der Kompression im Karpaltunnel die größere ätiologische Bedeutung zukommt. Wenn sich die Beschwerden durch die Injektion deutlich bessern, spricht dies für eine im Vordergrund stehende periphere Kompression im Karpaltunnel. Erfahrungsgemäß ist die erste Injektion wirksam, während bei weiteren Injektionen der Effekt deutlich abnimmt. Eine einmalige Injektion kann auch zur Überbrückung des Zeitraums bis zur operativen Behandlung dienen. Die Empfehlung einer solchen Injektion in der Schwangerschaft (Mumenthaler et al. 1998) ist problematisch und wird auch von den Patientinnen in der Regel abgelehnt. Die Technik der Injektion erfordert etwas Übung, eine intraneurale Injektion ist in jedem Fall zu vermeiden. Bei akzidenteller Punktion des Nervs empfindet der Patient einen heftigen elektrisierenden Schmerz, der in die medianusinnervierten Finger (meist Mittelfinger) ausstrahlt. Die Injektionsnadel sollte in diesem Fall sofort zurückgezogen werden. Auch Injektionen in die Beugesehnen, die man unschwer durch einen erhöhten Widerstand bei der Injektion erkennt, sind zu vermeiden. Eine *anhaltende Beschwerdefreiheit* lässt sich mit der Kortikoidinfiltration ebenso wenig wie mit anderen konservativen Maßnahmen erreichen. Das Kortikoiddepot (Kristallsuspension) kann man noch Wochen nach der Verabreichung in der stark veränderten (!) Synovia auffinden (Abb. 7.6).

Wenn das Karpaltunnelsyndrom bereits in der Jugend, selten auch in der Kindheit (unser jüngster Patient war 6 Jahre alt!), Beschwerden macht und/oder auch die Mutter oder andere Familienmitglieder ein KTS hatten, sollte man nicht zögern, die *operative Behandlung* durchzuführen. Dringlich ist der Eingriff besonders dann, wenn bereits manifeste sensible Störungen vorliegen oder eine Thenaratrophie erkennbar ist. Das Ausmaß der elektrophysiologischen Veränderungen ist hier eine Entscheidungshilfe, jedoch keineswegs von ausschlaggebender Bedeutung. Die Patienten und auch die überweisenden Ärzte sind oft allzu sehr auf die elektroneurographischen Werte fixiert. Der Patient möchte häufig wissen, ab welchem „Messwert" operiert werden muss. Die Indikation sollte jedoch unabhängig von den elektrophysiologischen Parametern immer nach klinischen Kriterien und Beschwerdesymptomatik gestellt werden.

> Die operative Behandlung ist dann zu empfehlen, wenn nach hinreichender diagnostischer Absicherung zunehmende, lästige, auch die Nachtruhe störende Beschwerden bestehen und/oder manifeste sensible oder motorische Störungen vorliegen. „Pathologische Messwerte" allein sind keine Indikation!

Auch in der Schwangerschaft kann die operative Behandlung in Lokalanästhesie bei korrekter Technik weitestgehend risikolos für Mutter und Kind durchgeführt werden (s. auch Abschn. 7.1.11). Das gleiche gilt für das KTS bei Dialysepatienten (s. Abschn. 7.1.10). Bei der Aufklärung des Patienten sollte erwähnt werden, dass Spontanremissionen – auch über viele Jahre – vorkommen können. Da die Beschwerden in der Regel belastungsabhängig sind, reduziert eine verminderte manuelle Belastung häufig die Symptome. Rezidivierende Verläufe sind typisch.

7.1.6
Offene Operation

Die Therapie der Wahl stellt die operative Spaltung des Retinaculum flexorum dar. In der Hand des Erfahrenen ist der Eingriff praktisch risikolos und beseitigt sämtliche Symptome nahezu vollständig, vorausgesetzt, dass nicht bereits irreversible Schäden des Nervs oder des Muskels vorliegen. Der Eingriff sollte somit spätestens dann erfolgen, wenn persistierende neurologische Ausfälle vorliegen. Trotz der zunehmenden Zahl endoskopischer Operateure ist der offene Eingriff nach wie vor als die sicherste Standardmethode anzusehen (Thurston 1997).

Die Art der Inzision hat zahlreiche Untersucher beschäftigt. In den Anfängen der Chirurgie des Karpaltunnelsyndroms wurde eine Schnittführung als Querinzision in der Rascetta bevorzugt. Diese hat jedoch zwei erhebliche Nachteile. Zum ersten musste das Retinaculum weitgehend untertunnelnd, d. h. ohne oder mit nur sehr eingeschränkter Sicht, gespalten werden, zum zweiten bestand ein hohes Risiko, den Ramus palmaris zu durchtrennen, was unweigerlich zu einer Neurombildung und zu schmerzhaften Dysästhesien im Bereich der Narbe führte. Später setzte sich der möwenähnliche, in der Handgelenksquerfurche bogig verlaufende Schnitt durch. Dann wurde die Schnittführung in der Rascetta abgewinkelt, um die Bildung einer hypertrophen Narbe zu vermindern. Unter dem Eindruck und in einer gewissen Konkurrenz mit der endoskopischen Schnittführung, wurde bei der offenen Operation die Schnittführung zunehmend verkürzt (Richter u. Brüser 1996). Auf die verschiedenen Varianten soll später noch ausführlicher eingegangen werden. Wir bevorzugen eine Längsinzision von etwa 3 cm Länge, beginnend an der Rascetta nach distal in die Hohlhand verlaufend (Abb. 7.13b). Auf diese Weise ist eine optimale Sicht für die gesamte Spaltung des Retinaculum gegeben. Insbesondere können Normvarianten des Nervenverlaufs, z. B. ein vorzeitig abgehender, akzidenteller Ramus muscularis, erkannt und geschont werden. Nach Durchtrennen der Haut und des Unterhautfettgewebes sowie Längsspaltung der Palmaraponeurose ist auf schräg verlaufende Seitenäste des Ramus palmaris zu achten, die bei entsprechender Dicke erhalten werden sollten. Diese Seitenäste des Ramus palmaris können in etwa 30% der Fälle intraoperativ beobachtet werden (Abb. 7.7a,b). Sollte ein kleinkalibriger Seitenast durchtrennt werden, muss dies kein bleibender Schaden für den Patienten sein. Zweifelsohne ist innerhalb der ersten 4–6 Wochen die Narbe verstärkt schmerzhaft, und die Patienten klagen über elektrisierende Missempfindungen bei Druck auf die Narbe oder beim Zupacken. Diese Beschwerden verschwinden jedoch spätestens nach 6 Monaten spontan.

> Häufigste Ursache für eine schmerzhafte Narbe ist das Verletzungsneurom eines Seitenastes des Ramus palmaris N. medianus!

Die Schonung des Seitenastes des Ramus palmaris erscheint beim endoskopischen Vorgehen, das wiederum andere Risiken mit sich bringt (s.) eher möglich, wird jedoch aufgrund von zwei Studien widersprüchlich beurteilt (Richter u. Brüser 1996; Schmidt et al. 2000). Auch bei der endoskopischen Spaltung – dies gilt sowohl für die Ein- als auch Zweiportaltechnik – ist keineswegs die Unversehrtheit des Ramus palmaris bzw. seiner Seitenäste garantiert, da der endoskopische Schnitt bis zur Palmaraponeurose und damit in den Bereich der sensiblen Äste reichen kann.

Das Retinaculum flexorum ist stets vollständig zu durchtrennen, wobei auch die weniger kräftigen An-

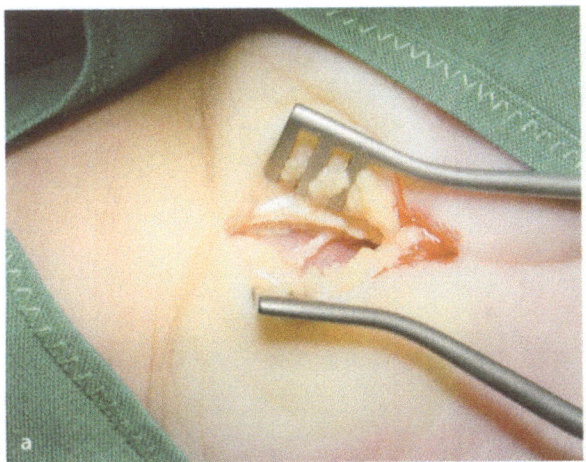

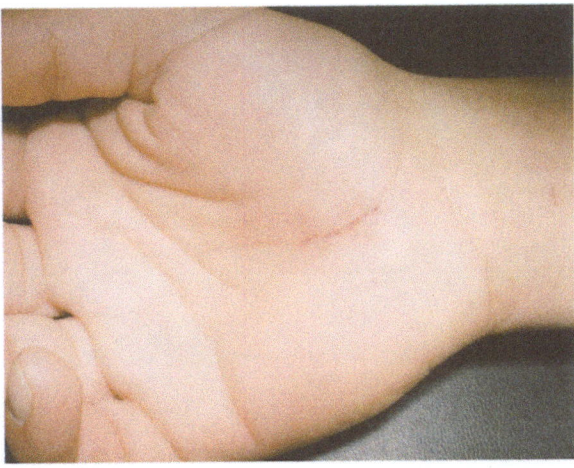

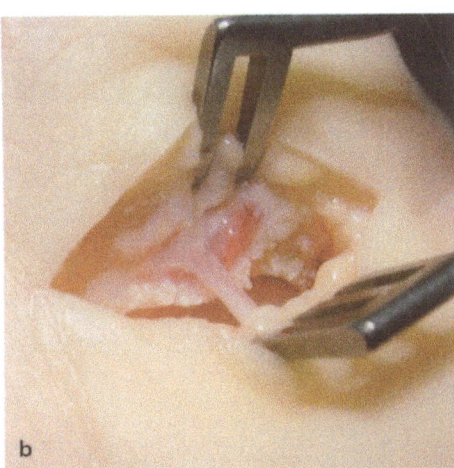

Abb. 7.7. a Von ulnar nach radial schräg verlaufender Seitenast des R. palmaris, der bei der offenen Retinaculumspaltung erhalten werden konnte. b Weiterer Fall eines erhaltenen Seitenastes des R. palmaris, der zuächst als motorischer Ast imponierte und zur Thenarmuskulatur zu verlaufen schien

Abb. 7.8. „Mini-Inzision" zur Behandlung des Karpaltunnelsyndroms. Die Fäden wurden bereits entfernt. Die Beschwerden des Patienten persistierten, da proximale Retinaculumanteile im Bereich der Rascetta nicht vollständig gespalten wurden

teile proximal der Rascetta nicht vergessen werden dürfen. Mit Hilfe eines Langenbeck-Hakens kann das Subkutangewebe angehoben und das proximale, bereits relativ dünne Ende des Retinaculum unter Sicht mit einer Schere durchtrennt werden. Eine ausreichende Spaltung nach distal ist dann erfolgt, wenn das den N. medianus bedeckende Fettgewebe sichtbar ist (Abb. 7.12). Neben der Standardinzision gibt es einige von handchirurgischer Seite empfohlene Varianten. Die sog. Miniinzision, als minimalinvasive Alternative zur endoskopischen Methode (Lee et al. 1996; Rudigier 1997) ist eine kurze Längsinzision in der Hohlhand und beginnt etwa 2 cm distal der Rascetta. Unter Zuhilfenahme eines schmalen Langenbeck-Hakens soll eine ausreichende Übersicht gewährleistet, ja sogar eine begrenzte Synovialektomie möglich sein. Falls bei dieser Methode die Spaltung der proximalen Anteile des Retinaculum Probleme macht, wird empfohlen, die Spaltung von proximal nach distal mit einem Hakenmesser vorzunehmen. Dieses Vorgehen geht jedoch wegen des erheblich eingeschränkten und räumlich beengten Zugangs mit erhöhten operativen Risiken einher und ist dem weniger Erfahrenen nicht zu empfehlen. Wir sahen bei der Miniinzision mehrere inkomplette Retinaculumspaltungen (Abb. 7.8). Auch Lee et al. (1996) hatten bei der kleinen Inzision lediglich eine Erfolgsquote von 70%. In der Diskussion sind auch das kombinierte offen-endoskopische Vorgehen von distal nach proximal (Preisler 1996) und die Doppelinzision in der Rascetta und in der Hohlhand (Mumenthaler et al. 1998).

> Atypische, auch Miniinzisionen, erhöhen das operative Risiko und können sowohl zu inkompletten Retinaculumspaltungen als auch zu Nervenläsionen führen.

Eine Darstellung des motorischen Astes, der relativ weit distal den Medianushauptstamm verlässt und bogig zum Thenar zurückverläuft, ist in aller Regel nicht erforderlich. Isolierte Kompressionen des Nervs bei regelrechtem Verlauf kommen praktisch nicht vor. Durch die Präparation des gesamten Nervenverlaufs einschließlich seiner Äste wird der Eingriff unnötig erweitert. Die Standardinzision erlaubt einen guten Überblick über den gesamten Karpaltunnel und seinen Inhalt. Da auch die Beleuchtung des Operationsgebiets kein Problem darstellt, sind Lupensicht oder ein Operationsmikroskop bei der

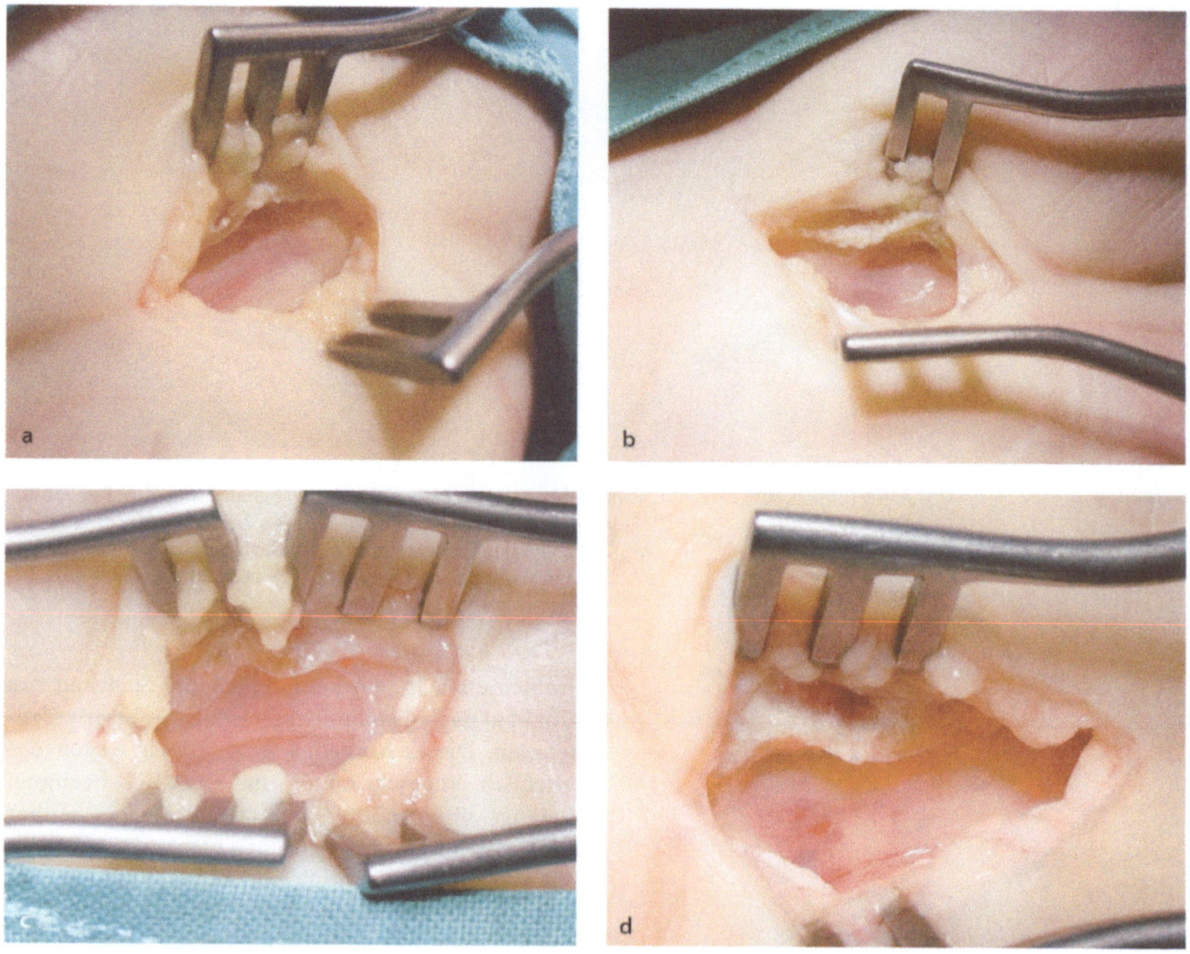

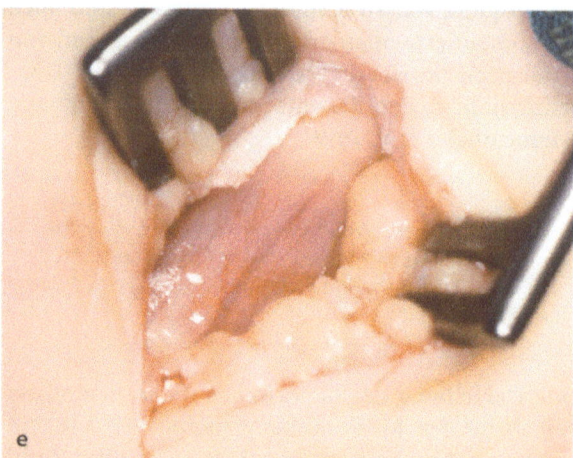

Abb. 7.9a–e. Intraoperative Befunde bei Patienten mit massiver Medianuskompression. Nach Retinaculumspaltung kommt es zu einer ausgeprägten Hyperämie. Die vermehrte Vaskularisierung des komprimierten Nervensegments korreliert gut mit dem Schweregrad und der Dauer der Kompression. Proximal der Kompressionsstelle findet sich ein mehr oder weniger ausgeprägtes Pseudoneurom

Retinaculumspaltung nicht erforderlich. Sie verlängern nicht nur unnötig die Operationszeit, sondern erfordern darüber hinaus auch größere anästhesiologische Maßnahmen (u. a. Plexusanästhesie), die für den Routineeingriff entbehrlich sind. Keineswegs sollte jedoch auf eine Blutsperre verzichtet werden, da diese ein zügigeres Vorgehen erlaubt und mit einer geringeren Gewebstraumatisierung einhergeht. Außerdem reduziert sich das Infektionsrisiko bei verkürzter Operationszeit. Bei entsprechender Routine des Operateurs dauert der eigentliche Eingriff (Schnitt – Naht – Zeit) nicht länger als 5–7 min.

Unmittelbar nach erfolgter Spaltung des Retinaculums sieht man in den fortgeschrittenen Fällen meist auch mit langer Anamnese eine rasch eintretende Gefäßinjektion des N. medianus im Bereich der stärksten Kompressionsstelle im mittleren bis distalen Drittel des Karpalkanals. In weit fortgeschrittenen Fällen kann diese umschriebene Hyperämie sehr massiv sein (Abb. 7.9a–e) und selten auch einmal zu einem „Entlastungshämatom" führen. Wir haben einige solcher Fälle beobachtet, bei denen es postoperativ zu einer Verschlechterung der neurologischen Symptomatik und der elektrophysiologischen Parameter kam. In den meisten Fällen erholte sich der Nerv spontan. Die Regeneration kann sich allerdings über mehrere Monate erstrecken.

Ungewöhnliche intraoperative Befunde werden in Abschn. 7.1.8 abgehandelt.

Ausgedehnte Synovektomien sind selten indiziert und möglichst zu vermeiden. Sie verlängern den Eingriff über Gebühr und erfordern eine Regional- oder Plexusanästhesie mit deren zusätzlichen Risiken. Sie führen aber in erster Linie zu starken Vernarbungen, die eine evtl. erforderliche Nachoperation erschweren. Das gleiche gilt für Manipulationen am N. medianus. Hier ist in erster Linie die *interfaszikuläre Neurolyse* zu nennen (s. Abschn. 4.5). Bei Kompressionssyndromen, auch beim KTS gibt es hierfür *keine* Indikation. Mackinnon et al. (1991) konnten zeigen, dass diese Manipulation die Ergebnisse bei der primären Operation des KTS nicht verbessern.

Routinemäßig wird keine Drainage eingelegt, mit Ausnahme von Fällen, bei denen eine Antikoagulantienbehandlung (Marcumar) stattgefunden hatte, andere gerinnungshemmende Medikamente (Acetylsalicylsäure o. ä.) nicht rechtzeitig abgesetzt wurden, oder wenn der Patient über eine verstärkte Blutungsneigung berichtet.

Der Wundverschluss erfolgt mit vier Rückstichnähten. Zusätzliche Subkutannähte oder z-förmige Verlängerungen und ein neuerlicher Verschluss des Retinaculum flexorum sind nicht erforderlich. Wenn intraoperativ sorgfältig auf kleine Blutgefäße geachtet und diese koaguliert wurden, kommt es nur selten zu stärkeren Nachblutungen. Es kann daher mit dem Öffnen der Blutsperre bis nach dem Wundverschluss gewartet werden.

> Die komplette Retinaculumspaltung ist in der Regel für die Beseitigung der N. medianus-Kompression ausreichend. Alle darüber hinaus gehenden Maßnahmen sind meist überflüssig und erhöhen das Risiko von Komplikationen!

In der Regel wird der Eingriff zunächst an einer Hand vorgenommen. Es kommt jedoch vor, dass der Patient – z. B. aus beruflichen Gründen oder wegen der langen Anfahrt – die operative Behandlung beider Seiten in einer Sitzung wünscht. Dies ist kein Problem, wenn die postoperative Versorgung des Patienten gewährleistet ist und er sich auf die Behinderung eingestellt hat. Alleinstehenden und älteren Patienten sollte man jedoch davon abraten. Während die meisten Chirurgen einen beidseitigen Eingriff in einer Sitzung ablehnen, gibt es auch Befürworter für ein beidseitiges Vorgehen (Cseuz et al. 1966). Im Rahmen einer Vergleichsstudie zwischen ein- und beidseits operierten Patienten zeigte sich nicht nur eine deutliche Verkürzung der Arbeitsunfähigkeit, sondern auch eine höhere Patientenzufriedenheit bei den in einer Sitzung beidseits operierten Patienten. Dies wurde dadurch erklärt, dass die Notwendigkeit bestand, beide Hände möglichst früh wieder einzusetzen, was einer frühen funktionellen Behandlung gleichkam (Huracek 2001). Auch nach unseren Erfahrungen mit mehreren Hundert Fällen beidseits operierter Patienten kann diese Vorgehensweise mit nur wenigen Einschränkungen empfohlen werden.

> Frühzeitiger Gebrauch, aber keine Überlastung der Hand, sowie ggf. eine frühe funktionelle Nachbehandlung ist die beste Prophylaxe gegen Handödem, Gelenkeinsteifung und Sudeck-ähnliche Bilder.

Technik der offenen Operation ▶ Nach lokaler subkutaner Infiltration des Operationsgebiets (Abb. 7.13a) mit etwa 8 ml eines 1%igen Lokalanästhetikums ohne Adrenalinzusatz (bei sehr kräftigen Händen kann auch eine größere Menge erforderlich sein) wird der Arm vom Handgelenk an ausgewickelt und eine pneumatische Oberarmblutsperre angelegt. Die Hautinzision beginnt an der Rascetta ulnar von der Palmaris-longus-Sehne und zielt auf den Interdigitalraum 3/4 (Abb. 7.13). Das subkutane Fettgewebe wird vorsichtig durchtrennt, wobei sorgfältig auf einen epi- oder subfaszial verlaufenden ulnaren Seitenast des Ramus palmaris geachtet und dieser ggf. geschont wird (Abb. 7.10). Falls dies operationstechnische Schwierigkeiten mit sich bringt, kann der meist nur dünne Ast geopfert werden. Man stößt dann auf die Palmarfaszie, die längs gespalten wird. Darunter liegt das kompakte ulnare Fettgewebe, das durch den proximal eingesetzten Wundspreizer nach ulnar weggehalten wird. Nun wird mit der Pinzette im proximalen Wundwinkel das noch relativ dünne Retinaculum angehoben und vorsichtig mit dem Skalpell inzidiert, wobei der N. medianus sichtbar wird. Jetzt kann eine gebogene Rinne eingesetzt und

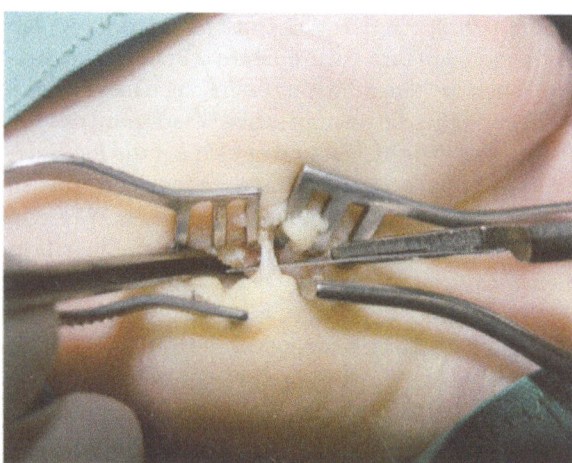

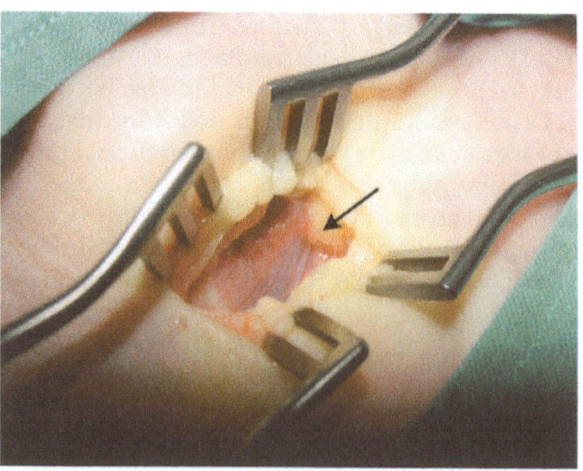

Abb. 7.10. Der R. palmaris bzw. dessen Seitenast kann auch bei der offenen Retinaculumspaltung erhalten werden. Das Retinaculum wird nach Einsatz von 2 Wundspreizern über einer Rinnensonde *unterhalb* des Nervs gespalten. Diese Technik erfordert etwas Übung. Keinesfalls sollte man jedoch wegen dem erschwerten Zugang eine inkomplette Retinaculumspaltung oder eine Verletzung des Hauptnervs riskieren. Eine Durchtrennung des meist recht dünnen sensiblen Nervs ist in jedem Fall das kleinere Übel

Abb. 7.12. Die Retinaculumspaltung ist so weit nach distal fortzuführen, bis Fettgewebe sichtbar ist (*Pfeil*). In diesem Fall bestand außerdem eine ausgeprägte Hyperämie des dekomprimierten N. medianus

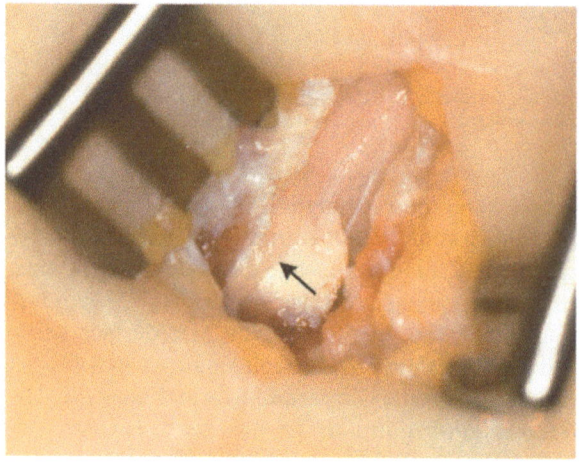

Abb. 7.11. Ein in Höhe der Rascetta, etwas ulnar vom Hauptstamm abgehender R. muscularis perforiert das Retinaculum. Er konnte bei dem offenen Vorgehen erhalten werden

darüber das Retinaculum unter schrittweisem Vorschieben der Rinne ulnar vom N. medianus gespalten werden. Dabei ist sorgfältig auf vorzeitige Muskeläste zum Thenar, die intraligamentär verlaufen können, zu achten (Abb. 7.11.) Die Retinaculumspaltung ist beendet, wenn Fettgewebe in der Hohlhand erscheint (Abb. 7.12, 7.13c). Sichtbare Gefäße werden mit der bipolaren Pinzette koaguliert und ggf. ein Mini-Redovac eingelegt (Abb. 7.13d). Auf Subkutannähte kann verzichtet und der Wundverschluss mit vier Rückstichnähten vorgenommen werden. Jetzt kann die Blutsperre geöffnet und die Wunde für 2–3 min manuell komprimiert werden. Schließlich wird ein leicht bis mäßig komprimierender Verband angelegt (Abb. 7.13e).

Der Patient wird aufgefordert, die Hand während der nächsten 3 bis 4 Tage in Brusthöhe zu halten und bereits am nächsten Tag mit Fingerübungen bis zum kompletten Faustschluss zu beginnen. Der Verband kann nach 1 bis 2 Tagen entfernt und durch ein Pflaster ersetzt werden. Strangulierende Verbände sind unbedingt zu vermeiden, da sie zusammen mit übermäßiger Schonhaltung zu einem oft hartnäckigen Handödem führen können. Dieser Entwicklung ist notfalls durch eine frühzeitige, konsequent durchgeführte krankengymnastische oder ergotherapeutische Behandlung entgegenzuwirken. Der Wert der frühen funktionellen Behandlung ist nicht hoch genug einzuschätzen. So gesehen ist eine gleichzeitige Operation *beider* Hände sinnvoll, da sie nicht nur die Dauer der Arbeitsunfähigkeit deutlich verkürzt, sondern auch den frühzeitigen Gebrauch der Hand fördert.

> Gravierende intraoperative Komplikationen sind bei ausreichender Erfahrung des Operateurs und korrekter Technik selten. Läsionen und Teilläsionen des N. medianus, Verletzungen des arteriellen Hohlhandbogens und Beugesehnenverletzungen sind vermeidbar und sollten nicht vorkommen. Das gleiche gilt für inkomplette Retinaculumspaltungen.

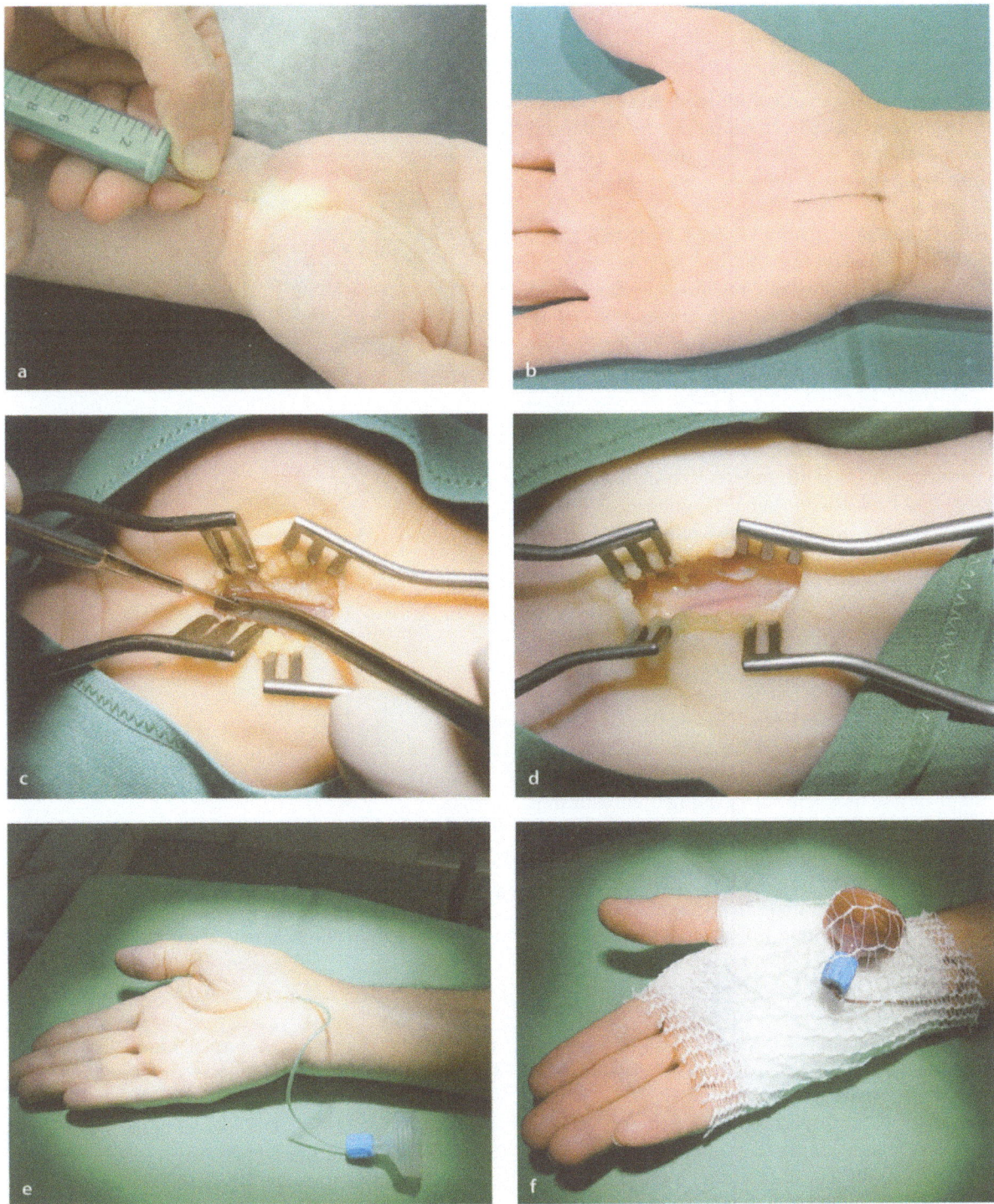

Abb. 7.13a–f. Technik der offenen Retinaculumspaltung: **a** Lokale Infiltration eines Anästhetikums. Im Anschluss an die Injektion wird der Arm ab Handgelenk ausgewickelt und eine pneumatische Oberarmblutsperre angelegt. **b** Die Hautinzision befindet sich in der Mitte des Handgelenks und wird etwa 3 cm (bei sehr kräftigen und großen Händen auch deutlich länger) in die Hohlhand fortgeführt. **c** Nach Spaltung des Retinaculum über einer Rinnensonde bis zum Erscheinen des Hohlhandfettgewebes erkennt man (**d**) die vermehrte Gefäßinjektion des N. medianus. **e** Die Hautnaht erfolgt mit vier Rückstichnähten. **f** Verband mit zwei Kompressen und halbelastischer Binde

7.1.7
Endoskopische Techniken

Allgemeines ▸ Sogenannte minimal-invasive Operationstechniken, zu denen nach heutigem Verständnis alle endoskopischen Verfahren gehören, genießen große Sympathie bei Patienten, in den Medien und bei Ärzten.

Die Endoskopie (griech.: Spiegelung) stellt ein diagnostisches und therapeutisches Verfahren dar. Die Geschichte der Endoskopie reicht bis in das 6. Jahrhundert v. Chr. zurück, als zum ersten Mal Gallensteine mittels Katheter entfernt wurden. Im 19. Jahrhundert nutzte man die ersten Endoskope zum Blick in den Ösophagus. Die Beleuchtung erfolgte damals noch mit Sonnen- und Kerzenlicht, brennendem Magnesiumdraht und erhitztem Platindraht.

Anfang des 20. Jahrhunderts standen die ersten Cysto- und Proktoskope zur Verfügung, die direkt in die Bauchhöhle eingeführt wurden. Im Jahr 1941 begann in den USA die eigentliche Entwicklung der minimal-invasiven Operationstechnik.

Ein wesentlicher Schritt in der Entwicklung der endoskopischen Chirurgie wurde mit der Einführung der Fiberglasoptik mit integrierter Kaltlichtquelle im Jahr 1980 getan. Bereits 6 Jahre später gab es dann die ersten flexiblen Endoskope mit elektronischer Bildübertragung. Heute ist es möglich, einen CCD-Bildwandlerchip als miniaturisierte Fernsehkamera in geschlossene Körperhöhlen einzuführen. Die Videotechnik erlaubt dem Operationsteam, die Operation am Monitor simultan zu verfolgen. Die Endoskope verfügen häufig über Spül- und Absaugvorrichtungen sowie über Kanäle zum Einführen von speziellen Instrumenten. Über weitere Hautschnitte von 0,5–1 cm Länge können zusätzliche feine Instrumente an das Operationsgebiet vorgeschoben werden. Mit Hilfe der verschiedenen endoskopischen Instrumente kann der Chirurg Gewebeproben entnehmen oder Gewebe ablösen, durchtrennen oder miteinander verbinden.

Kaum ein chirurgisches Verfahren hat in den letzten 15 Jahren eine so große Aufmerksamkeit erfahren wie die endoskopische minimal-invasive Chirurgie (MIC) oder Schlüssellochchirurgie. In allen chirurgischen Fachdisziplinen werden endoskopische Eingriffe mit ständig steigenden Indikationslisten durchgeführt.

Okutsu et al. (1989) aus Japan haben als erste 1987 eine endoskopische Technik für die Behandlung des KTS mit einem selbst gebauten Endoskop entwickelt. Die Vorrichtung bestand aus einer durchsichtigen Plastikhülle und einer 30°-Optik. Der Außendurchmesser der Hülle (Arbeitskanal) betrug 6 mm und

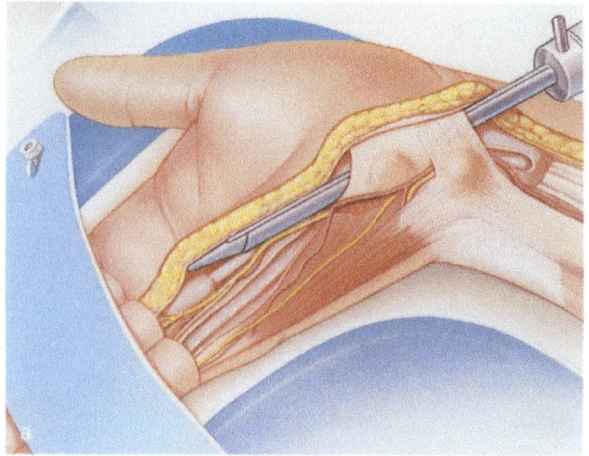

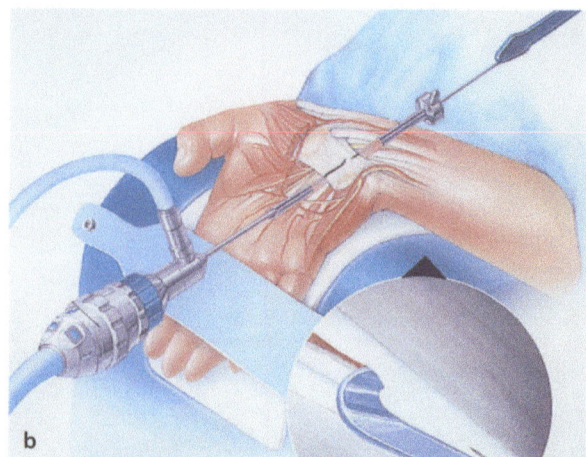

Abb. 7.14a,b. Schematische Darstellung der Zwei-Portal-Technik (Chow). (Mit freundlicher Genehmigung der Firma Smith Nephew) **a** Typische Lage des Obturators mit der geschlitzten Kanüle. **b** Nach Entfernen des Obturators wird mit dem retrograden Messer das Retinaculum unter endoskopischer Sicht von distal nach proximal durchtrennt

der Innendurchmesser 4 mm. Okutsu hatte seine Operationen in Lokalanästhesie durchgeführt. Der kleine Hautschnitt lag etwa 3 cm proximal der distalen Handgelenksfalte. Die Plastikhülle wurde mit Hilfe eines Obturators eingeführt. Nach Entfernung des Obturators wurde die Optik in den Arbeitskanal vorgeschoben. Während anfangs das Endoskop radial der Sehne des M. palmaris longus lag, um den N. medianus zu inspizieren, hatte Okutsu später die Platzierung des Endoskops nach ulnar korrigiert. Mit einem Hakenmesser, das ulnar der Hülle lag, wurde das Retinaculum flexorum (RF) unter Sicht des Endoskops gespalten. Seine Ergebnisse bei 54 KTS-Fällen (45 Patienten) waren sehr gut. Die sensiblen Störungen bildeten sich bei allen Patienten innerhalb von 2 Monaten zurück.

7.1.7 Endoskopische Techniken

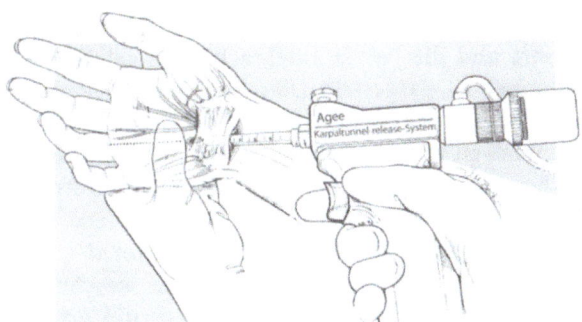

Abb. 7.15. Operative Spaltung des Retinaculum mit der Ein-Portal-Technik (Methode Agee)

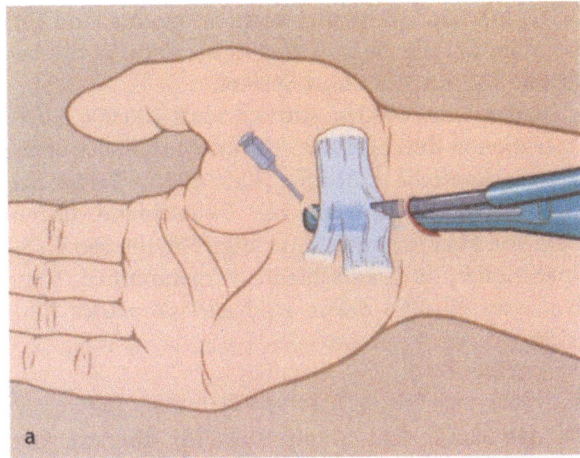

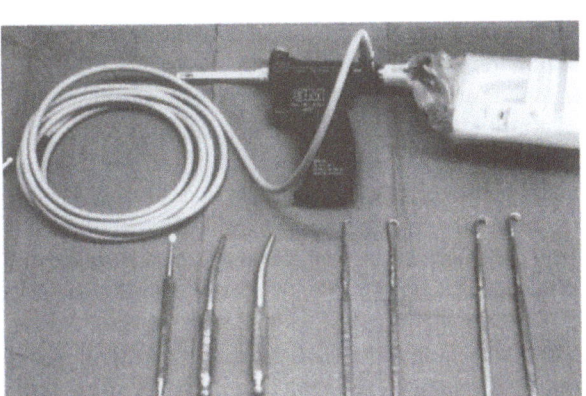

Abb. 7.16. Instrumentarium nach Agee. Oben das pistolenartige Instrument, darunter mehrer Haken für die Hautinzision, zwei gebogene stumpfe Dissektoren und ganz links ein Separator zum Abschieben der Synovia

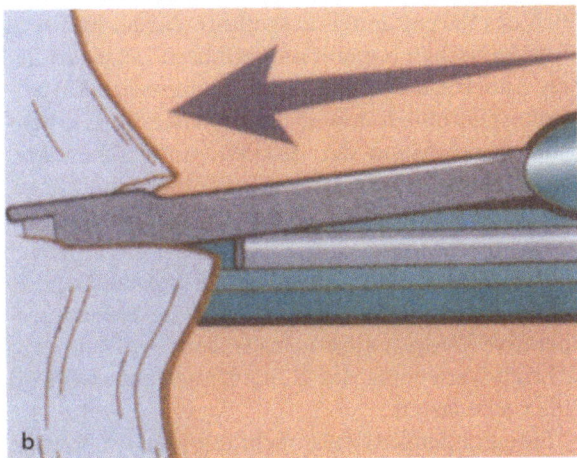

Abb. 7.17a,b. Retinaculumspaltung mit der Menon-Technik. **a** Die Hautinzision enspricht derjenigen der Agee-Technik. Das distale Ende des Retinaculum wird von außen mit einer Nadel markiert. **b** Arbeitskanüle, Messer und Endoskop werden von proximal eingeführt. Das Retinaculum wird von proximal nach distal durchtrennt

Chow entwickelte 1989 die *biportale endoskopische Technik*, die zunächst transbursal durchgeführt wurde. Aber aufgrund der häufigen passageren Läsion des N. ulnaris modifizierte Resnick im Jahre 1991 die Operation in einen biportalen extrabursalen Zugang. Eine Hautinzision befand sich an der Handgelenksfalte; die zweite in der Hohlhand. Die Durchtrennung des Retinaculum flexorum erfolgte ebenfalls unter Sicht durch das auf der Gegenseite eingeführte Endoskop (Abb. 7.14a,b). Das Instrumentarium besteht aus einem gebogenen stumpfen Dissektor, einer geschlitzten Kanüle, einem konischen Obturator und mehreren (Einmal)messern. Hierbei werden antero- und retrograde Messer unterschieden.

Im Jahr 1991 berichteten Agee et al. aus Kalifornien über eine *monoportale Technik* und präsentierten 1992 ihre ersten Erfahrungen. Der Hautschnitt befand sich an der Handgelenksfalte, etwas mehr distal als bei der Okutsu-Technik. Bei dem Instrumentarium, das einem Pistolengriff ähnelte, war das Messer in die Optik integriert (Abb. 7.15, 7.16).

Im Jahr 1993 stellte Menon ein anderes System für die monoportale Technik, das Linvatec-System, vor (Abb. 7.17a, b). Inzwischen werden von verschiedenen Firmen Endoskope und Instrumentarien für die KTS-Operationen angeboten (Tabelle 7.2).

Tabelle 7.2. Verschiedene heute auf dem Markt befindliche endoskopische KTS-Systeme. (Nach Zifko u. Worseg 1999)

Monoportale Technik	Biportale Technik
Agee (Microair)	ECTRA (Smith & Nephew Dyonics Inc.)
Concept (Linvatec Inc.) Uni-Cut (Asufex Inc.) Endo-Cartris (Wolf GmbH) Preißler (Storz Company)	Endotrac (Instratec)

Die am häufigsten eingesetzten Systeme sind für die monoportale Technik das Agee- und für die biportale Technik das Chow-System.

In den USA werden jährlich etwa 200.000 KTS-Operationen durchgeführt. Davon sind 30.000 heute endoskopische Eingriffe (Katz 1994). Vergleichbare statistische Zahlen aus Deutschland liegen nicht vor. Man vermutet, dass ungefähr 100.000 KTS-Operationen in Deutschland vorgenommen werden, etwa 20–30% davon sind endoskopische Eingriffe.

Methode nach CHOW (biportale Technik) ▶ Patienten, die das Handgelenk weniger als 15° überstrecken können oder bei denen eine Voroperation im Bereich des Karpaltunnels ausgeführt wurde, sind vom endoskopischen Operationsverfahren auszuschließen. Außerdem empfehlen wir, hochgradige Karpaltunnelsyndrome mit langjähriger Anamnese, erheblicher Verzögerung der distalen motorischen Medianuslatenz (> 8 ms), Thenaratrophie und ausgeprägten sensiblen Störungen in der offenen Technik zu operieren.

Der Eingriff sollte unbedingt in Lokalanästhesie durchgeführt werden, da sich auf diese Weise intraoperative Komplikationen, insbesondere die unbeabsichtigte Verletzung des N. medianus, entscheidend reduzieren lassen.

Eine Prämedikation ist nicht erforderlich. Extrem ängstliche Patienten können zusätzlich mit kurz wirksamen intravenös applizierten Benzodiazepinen sediert werden (z. B. Midazolam 3–5 mg). Aufgrund der Kürze des Eingriffs ist die Verwendung von Lidocain 1% ausreichend. Zunächst wird ein subkutanes Depot von 2–3 ml 1–2 cm proximal der Rascetta genau in der Mitte der Querachse des Unterarms appliziert. Über den gleichen Zugang wird ein weiteres Depot von 4 ml über dem Retinaculum flexorum gesetzt. Durch einen zweiten Einstich wird exakt in der Mitte der Hohlhand ein weiteres Depot von 3 ml verabreicht, bei subkutaner Positionierung verteilt sich die Flüssigkeit auf einem Durchmesser von etwa 4 cm. Eine Blockade der Nn. ulnaris oder medianus ist nicht erwünscht.

Eine Blutsperre ist unbedingt zu empfehlen, weil dadurch die intraoperative Übersicht deutlich verbessert wird. Aufgrund der kurzen Operationsdauer wird die Blutsperre ohne zusätzliche Anästhesie gut toleriert.

Operatives Vorgehen (Chow-Methode) ▶ Genau in der Mitte der Querachse des Unterarms wird 1 cm proximal der Rascetta auf einer Länge von knapp 1,5 cm die Haut quer inzidiert. Das subkutane Gewebe mit seinen Gefäßen wird mit der Schere stumpf präpariert und die Faszia antebrachii, die gelegentlich gedoppelt ist, dargestellt. Diese wird mit der Pinzette angehoben und vorsichtig mit der Schere eröffnet. Eventuell ist vorher die Sehne des M. palmaris longus nach radial abzuschieben. Bei korrekter Eröffnung der Faszie wird der N. medianus sichtbar. Jetzt wird mit einem stumpfen, gebogenen Dissektor der Karpalkanal ausgetastet. Dabei muss die waschbrettartige Struktur des Retinaculum flexorum ertastet werden. Mit Hilfe des Dissektors wird das dem Band anhaftende Bindegewebe gelöst. Sollten hierbei stärkere Schmerzen in der Hohlhand auftreten, können mit einer stumpfen Kanüle weitere 3 ml des Lokalanästhetikums direkt in den Karpalkanal eingebracht werden. Es darf zu keinem Zeitpunkt zu Dysästhesien im Versorgungsgebiet des N. medianus kommen. Anschließend wird der Obturator mit der geschlitzten Kanüle (Abb. 7.18b) in den vorpräparierten Weg eingeführt und unter Überstrecken der Hand genau in der Längsachse des Unterarms vorgeschoben mit Zielpunkt 4. Finger (Abb. 7.18a). Unmittelbar am Ende des Retinaculum flexorum kann die Spitze des Obturators subkutan ertastet werden. Hier wird nun eine Stichinzision mit dem Skalpell von etwa 0,5 cm Länge ausgeführt, der Obturatur anschließend durch diese Inzision vorgeschoben und nach korrekter Lage der geschlitzten Kanüle (20° nach ulnar rotiert) entfernt. Die Hand bleibt überstreckt und wird in dieser Lage auf einem Unterarmhalter oder auf einer einfachen Knierolle abgelegt.

Mit dem Endoskop wird nun von proximal eingegangen. Meist kann schon jetzt das Retinaculum flexorum aufgrund seiner weißen Farbe und der Querfältelung erkannt werden (Abb. 7.19a). Mit einem von distal eingeführten Wattetupfer wird störende Gewebsflüssigkeit aufgenommen. Mit dem stumpfen Häkchen wird anschließend eine dem Retinaculum flexorum aufliegende Bindegewebsschicht abgeschoben und das distale Ende ertastet. Anschließend wird das Endoskop von distal eingeführt und das distale Ende des Retinaculum mit dem anterograden Messer auf einer Länge von knapp 1 cm inzidiert (Abb. 7.18c, 7.19b). Wenn das Retinaculum flexorum in seiner gesamten Ausdehnung erkennbar ist, wird mit dem retrograden Messer das Retinaculum auf ganzer Länge in einem Durchgang durchtrennt, bis in die gesamte Inzision subkutanes Fettgewebe vorquillt (Abb. 7.19c, d). Insbesondere im distalen Abschnitt ist die vollständige Durchtrennung genau zu überprüfen, da hier häufig eine Doppelung des Retinaculum flexorum vorliegt. Durch einfaches Rotieren der geschlitzten Kanüle um 30° nach radial und ulnar können die Schnittkanten eingesehen werden

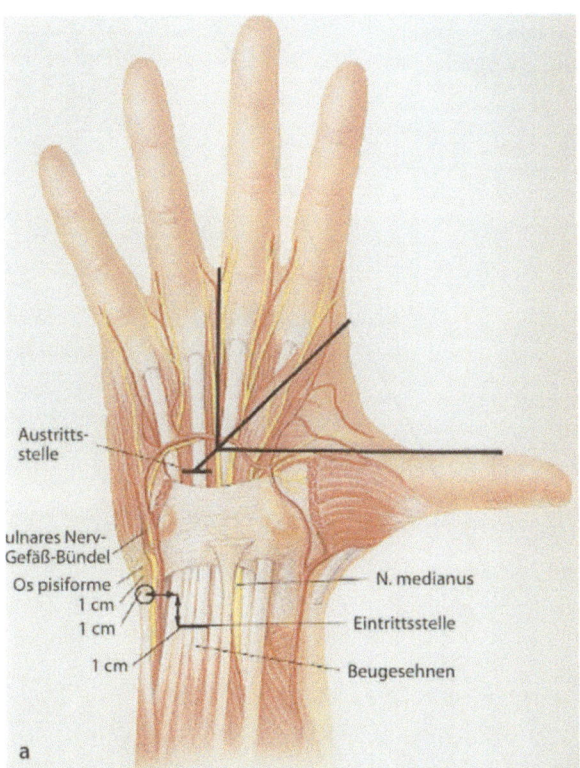
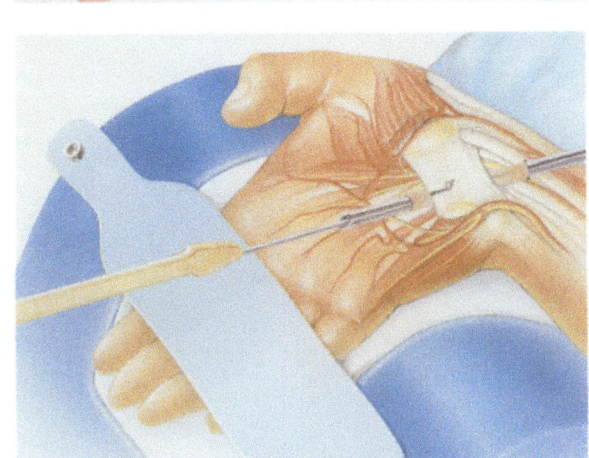
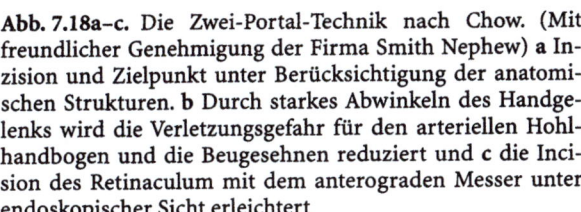

Abb. 7.18a–c. Die Zwei-Portal-Technik nach Chow. (Mit freundlicher Genehmigung der Firma Smith Nephew) **a** Inzision und Zielpunkt unter Berücksichtigung der anatomischen Strukturen. **b** Durch starkes Abwinkeln des Handgelenks wird die Verletzungsgefahr für den arteriellen Hohlhandbogen und die Beugesehnen reduziert und **c** die Incision des Retinaculum mit dem anterograden Messer unter endoskopischer Sicht erleichtert

(Abb. 7.19e). Bei vollständiger Durchtrennung wird nun die geschlitzte Kanüle entfernt und die Hautinzisionen mit je einer Rückstichnaht verschlossen und ein nicht zu fester Verband angelegt.

Intraoperative Komplikationen (Chow-Technik) ▶ Werden beim Vorpräparieren mit dem stumpfen Dissektor Missempfindungen im Versorgungsgebiet des N. ulnaris ausgelöst, so befindet man sich in der Loge de Guyon. Ertastet man nur eine glatte Struktur und ist das Ende des Dissektors unter der Haut von außen zu erkennen, so befindet man sich im subkutanen Gewebe. In beiden Fällen ist der Einführvorgang zu wiederholen. Bei vorsichtiger Präparation kann kein Schaden angerichtet werden.

Kann das Retinaculum flexorum nach Einführen des Endoskops nicht zweifelsfrei auf ganzer Länge identifiziert werden, muss mit dem stumpfen Häkchen vorpräpariert werden. Kommt es bei Manipulation zu Missempfindungen im Versorgungsgebiet des N. medianus, wurde der Nerv tangiert. Kommt eine weiße Struktur ohne Querfältelung zur Darstellung, ist durch Beugen und Strecken der Finger zu prüfen, ob es sich um eine Sehne handelt. In beiden Fällen muss entweder nach Rotation der geschlitzten Kanüle mit dem Obturator um 360° oder Wiederholung des Einführungsvorganges das Retinaculum flexorum erneut dargestellt werden. Selten kann die Sicht wegen einer Synovialitis so schlecht sein, dass der Eingriff offen weiter geführt werden muss (Abb. 7.19f).

Die Identifikation des distalen Endes des Retinaculum flexorum ist zur Vermeidung von Läsionen des in der distalen Hohlhand quer verlaufenden motorischen Ulnarisastes und des begleitenden arteriellen Hohlhandbogens essentiell. Schiebt man das Häkchen unter dem Retinaculum flexorum unter sanftem Druck nach distal, bis es in das subkutane Gewebe vordringt, ist das Ende des Retinaculum erreicht. Weiter distal gelegene einzelne quer verlaufende Bindegewebszüge gehören der Hohlhandaponeurose an. Sie verursachen keine Kompression des N. me-

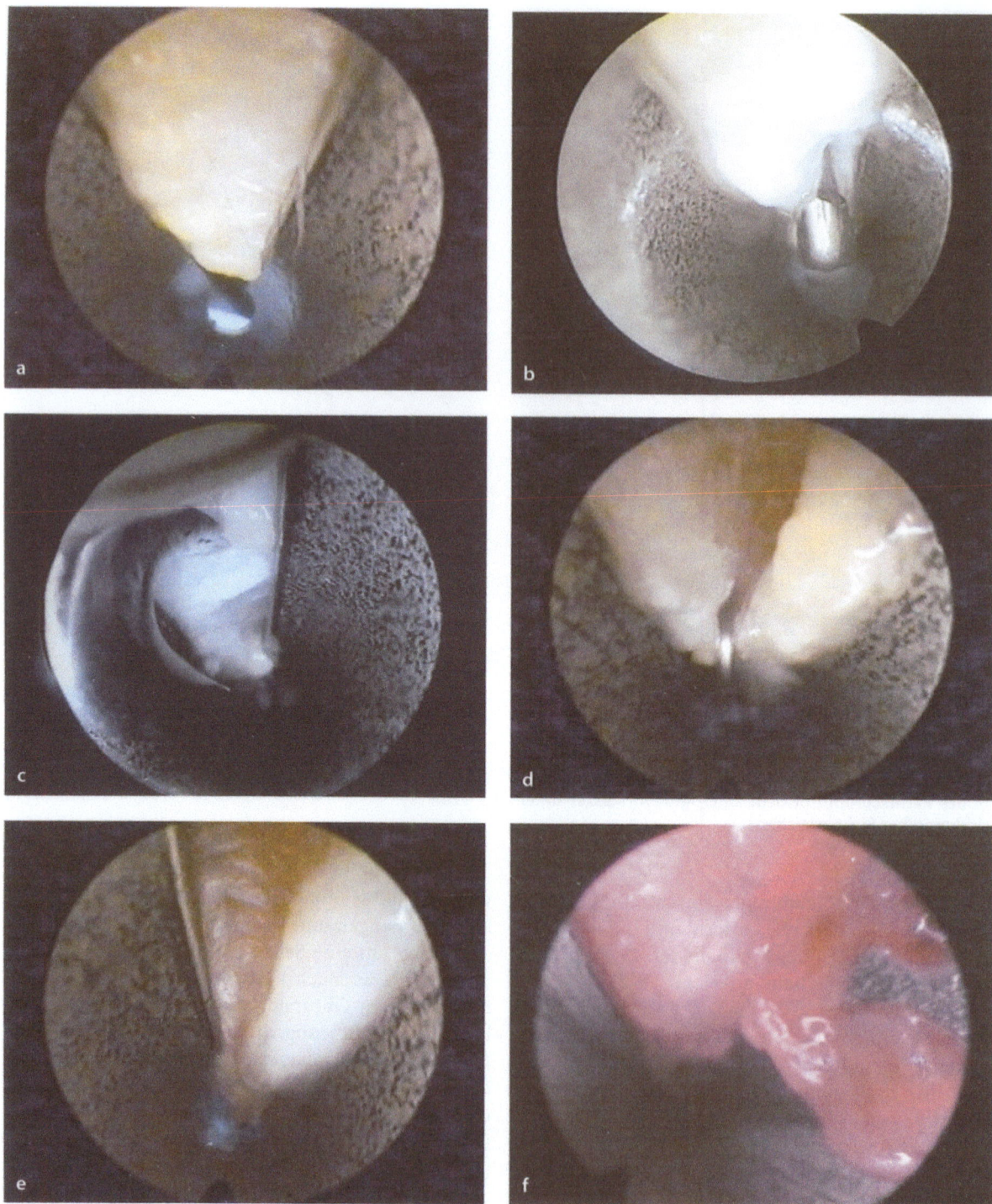

Abb. 7.19a–f. Mehrere Operationsschritte im Endoskop (Chow-Methode). **a** Darstellung des Retinaculum, das an seiner geriffelten Struktur gut zu erkennen ist. **b** Das distale Ende des Retinaculum wird mit dem anterograden Messer vom distalen Zugang inzidiert. **c, d** Mit dem sichelförmigen retrograden Messer wird das Retinaculum von distal nach proximal gespalten. **e** Die komplette Retinaculumspaltung wird anschließend kontrolliert. **f** Entzündlich verändertes prolabiertes Synovialgewebe kann die Sicht durch das Endoskop erheblich verschlechtern

dianus und dürfen zur Vermeidung von Komplikationen nicht durchtrennt werden. Dies gilt insbesondere dann, wenn das Handgelenk nur wenig überstreckt werden konnte und daher die distale Hautinzision in der Nähe der Fingergrundgelenke liegt.

Zur Vermeidung einer Läsion des Thenarastes bei anatomischen Varianten sollte die Öffnung der geschlitzten Kanüle grundsätzlich etwas nach ulnar weisen. Läuft der motorische Ast bei ulnarem Abgang unterhalb des Retinaculum flexorum, so kommt er entweder gar nicht zur Darstellung, oder er verläuft quer durch das Sichtfeld und kann mit dem Häkchen bei vorsichtiger Manipulation nicht abgeschoben werden. Es kann versucht werden, das retrograde Messer oberhalb des kleinen Nervs durchzuführen. Ist dies nicht möglich, muss das Instrumentarium neu eingeführt werden.

Wenn der Thenarast ulnar abgeht und intraligamentär verläuft, wird er in der Regel unbeabsichtigt durchtrennt. Eventuell sind dann bei Kontrolle der Schnittkanten des Retinaculum flexorum die Nervenenden mit hervorquellendem Myelin sichtbar. Eine Rekonstruktion durch einen offenen Eingriff ist in der Regel nicht indiziert, da es sich meist um einen akzessorischen Ast handelt, dessen Ausfall keine nennenswerten Folgen hinterlässt. Eine präoperative Aufklärung über diese Komplikationsmöglichkeit ist jedoch erforderlich. Bei ulnarem Abgang mit Perforation des Retinaculum flexorum wird der Nervenast bei der Durchtrennung des Retinaculum flexorum geschont, vorausgesetzt es wird nicht versucht, nach Durchschneiden des Retinaculums auch noch alle Faserzüge der Hohlhandaponeurose zu durchtrennen. Eventuell kann diese Variante bei der videoskopischen Kontrolle auf dem Monitor erkannt werden.

Die Durchtrennung des arteriellen Hohlhandbogens und/oder des quer verlaufenden motorischen Ulnarisastes bedarf der sofortigen operativen Versorgung. Sie wird sicher vermieden, wenn das distale Ende des Retinaculums, wie oben beschrieben, eindeutig identifiziert worden ist.

Kommt es postoperativ zu einer Zunahme der Sensibilitätsstörungen im Versorgungsgebiet des N. medianus, obwohl sicher auszuschließen ist (Videodokumentation!), dass der Nerv intraoperativ verletzt wurde, ist eine Druckschädigung des Nervs durch das eingebrachte Instrumentarium zu vermuten. Diese Druckschädigung wird vermieden, wenn der Eingriff auf weniger als 10 min beschränkt bleibt. Aufgrund der strukturellen Intaktheit des Nervs ist mit einer spontanen Rückbildung der Läsion zu rechnen. Eine präoperative Aufklärung über diese Komplikation ist jedoch empfehlenswert.

Durchtrennung von Beugesehnen und sensibler Fingernerven (besonders des 4. Fingers), die in der Literatur mehrfach beschrieben wurden, sind bei korrekter Technik und adäquater Ausbildung des endoskopischen Operateurs vermeidbar.

Methode nach Agee (monoportale Technik) ▶ Agee entwickelte 1991 eine monoportale Technik und präsentierte mit seinen Mitarbeitern 1992 seine ersten Erfahrungen in einer randomisierten prospektiven Multicenter-Studie.

Das Agee-System wurde kurz darauf von der Fa. 3M Medica und inzwischen von Microair produziert und weltweit vertrieben. Nach der ersten Studie von Agee publizierte Schäfer 1995 in Deutschland die Ergebnisse einer eigenen Vergleichsstudie. Beide Studien beschrieben eine Überlegenheit der endoskopischen gegenüber der offenen Methode. Als besonderer Vorteil der Agee-Methode wurde die Tatsache gewertet, dass Optik und Messer starr miteinander verbunden sind, wodurch das Handling gegenüber dem biportalen System besser sein soll.

Operatives Vorgehen (Agee-Technik) ▶ Ebenso wie die offenen werden die endoskopischen Eingriffe ambulant und in Lokalanästhesie durchgeführt. Über einen Hautschnitt an der proximalen Handgelenksfalte, in einer Länge von etwa 1–1,5 cm, wird ulnarseits der Sehne des M. palmaris longus die Faszie eröffnet. Die Synovia lässt sich vom Retinaculum flexorum (RF) mit dem Separator ablösen (Abb. 7.20a). Nach Dilatation des Karpalkanals mit zwei unterschiedlich dicken Dilatatoren (Abb. 7.20b) wird das Endoskop vorsichtig in den Karpaltunnel bis zum distalen Rand des RF eingeführt (Abb. 7.20c). Dieses wird schließlich mit dem integrierten Endoskopiemesser von distal nach proximal schrittweise gespalten. Es wird empfohlen, zunächst den dickeren distalen Anteil des RF komplett zu durchtrennen, bevor der proximale Anteil angegangen wird. Diese Maßnahme ist wichtig, da das freiwerdende Fettgewebe im proximalen Bereich des Karpaltunnels die Sicht erheblich beeinträchtigen kann. Bei Auftreten von Hindernissen, unübersichtlichen Verhältnissen oder fehlender Sicht muss die endoskopische Operation wegen des Verletzungsrisikos des N. medianus abgebrochen und unmittelbar in eine offene Operation umgewandelt werden. Vor Beendigung des Eingriffs erfolgt die genaue endoskopische Kontrolle auf eine komplette Retinaculumspaltung (Abb. 7.20d). Auf das Einlegen einer Redondrainage kann in der Regel verzichtet werden. Die Wunde wird mit 2 oder 3 Nähten verschlossen. Eine Ruhigstellung der Hand mit einer Handgelenksschiene ist nicht erfor-

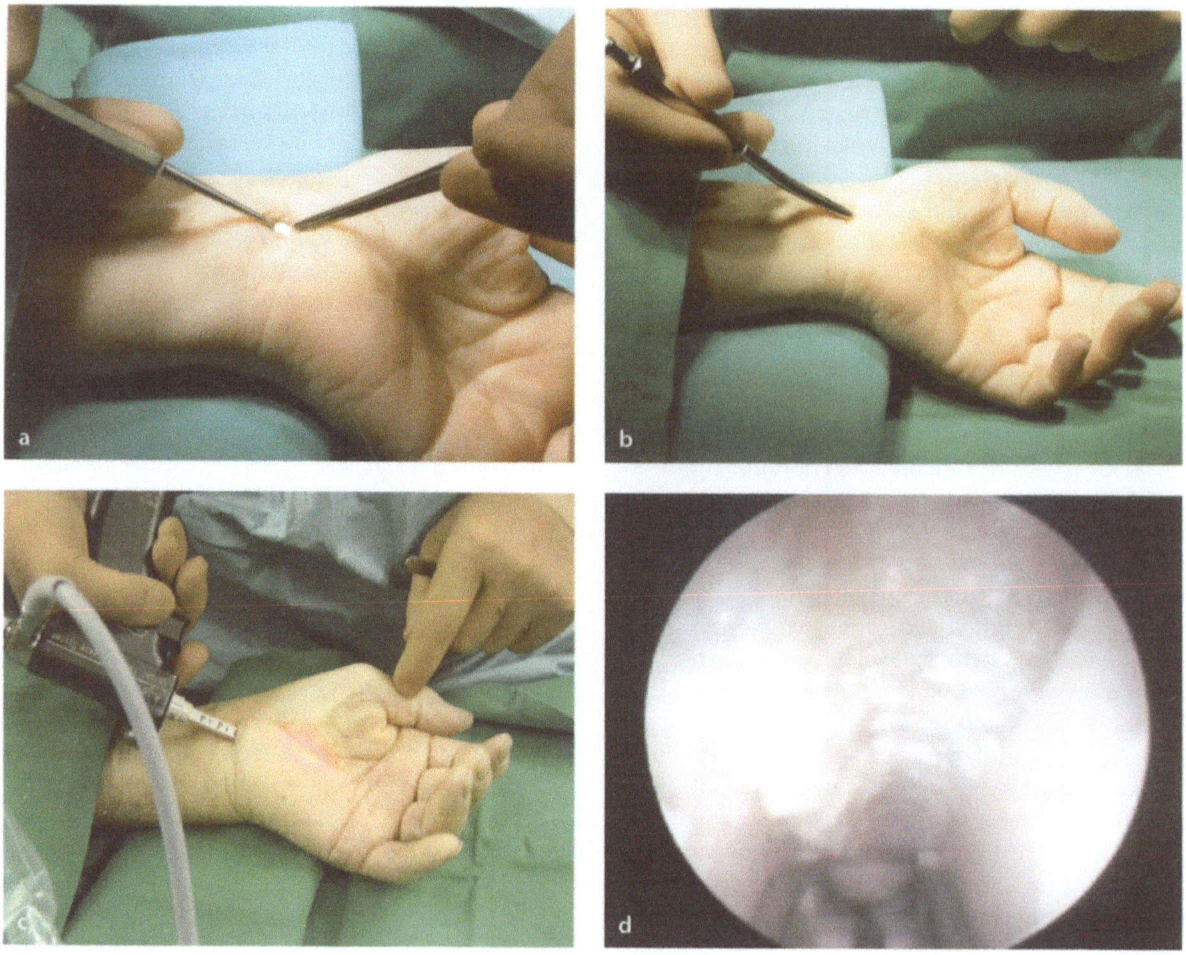

Abb. 7.20a–d. Operatives Vorgehen bei der Ein-Portal-Methode (Agee). **a** Nach Hautinzision, Eröffnung der Faszie und Ablösen der Synovia vom Retinakulum wird **b** der Kanal mit einem Dialatator erweitert. **c** Das pistolenartige Instrument wird anschließend in den Karpaltunnel eingeführt. Durch Drücken des Auslösers wird ein kleines Messer ausgefahren und das Retinaculum durch Zurückziehen des Instruments von distal nach proximal gespalten. **d** Der Vorgang muss mehrere Male wiederholt werden, bis unter Endoskopsicht überall subkutanes Fettgewebe erscheint

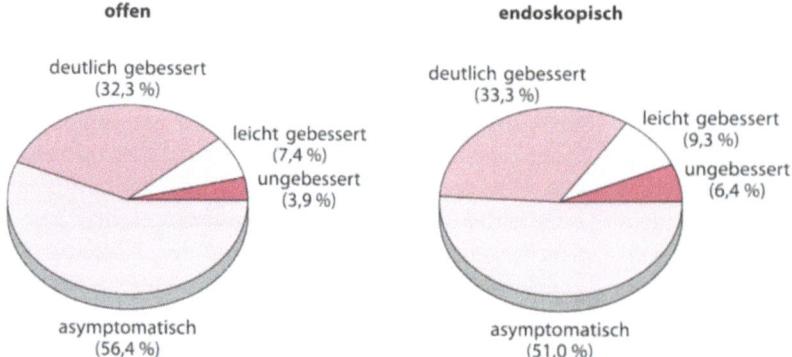

Abb. 7.21. Ergebnisse der Schenck-Studie (1995): Vergleich der Ergebnisse und Komplikationen offener und endoskopischer Techniken

Tabelle 7.3. Nervenkomplikationen bei endoskopischer Technik

Komplikation	Agee	Chow	Andere	Gesamt
Zerreißung	4	38	0	42
Vorübergehend	0	20	3	23
Gesamt	4	58	3	65
Eingriffe	1430	4669	734	6833
Komplikationsrate [%]	0,3	1,2	0,4	0,9

derlich. Die Hand sollte jedoch für 2 bis 3 Tage geschont werden.

Die Dauer eines endoskopischen Eingriffs in Lokalanästhesie schwankt zwischen 5 und 10 min.

Die Risiken entsprechen denjenigen aller endoskopischen Techniken. Einige Komplikationen, nämlich Verletzungen des oberflächlichen Hohlhandbogens und des N. medianus und seiner Äste sind bei der monoportalen Methode möglicherweise seltener als bei der biportalen Technik (Schenck 1995, Abb. 7.21, Tabelle 7.3).

Vor- und Nachteile der endoskopischen Techniken ▸
Die Vorteile der endoskopischen Technik nach Agee gegenüber der offenen Methode sind (Neumann 1994):
▸ kleine unauffällige Narben an der Handgelenksfalte,
▸ weniger lokale Schmerzen nach der Operation,
▸ schnellere Gebrauchsfähigkeit der Hand und somit kürzere Arbeitsunfähigkeit,
▸ Erhalt der stabilisierenden anatomischen Strukturen in der Hohlhand, insbesondere der Palmaraponeurose.

Befürworter der monoportalen Agee-Technik heben das bessere Handling mit dem Instumentarium und die besseren Sichtverhältnisse im Operationsgebiet hervor. Ein anderer Vorteil dürfte die Wunde/Narbe sein. Sie liegt im proximalen Handgelenksbereich außerhalb der Grifffläche. Die Patienten haben deshalb eine geringere Beeinträchtigung beim Faustschluss in der frühen postoperativen Phase.

In einer eigenen prospektiven Studie über 100 endoskopisch operierte Patienten, die präoperativ und 3 bis 28 Monate postoperativ untersucht wurden, war die Operation nach 3 Monaten in 88,8% und nach 12 bis 28 Monaten in 93,8% erfolgreich. Die Dauer der Arbeitsunfähigkeit betrug im Durchschnitt drei Wochen. Bei bisher durchgeführten 1071 endoskopischen Eingriffen lag die Komplikationsrate bezüglich Nervenläsionen bei 0,09%. Verletzungen des oberflächlichen Hohlhandbogens wurden nicht beobachtet. Eine sympathische Reflexdystrophie trat in 2,1% auf (Weisel 2000).

Während die offene Operation immer durchgeführt werden kann, hat die Anwendung der endoskopischen Methode einige Einschränkungen. Kontraindikationen dieser Technik sind (Neumann 1994):
▸ eine Thenaratrophie,
▸ das posttraumatische KTS, oder das KTS bei höhergradigen Arthrosen oder Deformitäten der Hand,
▸ ältere Patienten mit Synovitis und Patienten mit manifesten rheumatischen Erkrankungen,
▸ KTS-Rezidiv, oder Voroperationen in der Hohlhand.
▸ Beim Vorliegen eines M. palmaris accessorius muss der endoskopisch begonnene Eingriff in einen offenen umgewandelt werden.

Bei beiden operativen Techniken gibt es Therapieversager, Rezidive und Komplikationen.

Folgende gravierende Komplikationen der endoskopischen Techniken sind bekannt:
▸ Verletzung des N. medianus oder des R. palmaris und R. thenaris,
▸ Verletzung des N. ulnaris in Höhe der Loge de Guyon,
▸ Verletzung von Digitalnerven, bevorzugt zum III. und IV. Finger,
▸ Durchtrennung von Beugesehnen,
▸ Läsionen des arteriellen Hohlhandbogens.

Lee (1992) berichtete, dass nach endoskopischen Operationen von fünf in der offenen Technik erfahrenen Chirurgen, die an 24 frischen Leichenhänden durchgeführt wurden, nur 50% der Bänder komplett gespalten wurden.

Iatrogene Nervenläsionen bei endoskopischer Technik wurden von folgenden Autoren beschrieben: Arner (1994) 3,8%, Feinstein (1992) 1,6%, Friol (1994) 0,07%, Menon (1994) 1% und Ruebeck et al. (1996) 0,3%. Verletzungen des oberflächlichen Hohlhandbogens traten nur bei der biportalen Technik auf. Passagere Parästhesien im Ulnarisgebiet der Hand oder Lähmungen seitens des R. profundus nervi ulnaris werden verschiedentlich berichtet. Bei einer Vergleichsstudie fand Palmer (1993) passagere sensible Störungen im Versorgungsgebiet des N. ulnaris in jeweils 10% nach der offenen und der endoskopischen monoportalen Operation und in 13% nach der biportalen Technik. Arner et al. (1994) beschrieben bei 53 konsekutiv mit der biportalen Technik operierten Händen sensible Störungen, die 4 Monate und länger persistierten. Sie führten sie auf

Läsionen eines oberflächlichen sensiblen Verbindungsastes zwischen dem N. ulnaris und medianus zurück. Diese Gefahr einer solchen Verletzung wurde bei der biportalen Technik deutlich höher als bei der monoportalen Technik eingestuft.

Murphy et al. (1994) berichteten über einen Fall einer vollständigen Durchtrennung des N. medianus und einen anderen mit einem 3 × 2,5 cm großen Pseudoaneurysma des oberflächlichen Hohlhandbogens. Beide Patienten waren mit der biportalen Technik operiert worden.

Die Ergebnisse der endoskopischen Eingriffe wurden sehr optimistisch beurteilt, die Erfolgsquote lag bei 96–100%. Brock (1994) untersuchte die endoskopisch mit der biportalen Technik operierten Patienten ein Jahr später nach: Rund 96% von ihnen waren beschwerdefrei. Schäfer (1995) hatte in einer prospektiven randomisierten Studie eine Beschwerdefreiheit von 100% beschrieben, Agee (1994) von 98,8% und Palmer (1990, 1993, 1994) nach der biportalen Technik 98,6% und nach der monoportalen Technik 98,7%.

Bei 9 von Menons 12 Patienten, die beidseits an einem Karpaltunnelsyndrom operiert worden waren, und zwar offen auf der einen Seite und endoskopisch auf der anderen Seite, war die endoskopische Technik angenehmer als die offene.

Im Rahmen einer Vergleichsstudie zwischen der offenen und der monoportalen endoskopischen Technik untersuchten Bande et al. (1994) die Häufigkeit lokaler Schmerzen am distalen Ende des Retinaculum flexorum. Rund 21% der Patienten nach endoskopischer und 12% nach offener Technik klagten über persistierende Schmerzen innerhalb der ersten 6 Monate. Dieser lokale Schmerz wird in der Literatur als „pillar pain" bezeichnet.

In den Händen von Palmer et al. (1993) hatte die monoportale Technik eine niedrigere postoperative Morbidität als die offene Operation und die biportale Technik.

Bei einer Umfrage im April 1992 an die Mitglieder der Amerikanischen Gesellschaft für Handchirurgie wurden 1.532 Mitglieder angeschrieben, von denen 832 (54%) antworteten (Schenck 1995). Die endoskopische Technik wurde in 185 chirurgischen Serien von 157 Chirurgen eingesetzt. Es waren insgesamt 6.833 Eingriffe. Die Ergebnisse bezüglich der typischen Brachialgia parästhetica nocturna waren bei beiden Methoden annähernd gleich. Unter den endoskopischen Eingriffen lagen die Komplikationen bei der Chow-Technik deutlich höher als bei der Agee-Methode (Abb. 7.21). Sie betrugen bei der monoportalen Technik 2%, bei der biportalen 3,1%. Bei der Chow-Technik kamen deutlich mehr Nervverletzungen vor als bei der Agee-Methode (1,2% gegenüber 0,3%).

Sander u. Schäfer (1995) versuchten ebenfalls im November 1994 mit einer Befragung Informationen über den Stand der endoskopischen Technik in Deutschland zu sammeln. Sie schrieben an 35 Kliniken und niedergelassene Kollegen, die bereits länger als 6 Monate mit dem System gearbeitet hatten, und erhielten 29 Antworten (23 Kliniken und 6 niedergelassene Kollegen). Die Anzahl der Operationen betrug 3.434. Postoperativ klagte 1% der Patienten über nächtliche Schmerzen, 8,9% über Schmerzen im Narbenbereich und 10,8% über eine anhaltende Kraftlosigkeit der Hand. Es wurde über 3 Rezidive (0.08%) berichtet. Die Arbeitsunfähigkeit wurde mit 2 bis 3 Wochen angegeben.

Bande (1994) musste in 6% die endoskopische Operation in eine offene umwandeln. Die Umwandlungsquote lag bei Palmer et al. (1993) bei 4,1% und bei Ruebeck (1996) bei 0,93%.

Wenn die Dauer der Arbeitsunfähigkeit nach endoskopischer Operation deutlicher geringer wäre als nach offener Operation, würde das die höheren Kosten der endoskopischen Eingriffe relativieren. Die publizierten Ergebnisse lassen keine eindeutige Antwort auf diese Frage zu:

Rund 86% der Patienten mit der endoskopischen Technik und 84% nach der offenen Operation waren nach 3 Monaten arbeitsfähig (Bande 1994). Bei einer prospektiven randomisierten Vergleichsstudie von Agee (1992) betrug die Arbeitsunfähigkeit bei 50% der Patienten in der endoskopischen Gruppe 25 Tage und nach der offenen Dekompression 46,5 Tage. Bei einer multizentrischen prospektiven, ebenfalls randomisierten Vergleichsstudie von Brown (1993) lagen die Arbeitsunfähigkeitszeiten nach der offenen Operation bei 28 Tagen und nach der biportalen endoskopischen Technik bei 14 Tagen. Nach Chow (1990, 1993,1994) konnten bereits 58,5% der Patienten nach der biportalen Technik ihrer Arbeit nachgehen. Nach den Untersuchungen von Feinstein (1992, 1993) an 61 endoskopisch operierten Patienten betrug die mittlere Zeit der Arbeitsunfähigkeit 26 Tage. Etwa 60% der 81 Patienten von Neumann (1994) waren nach 15 bis 29 Tagen wieder arbeitsfähig. Bei einer Vergleichsstudie zwischen offener, endoskopischer monoportaler, und biportaler Operation betrug die Zeit, bis die Patienten wieder zu den Verrichtungen des täglichen Lebens in der Lage waren, im Mittel 44,1 Tage nach der offenen Operation, 20,7 Tage nach der monoportalen und 27,9 Tage nach der biportalen endoskopischen Technik (Palmer 1993). Schäfer (1995) zeigte bei seiner prospektiv randomisierten Vergleichsstudie Arbeitsunfähigkeitszeiten von

4,9 Wochen für die endoskopisch und von 5,7 Wochen für die offen operierten Patienten.

Werden bei einem so häufigen Krankheitsbild wie dem KTS zwei operative Techniken, eine offene und eine endoskopische Operation, miteinander verglichen, dann sollten auch die wirtschaftlichen Aspekte nicht außer Acht gelassen werden.

Die Kosten der endoskopischen KTS-Operation nach Agee sind wesentlich höher als die der konventionellen Methode und auch der Chow-Technik. Grund dafür ist hauptsächlich das teurere Endoskopiemesser, das nicht wieder verwendet werden soll. Die Arbeitskanüle mit dem integrierten Messer kann nur sehr schwer gereinigt werden. Es besteht die Gefahr, dass die 3 mm- Optik bei einem inkomplett gereinigten Arbeitskanal geschädigt wird. Resterilisationen von Arbeitskanülen und Messern sollen nicht angestrebt werden, da die Messer nach einmaligem Autoklavieren ihre Schärfe verlieren und beim wiederholten Einsatz im schlimmsten Fall abbrechen könnten.

Wegen des Einmalmessers kostet der endoskopische Eingriff 150 EUR mehr als das offene Verfahren. Hier schneidet die biportale Technik deutlich besser ab. Bei mehrfach verwendbaren Messern können die Materialkosten auf weniger als 10 EUR reduziert werden.

Bei kritischer Würdigung der endoskopischen Verfahren ist folgendes festzustellen:

Die endoskopische Spaltung des Retinaculum flexorum ist eine elegante Operationsmethode. Gute anatomische Kenntnisse, ausreichende Erfahrung mit der offenen Operation und vorheriges Training sind wichtige Voraussetzungen für ein optimales Gelingen einer endoskopischen Operation. Sie ist jedoch wesentlich teurer als die offene Operation. Die Risiken, insbesondere von iatrogenen Nervenläsionen und Gefäßverletzungen, verlaufen entsprechend einer Lernkurve und dürfen in der Hand des Geübten vergleichbar mit denen einer offenen Operation sein. Tatsache ist, dass diese Lernkurve wesentlich länger als bei den offenen Operationen ist. Durch die Vorteile der endoskopischen Technik in der frühen postoperativen Phase hat sich diese Operationstechnik an vielen Zentren etabliert. Die Spätergebnisse hingegen sind sowohl bei der konventionellen als bei der endoskopischen Technik gleich. Unter diesem Aspekt ist Brüser (1996) zuzustimmen, der bei vergleichbarem postoperativen Ergebnis die einfachere Methode in der Regel für die bessere hält.

> Die operativen Risiken der endoskopischen Methoden sind in der Lernphase deutlich höher als bei der offenen Technik. Risiken und höhere Kosten der endoskopischen Eingriffe relativieren die mögliche, aber nicht sicher erwiesene frühere Belastbarkeit der Hand bei vergleichbaren Spätergebnissen beider Methoden. Die konventionelle offene Methode ist somit nach wie vor als Standardmethode anzusehen.

7.1.8
Ungewöhnliche intraoperative Befunde

Am häufigsten sind anatomische Normvarianten wie ein intrakanalärer Verlauf der Palmaris-longus-Sehne (Abb. 7.22a,b), in den Karpalkanal von proximal her reichende Muskelbäuche, insbesondere des M. flexor digitorum superficialis (Abb. 7.22c,d), und die bereits erwähnten Normvarianten des R. muscularis bzw. zusätzliche Muskeläste zum M. abductor/opponens pollicis. Da diese bei der Retinaculumspaltung leicht verletzt werden, zumal wenn sie ulnar vom Hauptstamm abgehen und diesen intraligamentär kreuzen, ist besonders auf solche akzessorischen Äste zu achten (Abb. 7.22e,f).

Die Resektion von intrakanalären Palmaris-longus-Sehnen ist überflüssig, ebenso die Entfernung der Muskelbäuche. Die Spaltung des Retinaculums gibt dem N. medianus ausreichend Raum, so dass weitere Manipulationen nur mit dem Risiko zusätzlicher Vernarbungen behaftet werden. Bei Patienten mit progressiv-chronischer Polyarthrits (pcP) oder anderen rheumatischen Erkrankungen findet man häufig ausgeprägte Synovialitiden mit mehr oder weniger großen Synovialergüssen (Abb. 7.22g,h). Bei ausgedehnten Synovialergüssen entleeren sich bis zu mehrere Milliliter einer zähflüssigen gelblich-serösen Flüssigkeit. Diese können bereits vor dem Eingriff als kissenartige Vorwölbungen der Beugesehnen an Handgelenk und in der Hohlhand palpiert werden. Im Bedarfsfall ist eine Synovialektomie durchzuführen.

Selten findet man massive Synovialverdickungen an den Beugesehnen, die mit einem Schnapp-Phänomen im Karpalkanal einhergehen (sog. „schnappendes Handgelenk"). Diese walzenförmigen Gebilde, gelegentlich auch ein Angiolipom (Abb. 7.22i, j) mit identischer Symptomatik, müssen reseziert werden. Sehr selten ist eine exzessive gelblich-fettige Verdickung des N. medianus in seinem gesamten überblickbaren Verlauf (auch nach Teilung in die Fingernerven). Hierbei handelt es sich um eine Lipomatose

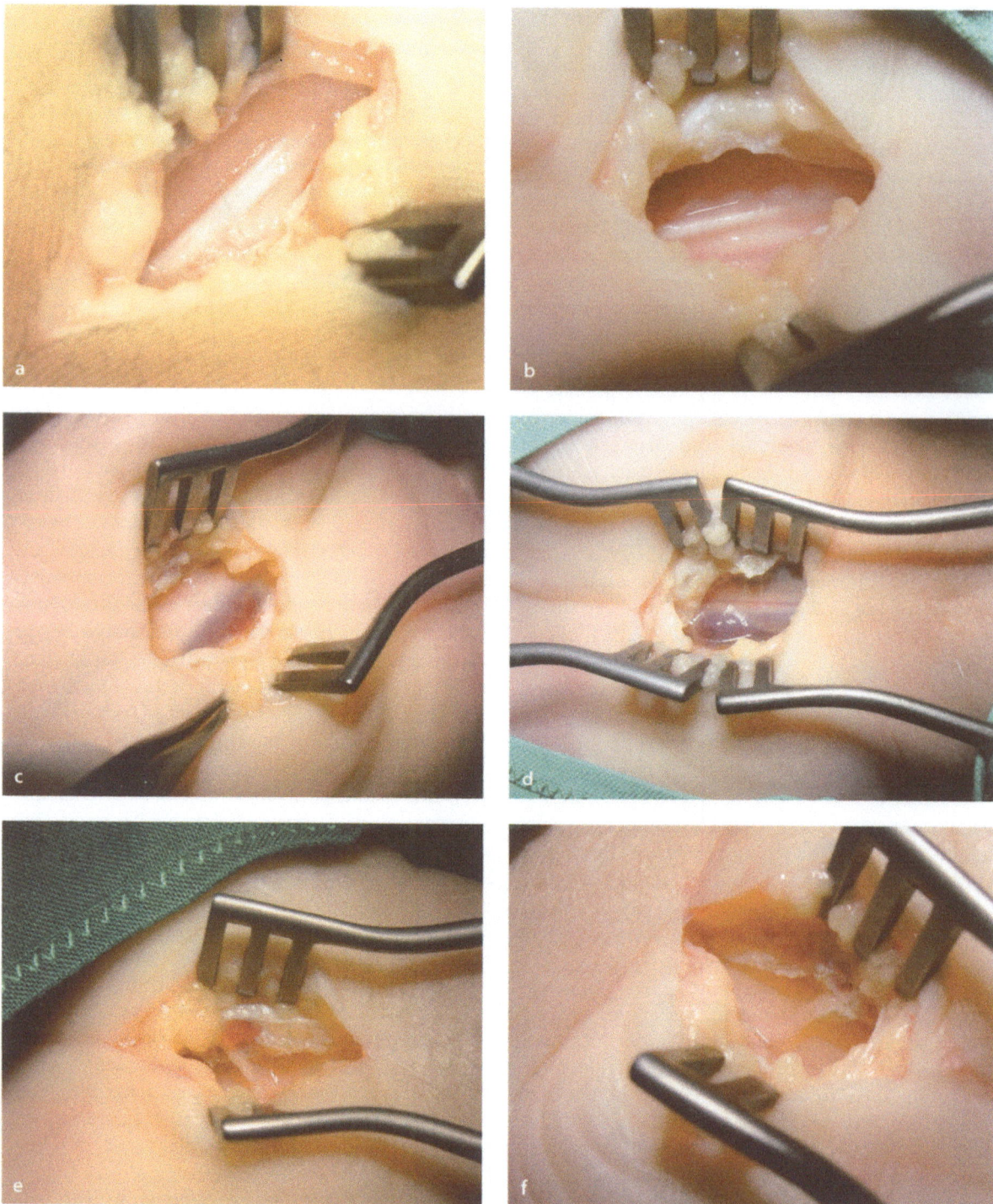

Abb. 7.22a–l. Ungewöhnliche intraoperative Befunde nach Retinaculumspaltung. **a, b** Intrakanalärer Verlauf der Palmaris-longus-Sehne, die unmittelbar dem N. medianus anliegt Eine Resektion der Sehne ist überflüssig. **c, d** Weit nach distal in den Karpalkanal reichende Muskelbäuche des Flexor digitorum superficialis. Eine Resektion dieser akzidentellen Muskeln ist ebenfalls nicht zwingend erforderlich. **e** Vorzeitig im proximalen Drittel des Retinaculum vom Medianushauptstamm abgehender R. muscularis, der hier akzidentell bei der Retinaculumspaltung etwas verletzt wurde. **f** Weiterer, nahezu identischer Verlauf eines R. muscularis, der in diesem Fall erhalten werden konnte. **g–l** s. S. 59

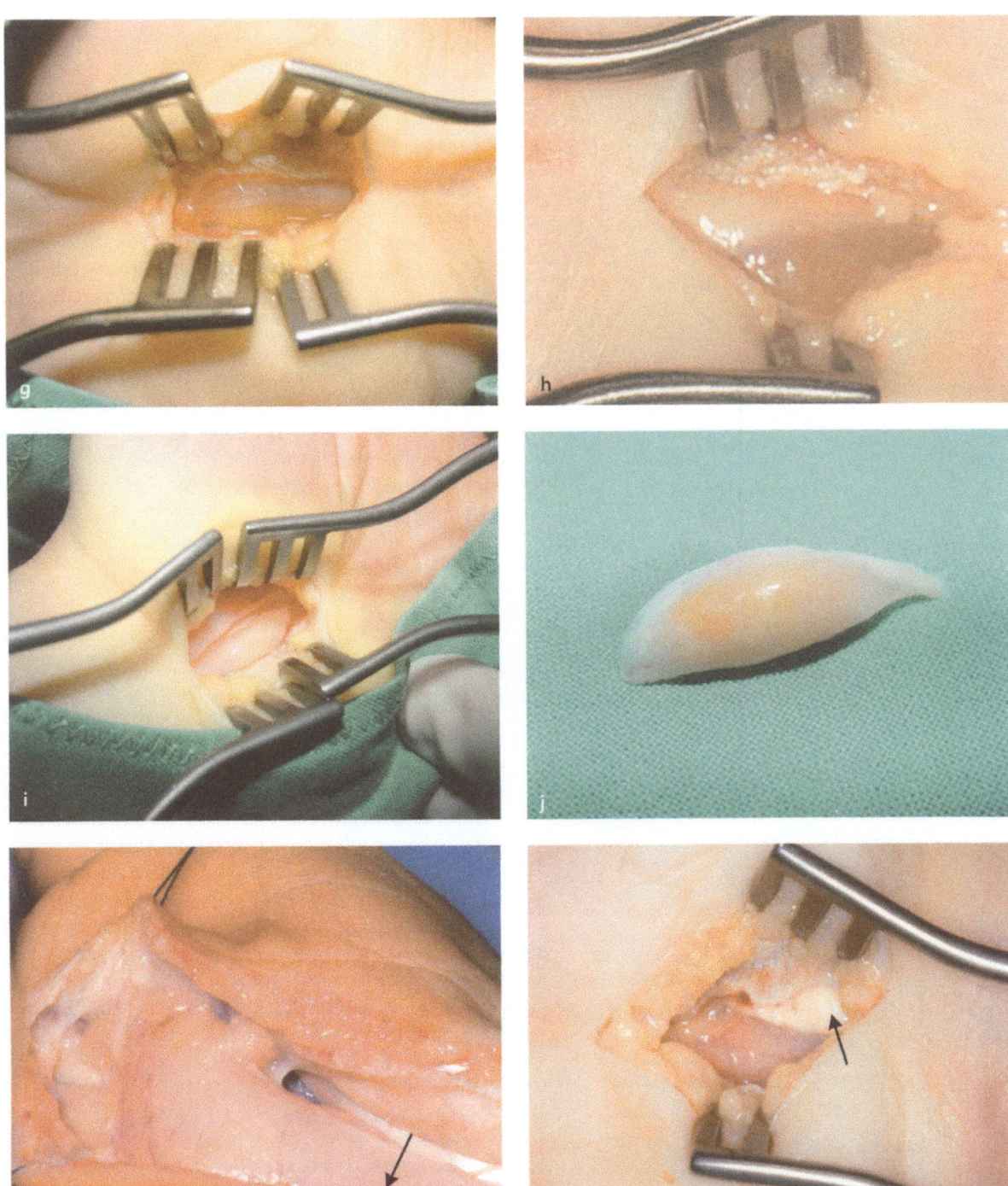

Abb. 7.22 (*Fortsetzung*). **g, h** Im Rahmen rheumatischer Gelenk- und Weichteilerkrankungen findet man ausgedehnte Synovialergüsse, nach deren Inzision mehrere Milliliter einer bernsteinfarbenen, zähen Flüssigkeit entleert werden können. **i, j** Ungewöhnlicher Befund eines der oberflächlichen Beugesehne aufliegenden, den gesamten Karpalkanal ausfüllenden, walzenförmigen Tumors, der bei Beugung der Finger ein ausgeprägtes Schnapp-Phänomen im Handgelenk hervorrief und bei dem es sich histologisch um ein Angiolipom handelte. **k** Seltener Befund einer Lipomatose des N. medianus mit starker Vergrößerung des Nervs einschließlich der Fingernerven. Der lipomatös veränderte N. medianus weist im Bereich des Karpaltunnels eine sanduhrförmige Einengung und ausgeprägte Hyperämie auf (*Pfeil*). **l** Ein im Karpalkanal gelegener vom Retinaculum ausgehender Riesenzelltumor wird komplett exstirpiert

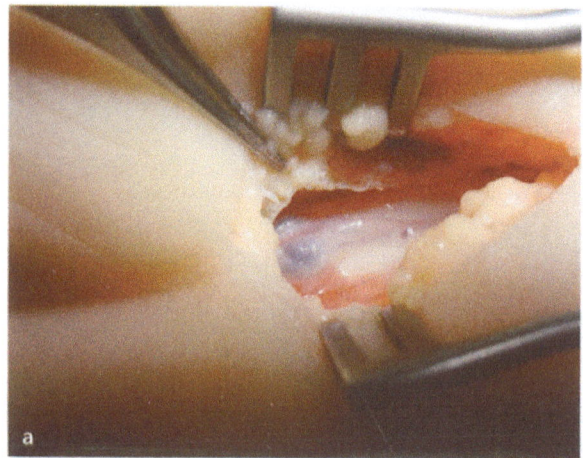
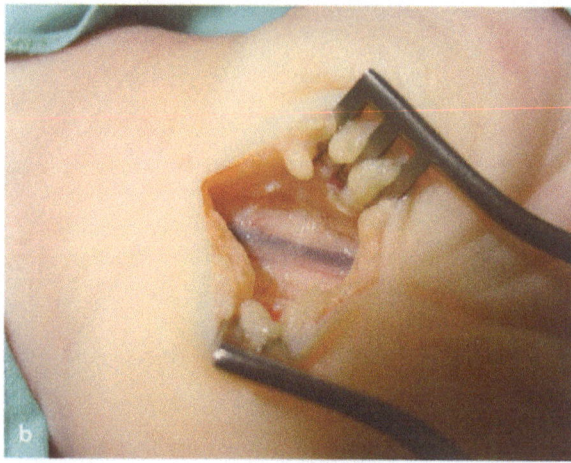
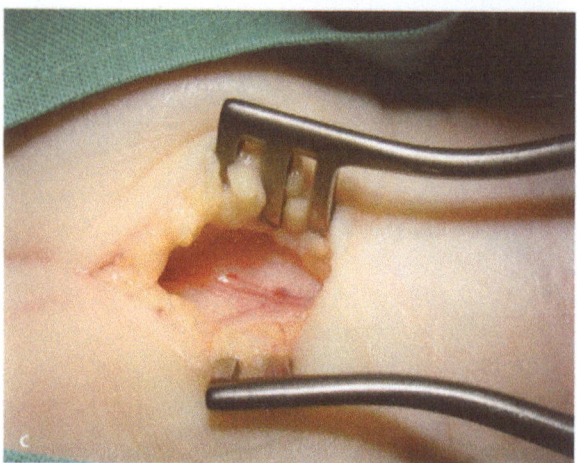

Abb. 7.23a–c. Vaskuläre Veränderungen im Rahmen eines Karpaltunnelsyndroms. **a** Thrombosierte Vene des N. medianus. **b** Gestaute Venen des N. medianus im Karpaltunnel. **c** Gefäßektasien

des N. medianus (Abb. 7.22k), eine hamartomartige Missbildung des Nervs. Eine Resektion des lipomatösen Gewebes, das den Nerv durchsetzt, ist operationstechnisch sehr aufwändig und geht mit einem erhöhten Risiko einer Verschlechterung der Funktion einher. Man sollte zunächst zuwarten, ob die Entlastung des Nervs nach Retinaculumspaltung die Symptome beseitigt.

Bei rheumatischen Erkrankungen findet man öfter ausgeprägte Synovialitiden sowie die bereits erwähnten begleitenden Synovialergüsse. Ausgedehnte Synovialektomien, die handchirurgischerseits indiziert sein können, sind hinsichtlich der ausreichenden Dekompression des N. medianus nicht erforderlich. An echten Neubildungen finden sich Lipome, Ganglienzysten, Riesenzelltumoren (Abb. 7.22) und Fibrome, die reseziert werden sollten. Selten können auch thrombosierte Arterien und Venen (Abb. 7.23a) oder Angiome vorkommen. Dilatierte oder gestaute Venen oder Gefäßektasien (Abb. 7.23b, c). bedürfen keiner besonderen Behandlung.

7.1.9
Rezidiv- und Korrektureingriffe

Wenn ein Patient nach der Retinaculumspaltung über eine Zunahme der Beschwerden klagt oder nur eine unzureichende Besserung verspürt, wenn ähnliche oder auch neue Beschwerden postoperativ auftreten oder nach einem beschwerdefreien Intervall über Parästhesien geklagt wird, muss immer sehr sorgfältig nach der möglichen Ursache geforscht werden. Hierbei generell von einem Rezidiv zu sprechen, wie das leider oft unter Berufung auf falsche Interpretationen elektroneurographischer Befunde geschieht, ist häufig inkorrekt, ja gelegentlich grob fehlerhaft.

> Es ist prinzipiell zwischen einem Rezidiv, das immer erst nach einem längeren beschwerdefreien Intervall auftritt, und einem unvollständigen oder mangelhaftem Voreingriff mit mehr oder weniger persistierenden oder progredienten Beschwerden zu unterscheiden. Das Rezidiv kann auch nach gelungener Operation auftreten, der mangelhafte Voreingriff ist als operativer Fehler zu werten.

Wenn der postoperative Verlauf nicht zufriedenstellend ist, müssen folgende Fragen geklärt werden: Handelt es sich um

- eine unzureichende Retinaculumspaltung (häufigste Ursache),

7.1.9 Rezidiv- und Korrektureingriffe

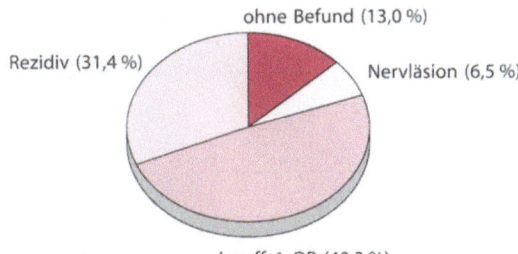

Abb. 7.24. Ergebnisse der Nachoperation bei 185 Patienten (Assmus 1994). Bei der Hälfte der Fälle handelt es sich um insuffiziente Voroperationen mit inkompletter Retinaculumspaltung. In gut 31% bestanden echte Rezidive, zumeist bei Dialysepatienten, gefolgt von rheumatischen Erkrankungen. In 13% lagen keine nennenswerten Veränderungen vor. Zumeist handelt es sich um radikuläre Krankheitsbilder, zum Teil auch Polyneuropathien. In 6,5% der Fälle waren partielle, meist oberflächliche Nervläsionen als Folge des Ersteingriffs festzustellen

- ein echtes Rezidiv,
- eine intraoperative Schädigung,
- eine anderweitige Erkrankung (häufig eine Begleiterkrankung des KTS wie z. B. die Tendovaginosis stenosans)?
- Schließlich gibt es Fälle, bei denen die Diagnose oder Indikation zur Operation inkorrekt waren, oder bei denen die Vorschädigung infolge einer verschleppten Behandlung so groß war, dass eine Erholung des Nervs ausblieb (Richter u. Antoniadis 1990).

> Ein unvollständiger Ersteingriff bzw. eine inkomplette Retinaculumspaltung ist der häufigste Grund für eine operative Revision.

Dies fand sich auch bei 185 nachoperierten Patienten bestätigt (Assmus 1996; Abb. 7.24). Neuerdings häufen sich die Fälle inkompletter Retinaculumspaltung durch die Empfehlung sehr kleiner Inzisionen in der Hohlhand, sog. Miniinzisionen (Abb. 7.25a–d). Wegen des erschwerten Zugangs gelingt es weniger erfahrenen Operateuren öfter nicht, die proximalen Retinaculumanteile im Bereich der Rascetta vollständig zu spalten. Das gleiche gilt für kleine Inzisionen im Bereich des Handgelenks, die dann meist die Rascetta rechtwinklig kreuzen – deswegen auch zu stärkerer Keloidbildung führen – und die Retinaculumanteile im distalen Bereich intakt lassen. Gelegentlich findet man auch ein vollständig erhaltenes Retinaculum. Dies lässt sich besonders auch beim endoskopischen Vorgehen beobachten. Atypische Inzisionen (kurze, die Rascetta rechtwinklig kreuzende hypertrophe Narben, zu weit ulnar oder radial gelegte Schnittführung) geben häufig Hinweise auf eine unvollständige Retinaculumspaltung (Abb. 7.26a, b). Richter u. Antoniadis (1990) fanden auch bei den früher üblichen Querinzisionen eine hohe Zahl inkompletter Retinaculumspaltungen.

Atypische Inzisionen korrelieren in einem hohen Grad mit einer intraoperativen Schädigung des Nerven (Assmus 1996). Der Grund liegt meist in einer ungenügenden Erfahrung des Operateurs. In einer retrospektiven Analyse von 1500 offen operierten Karpaltunnelsyndromen (Mauer 1990) lag die Komplikationsrate von iatrogenen Nervläsionen bei 0,3%. Diese Zahl bezieht sich auf erstoperierte Patienten. In großen Serien von offenen Operationen wird eine Häufigkeit von 0,7% angegeben (Wilhelm 1980).

> Miniinzisionen und atypische Inzisionen erschweren (besonders für weniger erfahrene Operateure!) den operativen Zugang und gehen mit einem erhöhten Risiko einer inkompletten Retinaculumspaltung und/oder operationsbedingten Nervenläsion einher!

Die unvollständige Retinaculumspaltung muss und kann in einem Zweiteingriff korrigiert werden. Anders liegen die Verhältnisse bei der iatrogenen Schädigung des N. medianus. Komplette Durchtrennungen des Nervs wurden von uns nicht beobachtet, sind aber in der Literatur beschrieben (Tackmann et al. 1989). Meist handelt es sich um oberflächliche Läsionen, wobei in erster Linie die sensiblen Fasern zum 3. und 4. Finger betroffen sind. Typisch für eine solche Läsion sind die Klagen des Patienten über unmittelbar postoperativ aufgetretene Überempfindlichkeit und Brennschmerzen der genannten Finger. In diesen Fällen gibt es keine sinnvolle operative Behandlungsmöglichkeit (s. auch S. 43). Auch akzidentelle Durchtrennungen von Fingernerven lassen sich nur begrenzt durch einen zweiten Eingriff korrigieren, da eine normale Nervfunktion in der Regel nicht mehr erreicht wird. Bei partiellen Läsionen resultieren unangenehme Dysästhesien (wegen der zahlreichen vegetativen Fasern des N. medianus!).

Nicht selten ist bei der operativen Revision kein auffälliger Befund zu erheben. Hier handelt es sich meist um radikuläre Läsionen oder Polyneuropathien. Häufig werden auch Patienten mit Begleiterkrankungen, wie schnellende Sehnen, voreilig als „Rezidive" an den Operateur zurückverwiesen (s. auch S. 69).

Wegen dieser zahlreichen Möglichkeiten eines unbefriedigenden postoperativen Verlaufs wird man in jedem einzelnen Fall genau die Indikation für eine operative Revision überprüfen müssen.

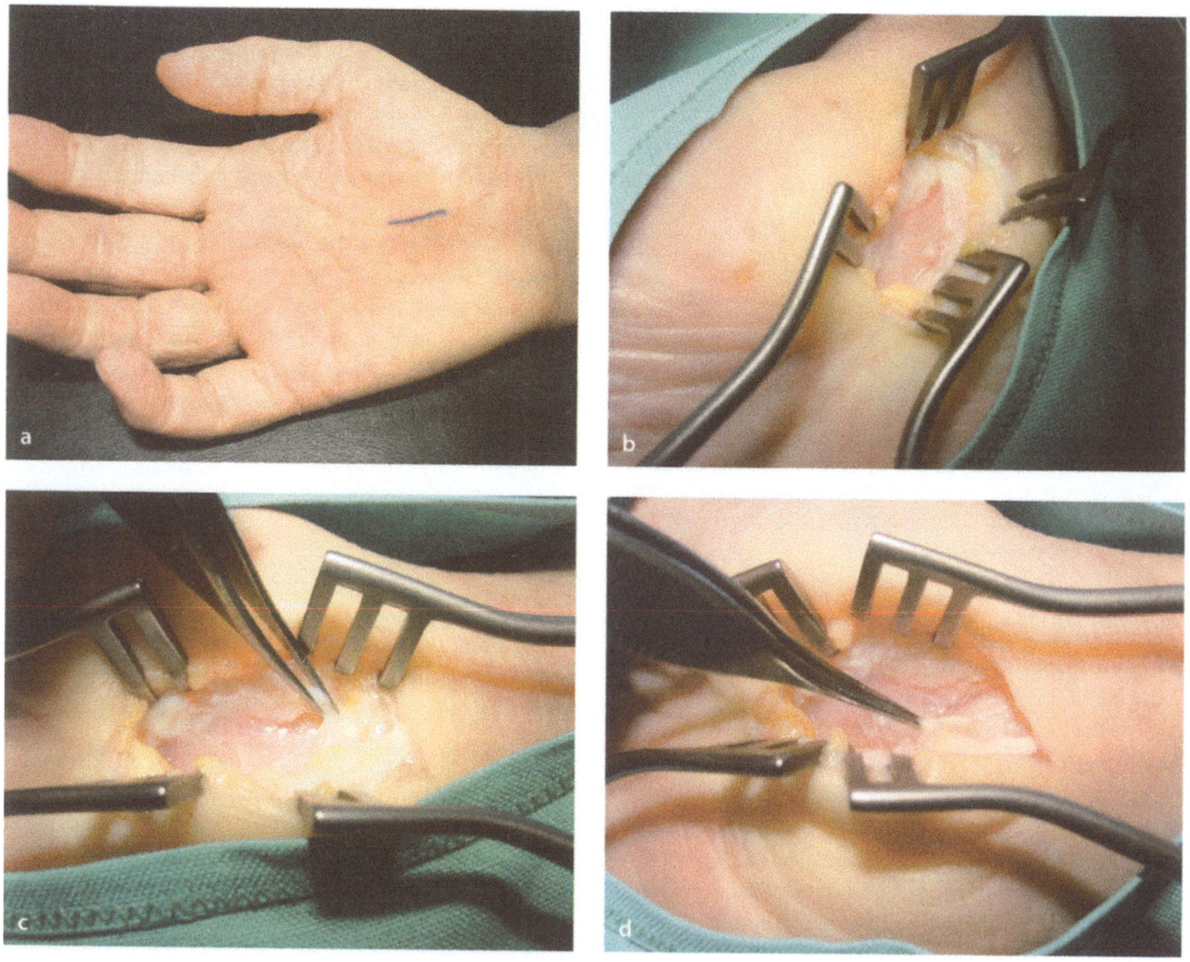

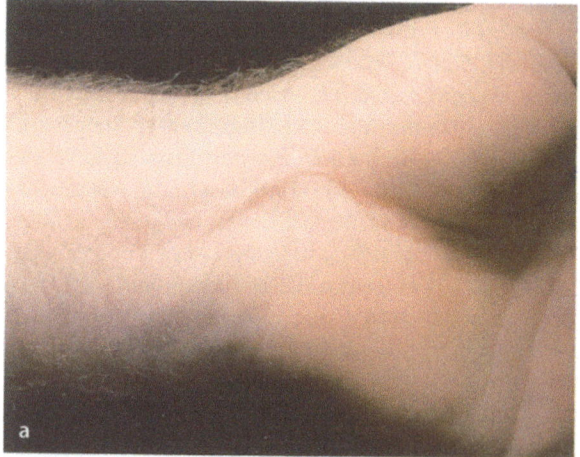

Abb. 7.25. a Operative Revision nach vorausgegangener Mini-Inzision mit fehlender Symptombesserung. **b, c** Die Revision zeigte ein im Bereich der Rascetta noch intaktes Retinakulum, das jetzt vollständig gespalten wird (**d**)

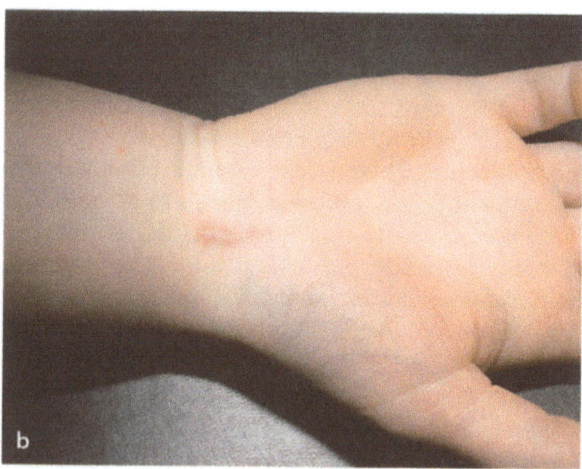

Abb. 7.26a,b. Bei atypischen Inzisionen, die die Handgelenksquerfurche rechtwinklig kreuzen, finden sich regelmäßig hypertrophen Narben, zu Narbenkeloiden und häufig auch inkomplette Retinaculumspaltungen. Bei beiden Fällen war die Ursache der persistierenden Hypästhesie bzw. Parästhesie ein nur partiell durchtrenntes Retinaculum. **a** „Maximalinzision" im distalen Unterarmdrittel; **b** „Miniinzision"

> Die Indikation für eine operative Revision ist dann gegeben, wenn sich postoperativ Parästhesien und Schmerzen nur kurzfristig bessern, unverändert bleiben bzw. zunehmen oder eine persistierende Hypästhesie hinzutritt und sich die elektroneurographischen Parameter verschlechtern.

Wenn gleichzeitig eine atypische Hautinzision vorliegt oder ein endoskopischer Eingriff vorausgegangen ist, sollte mit einem Zweiteingriff nicht allzu lange gezögert werden. Für die Diagnose eines KTS-Rezidivs bzw. die Indikation zur Zweitoperation ist der elektroneurographische Befund von erheblicher Bedeutung. Eine verlängerte distale motorische Latenz allein ist allerdings kein hinreichender Indikator. Auch nach einer erfolgreichen Dekompression bleiben die elektroneurographischen Parameter in fortgeschrittenen Fällen trotz Beschwerdefreiheit im pathologischen Bereich. Wenn eine höhergradige und länger dauernde Kompression vorgelegen hat und die motorischen Latenzwerte mehr als 6 ms betragen haben, kommt es postoperativ in der Regel nicht mehr zu einer Normalisierung, da sich die schnell-leitenden Fasern nicht oder nur ungenügend erholen. Die Absolutwerte der Elektroneurographie sind somit für die Diagnose eines KTS-Rezidivs wenig aussagekräftig. Entscheidend ist allein die Verschlechterung der Parameter im Rahmen von Verlaufskontrollen und im Vergleich mit den präoperativen Werten. Aus diesem Grund ist die präoperative elektroneurographische Diagnostik nicht zu vernachlässigen.

> Ein einziger ENG-Wert ist nicht ausreichend für die Diagnose eines KTS-Rezidivs. Immer sollte ein präoperativer Vergleichswert hinzugezogen werden!

Unkritische Untersucher verlassen sich leider oft ausschließlich auf den elektroneurographischen Befund, ohne die klinische Symptomatik hinreichend zu würdigen. Atypische Beschwerden, z. B. durch eine begleitende Tendovaginosis oder eine Rhizarthrose bedingt, sollten nicht vorschnell als Rezidiv bezeichnet werden, nur weil die elektroneurographischen Parameter im pathologischen Bereich liegen. Häufig sind auch begleitende oder im Vordergrund stehende radikuläre Beschwerden abzugrenzen („Double-crush-Syndrom"). Hier kann das bei radikulären Läsionen weitgehend erhaltene sensible NAP weiterhelfen. Zurückhaltend sollte man mit einer Revision in den Fällen sein, bei denen ein Entlastungshämatom vermutet wird, da intraneurale Hämatome, die nach Retinaculumentlastung auftreten, eine gute Prognose haben. Engmaschige elektroneurographische Kontrollen sind jedoch erforderlich (s. Abschn. 2.2.2). Auch bei atypischer klinischer Symptomatik, z. B. infolge eines Doppelkompressionssyndroms, ist Zurückhaltung geboten, auch wenn elektroneurographische Veränderungen vorliegen. Hier kann gelegentlich die probatorische Kortikoidinfiltration in den Karpalkanal weiterhelfen. Hierbei werden 2 ml einer Kristallsuspension ulnar vom Nerv (keinesfalls in den Nerv!) in das Synovialgewebe injiziert. Zeigt sich innerhalb weniger Tage ein deutlicher therapeutischen Effekt mit Nachlassen oder Verschwinden der nächtlichen Parästhesien und Schmerzen, spricht dies eher für eine Kompression im Karpaltunnel, so dass die Revision in Erwägung gezogen werden sollte. In fortgeschrittenen Fällen mit permanenter Hypästhesie ohne Schmerzsymptomatik sollte der Test allerdings nicht mehr angewendet werden. Das gleiche gilt für begleitende Polyneuropathien. Schmerzhafte Narben, wie sie nach Durchtrennung eines R. palmaris-Seitenastes mit nachfolgender Neurombildung auftreten können, stellen keine Indikation für eine operative Revision dar, da sowohl die Narben- als auch neurombedingten Beschwerden spontan wieder verschwinden, oft erst nach mehreren Monaten!.

Die operative Technik der Revision unterscheidet sich nicht wesentlich von dem Ersteingriff. Auch hier ist eine gute Übersicht, d. h. Operieren in Blutsperre, sowie ein gewebeschonendes Vorgehen wichtig. Vergrößerungstechniken sind in der Regel entbehrlich, ebenso wie bei dem Ersteingriff. Interfaszikuläre Neurolysen, die immer wieder für Revisionseingriffe empfohlen werden, sind keinesfalls indiziert. Auch kann der Eingriff, ebenso wie der Ersteingriff, in Lokalanästhesie vorgenommen werden. Die Infiltration des derben und indurierten Narbenbereichs erfordert allerdings einen erheblichen Kraftaufwand.

Technik des Revisionseingriffs ▶ Der Revisionseingriff erfolgt je nach dem zu erwartenden Aufwand in Lokalanästhesie (bei den meisten unkomplizierten unvollständigen Ersteingriffen) oder in intravenöser Regional/Plexusanästhesie oder Vollnarkose. Blutsperre ist obligat! Da der N. medianus infolge des vorausgegangen Eingriffs mehr oder weniger adhärent an der Narbe ist, sollte die Hautinzision bei der Revision im Gesunden liegen, da eine erhöhte Verletzungsgefahr des N. medianus besteht. Die Inzision wird 2–3 cm proximal der Rasette über einen nach ulnar abgewinkelten Hautschnitt begonnen und falls möglich ulnar von der primären Inzision distal der Rascetta fortgeführt. Noch intakte Retinaculuman-

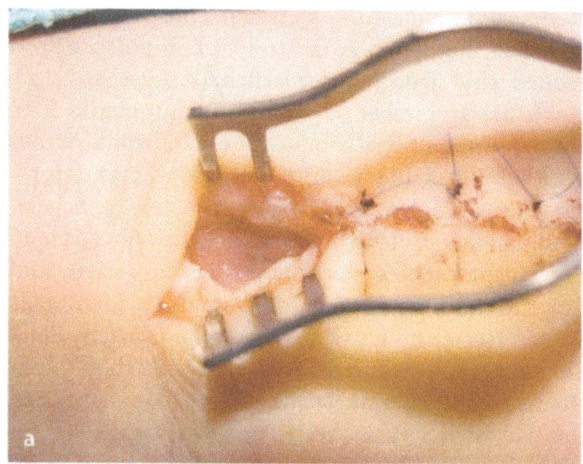

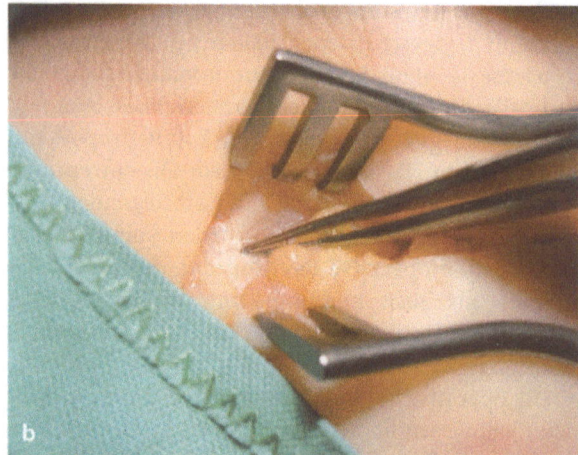

Abb. 7.27a, b. Inkomplette Voroperation mit nicht vollständig durchtrennten Retinaculumanteilen. **a** Im Bereich der Rascetta; **b** im Bereich des distalen Unterarmdrittels

teile werden jetzt vollständig gespalten. Bei einer unkomplizierten Revision („Korrektureingriff" wegen inkompletter Retinaculumspaltung) kann dieser jetzt beendet werden.

Gelegentlich kommt es vor, dass im Bereich der Rascetta Retinaculumanteile nicht vollständig gespalten wurden. Dies kann nicht nur bei der Mini-Inzision, sondern auch bei der Standard-Inzision geschehen. Ein umschriebener Druckschmerz oder ein positives Hoffmann-Tinel-Zeichen sprechen dafür. In diesen Fällen genügt es, die Hautinzision nach proximal abgewinkelt zu verlängern. Findet sich hier eine eindeutige Kompression des N. medianus (Abb. 7.27a,b), kann der Eingriff beendet werden.

Bestanden präoperativ Hinweise auf eine Nervläsion (typisches Symptom einer Nervenverletzung ist der Brennschmerz!) ist die schwierige Frage des weiteren Vorgehens zu beantworten, insbesondere wenn es sich um einen Zustand nach Epineurektomie oder interfaszikulärer Neurolyse handelte. Da meist oberflächliche Läsionen des N. medianus im Bereich des Karpaltunnels vorliegen und Fasern zu den funktionell weniger wichtigen Fingern 3 und 4 betroffen sind, verzichten wir auf eine funktionell in der Regel unbefriedigende Rekonstruktion der lädierten Faszikel. Wenn jedoch eine weitgehende oder komplette Durchtrennung des Nervs vorliegt, ist eine Rekonstruktion ggf. mit Defektüberbrückung durch autologe Transplantate in mikrochirurgischer Technik erforderlich. Bei ausgedehnten Vernarbungen wird von handchirurgischer Seite die Abdeckung des N. medianus durch einen mobilisierten ulnaren Fettlappen (Hypothenar-Fettgewebslappenplastik) empfohlen (Wulle 1980; Frank et al. 1999; Hentz u. Chase 2001). Dieser Eingriff kann ein ausreichendes Gleitlager für den Nerv schaffen. Da er mit einer erhöhten Verletzungsgefahr ulnarer Fingernarben und der A. ulnaris einhergeht, sollte er jedoch dem Erfahrenen vorbehalten bleiben. Wie bei anderen ausgedehnten Manipulationen ist auch hier mit einer verstärkten postoperativen Narbenbildung zu rechnen.

Die Prognose ist nach dem Korrektureingriff in der Regel gut, vorausgesetzt, dass dieser rechtzeitig erfolgt. Lediglich in schweren Fällen mit irreversiblen Nervenschädigungen und fortgeschrittener Muskelatrophie muss eine Defektheilung in Kauf genommen werden. Fehlende Stimulierbarkeit des Nervs und hohes Alter sind, ebenso wie beim Ersteingriff, keine Kontraindikationen für eine Revision. Auch bei den echten Rezidiven ist die Prognose nach dem Zweiteingriff günstig. Bei Dialysepatienten muss allerdings – dies gilt insbesondere für den Zweit- oder Dritteingriff – die Prognose mit Zurückhaltung gestellt werden (s. Abschn. 7.1.10).

7.1.10
Karpaltunnelsyndrom bei Dialysepatienten

Dialysepatienten erkranken überdurchschnittlich häufig an einem Karpaltunnelsydnrom (Sivri et al. 1994). Ein Zusammenhang wurde erstmals von Warren u. Otieno (1975) beschrieben. Über die Häufigkeit gibt es unterschiedliche Angaben in der Literatur (Übersicht bei Tackmann et al. 1989). Die meisten Autoren berichten über eine Inzidenz von mehr als 10% (bis 24%), wobei eine deutliche Abhängigkeit von der Dauer der Dialyse besteht (Tackman et al. 1989). Bei einer Dialysedauer bis zu 5 Jahren kann man nach unserer Erfahrung von einer Häufigkeit zwischen 20 und 30% ausgehen, bei einer Dauer zwischen 5 und 10 Jahren bis zu 50%. Bei einer Dialysedauer von 20 Jahren oder mehr leiden etwa 80% unter einem KTS.

7.1.10 Karpaltunnelsyndrom bei Dialysepatienten

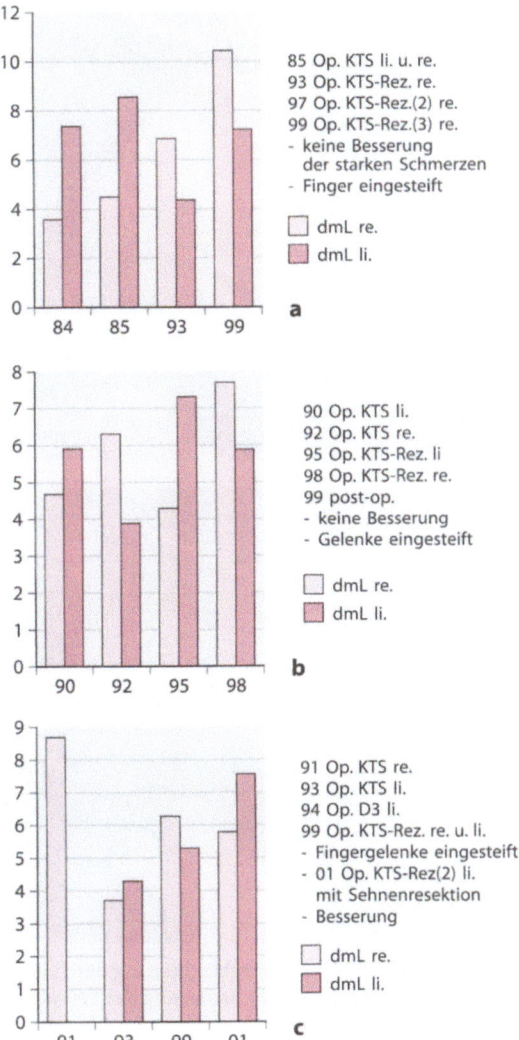

Abb. 7.28a–c. Verläufe bei chronischer Hämodialyse mit mehreren KTS-Rezidivoperationen und Ringbandspaltungen: a 68-jährige Patientin mit 27-jähriger Dialysedauer, Amyloidose und mehrfachen KTS-Rezidiven, wobei der letzte Eingriff (Narbenspaltung) ohne Erfolg war. Die elektroneurographischen Werte zeigen eine progrediente Verschlechterung (distale motorische Latenz am Shunt-Arm zuletzt 10 ms). b 75-jähriger Patient, ebenfalls mit 28-jähriger Dialysedauer; Amyloidose und Polyneuropathie. Nach anfänglicher passagerer Besserung schließlich progrediente Verschlechterung der Latenzwerte. Der letzte Eingriff war erfolglos. c 68-jährige Patientin mit 20-jähriger Dialysedauer: anfänglich gute Rückbildung der pathologischen Latenzwerte, im weiteren Verlauf jeweils vorübergehende Besserung nach erneuter Narbenspaltung, jedoch progrediente Verschlechterung der ENG-Werte

Über die Pathogenese gibt es keine einheitliche Auffassung. Während früher viele Autoren annahmen, daß die Symptomatik Folge hämodynamischer Störungen am Shunt-Arm sei (Tackmann et al. 1989), trifft dies aufgrund eigener Beobachtungen von mehr als 300 Patienten nicht zu. Ursächlich wird auch hier in erster Linie eine Tenosynovitis, die nach vieljähriger Dialysedauer erhebliche Ausmaße annehmen kann, zugrunde zu legen sein. Diese Teno- sowie begleitende Arthropathien sind Folge der Amyloidose, die bei der Langzeithämodialyse ein gravierendes Problem darstellt (Brown et al. 1986, Ikegaya et al. 1995) (Abb. 7.28a–c, 7.29a–d). Daneben spielen auch vaskuläre bzw. hämodynamische Vorgänge eine Rolle sowie eine latente Polyneuropathie (Hirasawa u. Ogura 2000) bzw. vermehrte Empfindlichkeit des Nervs auf äußeren Druck. Eine Amyloidose lässt sich im Frühstadium selten, nach mehr als 10-jähriger Dialysedauer fast regelmäßig im Synoviaexsizat nachweisen (Murase u. Kawai 1993). Amyloidartige Substanzen wurden auch im Epi- bzw. Perineurium gefunden (Kinugasa et al. 1997; Vellani et al. 1993). Sie sind als β-2-Makroglobulin bekannt und stellen eine Vorstufe des Amyloids dar. Durch verbesserte Dialyseverfahren gelingt es, dieses entzündliche Stoffwechselprodukt herauszufiltrieren und das Entstehen von Amyloidablagerungen, die meist für die massive Synovialitis (Abb. 7.30) verantwortlich ist, zu verzögern.

Bei Peritonealdialysen sollen Amyloidosen und auch Karpaltunnelsyndrome seltener vorkommen (Nomoto et al. 1995).

Die Symptomatik des KTS wird bei Dialysepatienten erfahrungsgemäß häufig übersehen oder wegen der zahlreichen anderen Probleme dieser Patienten (z. B. Tendo- und Arthropathien) zu spät erkannt. Während man früher vermutet hat, dass der Shunt das Entstehen des KTS begünstigt, lässt sich dies aufgrund eigener langjähriger Erfahrung nicht bestätigen. Genauso häufig wie der Shunt-Arm ist auch der Gegenarm betroffen. Am Shunt-Arm kann man allerdings gelegentlich Nekrosen der Akren infolge Minderperfusion beobachten (Abb. 7.31a, b).

Im Vordergrund der Symptomatik stehen schmerzhafte nächtliche Parästhesien, jedoch auch sehr belastende Dys- und Parästhesien während der Dialyse. Bei Nachweis einer Latenzverzögerung ist immer die operative Retinaculumspaltung indiziert. Der Eingriff kann in Lokalanästhesie und bei gut funktionierendem Shunt auch in Blutsperre durchgeführt werden. Wegen der shuntbedingten Minderperfusion kann der Eingriff auch ohne Blutsperre weniger blutreich sein, so dass trotzdem eine gute Übersicht über das Operationsfeld besteht. Der Eingriff kann

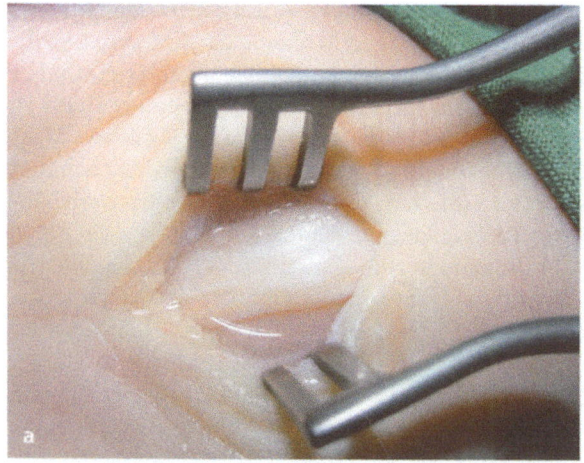
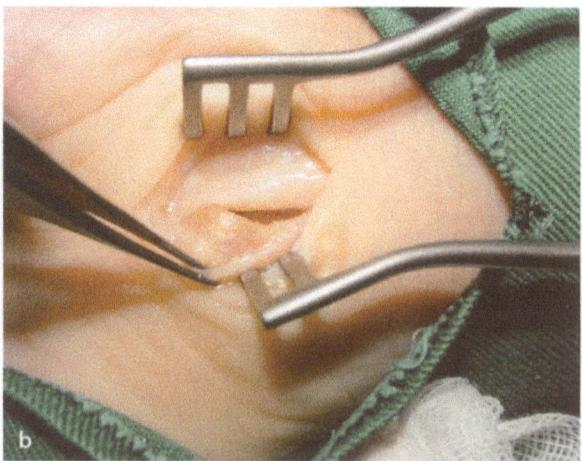
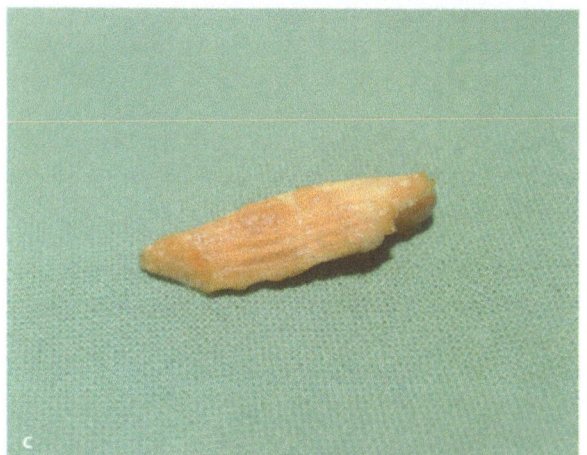
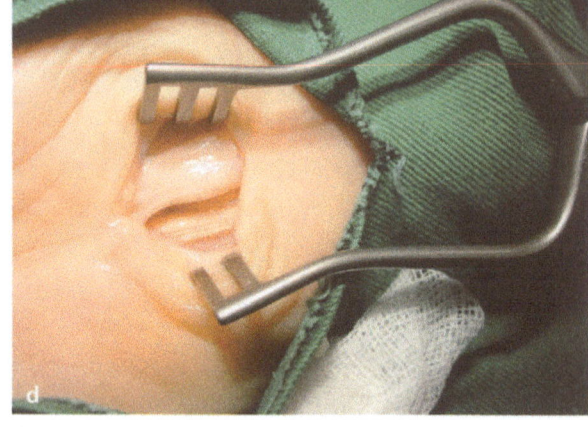

Abb. 7.29a–d. 4. KTS-Rezidiv bei Dialysepatientin mit Arthropathie und Amyloidose. **a** Durch die Narbenspaltung allein ist keine ausreichende Entlastung für den Nerv zu erreichen. **b–d** Dies gelingt erst durch Resektion der oberflächlichen Beugesehnen. Ohne Verschlechterung der Handfunktion ist hiermit zumindest eine Besserung der Schmerzsymptomatik erreicht worden

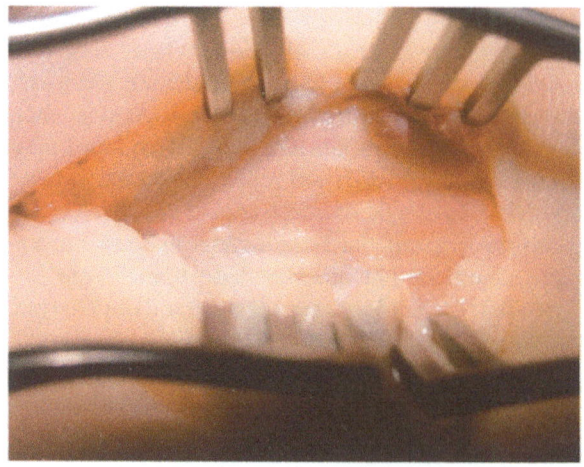

Abb. 7.30. Ausgeprägte Synovialitis nach mehrfachem KTS-Rezidiv eines Dialysepatienten

auch endoskopisch durchgeführt werden, wobei besonders auf eine komplette Spaltung auch der distalen Retinaculumanteile geachtet werden muss (Okutsu et al. 1996).

Ein besonderes Problem bei Dialysepatienten stellt die Rezidivneigung dar, die wesentlich durch die Amyloidose mitbedingt ist. Das Kollektiv bildet nach eigenen Untersuchungen die größte Gruppe echter Rezidive (Assmus 1996). Neben einer amyloidbedingten Synovialitis ist ursächlich eine vermehrte Druckempfindlichkeit des Nervs durch eine latente stoffwechselbedingte Polyneuropathie zu vermuten. Trotz primärer kompletter Retinaculumspaltung kommt es nach eigenen Erfahrungen bei etwa 50% der Patienten häufig nach 2 bis 3 Jahren zu einem Rezidiv. Hier führt die Durchtrennung des Narbengewebes erneut zur Beschwerdefreiheit, vorausgesetzt dass der Nerv noch stimulierbar bzw. erholungsfähig

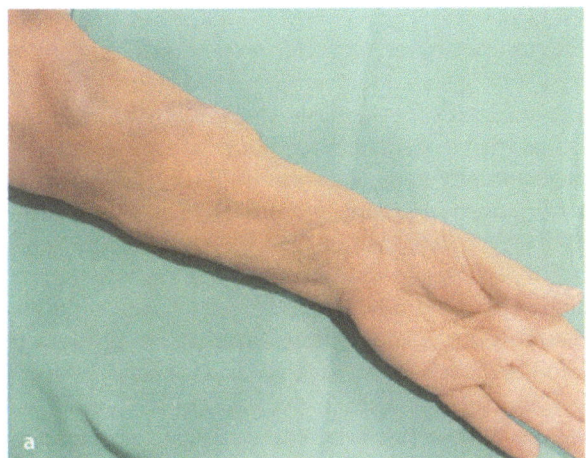
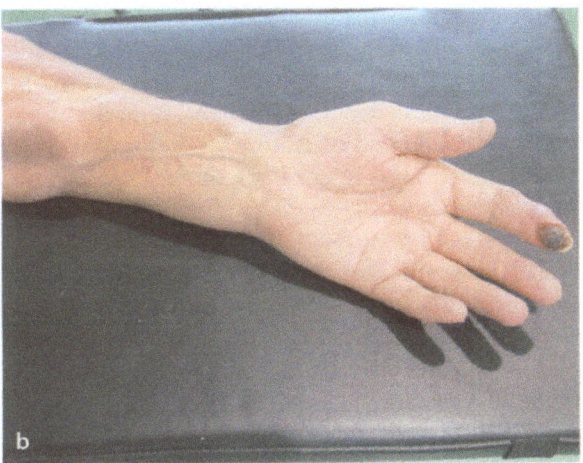
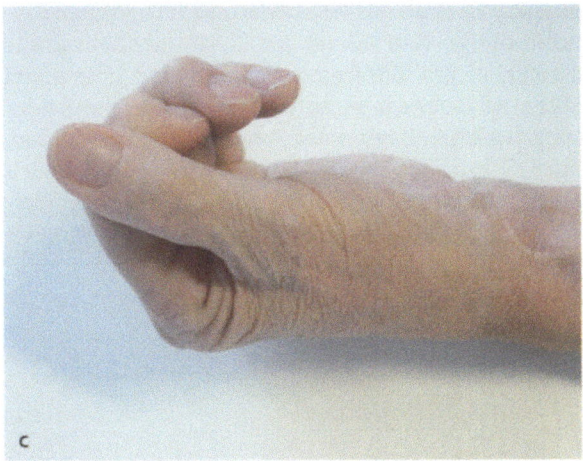

Abb. 7. 31a–c. Vaskuläre und arthrogene Komplikationen bei Dialysepatienten. **a** Verminderte Perfusion der Finger am Shunt-Arm und begleitendes KTS. **b** Man erkennt deutlich die Ischämie der Finger 2 bis 4. Bei einer anderen Patientin ist es zu einer ischämiebedingten Nekrose des Zeigefingerendglieds gekommen. Sie hatte außerdem ein schweres KTS. **c** Einsteifung der kleinen Fingergelenke mit unvollständigem Faustschluss bei chronischer Dialyse, Amyloidose und mehreren KTS-Rezidiven

war. Es sollte daher mit der Durchführung des Rezidiveingriffs nicht allzu lange zugewartet werden. Beim 3. oder 4. Rezidiv ist allerdings die Aussicht auf eine Besserung deutlich eingeschränkt. Hier finden sich meist massive Verdickungen der Beugesehnen bzw. der Synovia, so dass nach Wundverschluss häufig keine ausreichende Entlastung des Nervs mehr erreicht werden konnte. Da die Patienten in diesem Stadium meist eine ausgeprägte Einschränkung der Fingerbeweglichkeit, sowohl arthro- als auch tendogen bedingt, aufweisen (Abb. 7.31c), ist als Ultima Ratio eine Resektion der oberflächlichen Beugesehnen möglich, um zusätzliches Volumen für den Nerv zu schaffen (Abb. 7.29a,d). Vorläufige eigene Erfahrungen lassen hoffen, dass dadurch zumindest eine Besserung der Schmerzsymptomtik möglich ist. Die Restitution der Nervfunktion bleibt häufig unbefriedigend, die Nervenleitung zeigt eine progrediente Verschlechterung (Abb. 7.28). Diese fortschreitende Medianusschädigung führt zusammen mit der Tendo- und Arthropathie zu einer schweren Funktionseinschränkung der Hand.

Noch häufiger als beim idiopathischen KTS sind bei Patienten unter Langzeitdialyse schnellende Sehnen zu beobachten. Auch hier sollte mit der Ringbandspaltung nicht gezögert werden, um die Fingerbeweglichkeit möglichst lange zu erhalten.

7.1.11
Karpaltunnelsyndrom in der Schwangerschaft

Schwangerschaftsparästhesien sind schon lange bekannt und wurden als endokrine oder vegetative Störungen bzw. als Vitaminmangelzustände gedeutet. Im deutschsprachigen Raum beschrieb Janz (1962) als erster das Karpaltunnelsyndrom als Ursache der Parästhesien, unter denen seine eigene schwangere Frau litt. Mittlerweile gibt es zahlreiche Veröffentlichungen zu diesem Thema (Assmus u. Hashemi 2000, Tackmann et al. 1989, Mumenthaler et al. 1998). Mindestens 7% aller Schwangeren leiden an einem Karpaltunnelsyndrom. Nach den Untersuchungen von Voitk et al. (1983) sollen sogar 25% aller befragten Schwangeren zumindest passagere Symptome angegeben haben. Hormonabhängige Gewichtszunahme mit vermehrter Flüssigkeitseinlagerung, aber auch eine Synovialitis sind wichtige pathogenetische Faktoren.

Die familiäre Inzidenz liegt mit 53% noch wesentlich höher als bei nicht schwangerschaftsbedingten Fällen (Assmus u. Hashemi 2000). Diese familiäre Disposition, die wahrscheinlich durch einen zu engen knöchernen Karpalkanal bedingt ist, bewirkt, dass nicht operierte Patienten in der Regel lebenslang unter mehr oder weniger ausgeprägten Parästhesien leiden. Diese Beobachtung steht im Widerspruch zu der allgemein geäußerten Auffassung, dass die Parästhesien nach der Entbindung spontan verschwinden (Tackmann et al. 1989). Mehrere Untersuchungen zeigten jedoch, dass ein hoher Prozentsatz der Patientinnen postpartal ohne Operation nicht anhaltend beschwerdefrei wird, auch wenn sich die Parästhesien nach der Entbindung bessern oder zeitweilig vollständig verschwinden (Stahl et al. 1996; Al Quattan et al. 1994). Es gibt auch andere Verläufe, bei denen sich das Karpaltunnelsyndrom erst nach der Entbindung – vorzugsweise während der Stillzeit – manifestiert. Hier soll es zu einer verzögerten Rückbildung einer vorbestehenden Hypästhesie kommen (Wand 1990). Andererseits wird von einem raschen Abklingen der Symptome nach dem Abstillen berichtet (Gerhardt 1984). Die Mehrzahl unserer Patientinnen zogen wegen erheblicher Beschwerden und anhaltender sensibler Defizite die operative Behandlung dem Abwarten vor. Andere Untersuchungen zeigten, dass ohne Operation fast regelmäßig nach einer Latenzzeit von 2 bis 16 Jahren erneut Symptome auftreten, so dass letztlich eine Operation unumgänglich wurde (Al Quattan et al. 1994). Während der Gravidität gibt es häufig fulminante Verläufe mit heftigsten und quälenden nächtlichen Schmerzen und rasch einsetzender progredienter Hypästhesie. Dies konnten wir in 33% unserer Fälle feststellen (Assmus u. Hashemi 2000).

Da der operative Eingriff in Lokalanästhesie kein Risiko für Mutter und Kind birgt, sollte mit der Indikation zur Operation nicht allzu lange gezögert werden. Dies entspricht auch häufig dem Wunsch der Schwangeren, die den Eingriff während der Gravidität eher tolerieren als nach der Entbindung, da sie sich dann um das Kind kümmern müssen. Stahl et al. (1996) empfahlen, bei Symptombeginn im 1. Trimenon, einem positivem Phalen-Test und gestörter Zwei-Punkte-Diskrimination die Indikation für die operative Behandlung zu stellen. Unsere 314 operierten Patienten zeigten eine hohe Zufriedenheit von 98%.

> Die operative Behandlung des KTS in der Schwangerschaft ist dann angezeigt, wenn heftige nächtliche Parästhesien, eine permanente Hypästhesie und ein distaler motorischer Latenzwert von mindestens 5 ms bestehen.

7.1.12
Posttraumatisches Karpaltunnelsyndrom

Die traumatische Genese eines Karpaltunnelsyndroms wird in der Literatur immer wieder diskutiert, insbesondere wenn eine distale Radiusfraktur vorausgegangen ist (Assmus et al. 1987). Nach Tackmann et al. (1989) lässt sich in 10–15% des KTS eine traumatische Ursache nachweisen, nach eigenen Untersuchungen liegt die Häufigkeit jedoch nur bei 4,3% (Assmus 1987). Die Symptomatik weicht etwas von dem üblichen KTS ab. Typisch ist, dass die Beschwerden erst nach Abnahme des Gipses bzw. der Gipsschiene auftreten. Nächtliche Dysästhesien kommen vor, häufiger ist jedoch eine permanente Gefühlsminderung der medianusinnervierten Finger. Die Verläufe sind oft besonders schwer, die Latenzwerte stark verzögert.

Das Ausmaß der knöchernen Veränderungen spielt für die Manifestation und die Behandlung keine besondere Rolle. In der Regel kommt diesen knöchernen Veränderungen auch keine ursächliche Bedeutung zu. Dies ist für die Frage der gutachtlichen Beurteilung bedeutsam. Auch wenn die Patienten vor dem Unfall noch keine Parästhesien hatten, liegt die Vermutung nahe, dass bereits eine latente Kompression bestanden hatte. Diese Vermutung wird gestärkt durch die pathologischen sensiblen oder motorischen elektroneurographischen Parameter, die auch regelmäßig auf der asymptomatischen Gegenseite zu beobachten sind. Aus diesem Grund sind strenge Kriterien in der Beurteilung der Zusammenhangsfrage anzulegen. Ein Zusammenhang ist nur in solchen Fällen zu bejahen, wenn eine enge zeitliche Beziehung zwischen Beginn der Symptomatik im Rahmen einer Schwellungsphase oder während bzw. nach der Gipsbehandlung besteht und eine deutliche Seitendifferenz der elektroneurographischen Parameter vorliegt (Assmus et al. 1987).

> Wenn nach Gipsabnahme über Taubheit der Finger geklagt wird, liegt meist ein KTS vor. Ein Unfallzusammenhang ist in der Regel zu verneinen.

Wegen der guten Heilungschancen durch einen operativen Eingriff sollte beim traumatischen KTS die Behandlungsbedürftigkeit vor der Entschädigungspflicht stehen. Eine rechtzeitige Retinaculumspaltung führt in aller Regel zur Beschwerdefreiheit. Die Art des Eingriffs unterscheidet sich prinzipiell nicht von der beim idiopathischen KTS. Die Korrektur knöcherner Veränderungen erübrigt sich in den allermeisten Fällen.

7.1.13
Begleiterkrankungen des Karpaltunnelsyndroms

Da neben der hereditären Karpaltunnelstenose der Synovialitis eine wichtige pathogenetische Bedeutung bei der Entstehung des KTS zukommt, können neben dem KTS weitere Manifestationen einer Synovialitis vorkommen. Hier ist in erster Linie die *Tendovaginosis stenosans* der Beugesehnen, seltener auch der Strecksehnen, zu nennen. Das Karpaltunnelsyndrom ist das häufigste Kompressionssyndrom eines peripheren Nervs, die Tendovaginosis stenosans die häufigste Sehnenerkrankung (Buck-Gramcko et al. 1992). Phalen (1966) hatte erstmals auf das gehäufte gemeinsame Auftreten der beiden Erkrankungen hingewiesen. Eigene Untersuchungen (Assmus u. Frobenius 1983, Assmus 2000) sprachen für eine Inzidenz von 10,2% (in Bezug auf die Patientenzahl) bzw. 16,7% (in Bezug auf die Zahl der operierten Hände). Am häufigsten betroffen ist der Mittelfinger, gefolgt von Ringfinger und Daumen mit etwa gleicher Häufigkeit, deutlich seltener sind Kleinfinger- und Zeigefingerbeugesehnen betroffen. Von den Strecksehnen sind fast ausschließlich die Extensor- und Abductor-pollicis-longus-Sehnen befallen, als *Tendovaginosis stenosans de Quervain* bekannt. Ganz selten kann auch ein isoliertes Schnapp-Phänomen der Strecksehne des 5. Fingers in Höhe des Handgelenks vorkommen.

Ursächlich handelt es sich meist um synovialitische, z. T. auch überlastungsbedingte Verdickungen der Beugesehnen in Höhe der Grundgelenke, die zu einer Stenosierung am Grundgelenkringband führen (Abb. 7.32a, b).

Die Patienten klagen im Initialstadium über Schmerzen bei Beugung der Finger, oft auch über eine Steifigkeit („*slow finger*"), bis es schließlich zu einem typischen Schnapp-Phänomen, meist beim Öffnen der Finger nach Faustschluss, selten auch bei Beugung kommt. Das Vorstadium ist gekennzeichnet durch eine tastbare Krepitation in Höhe der Grundgelenksringbänder. Das Schnappen ist besonders in den Morgenstunden am ausgeprägtesten und kann sich im Laufe des Tages bessern.

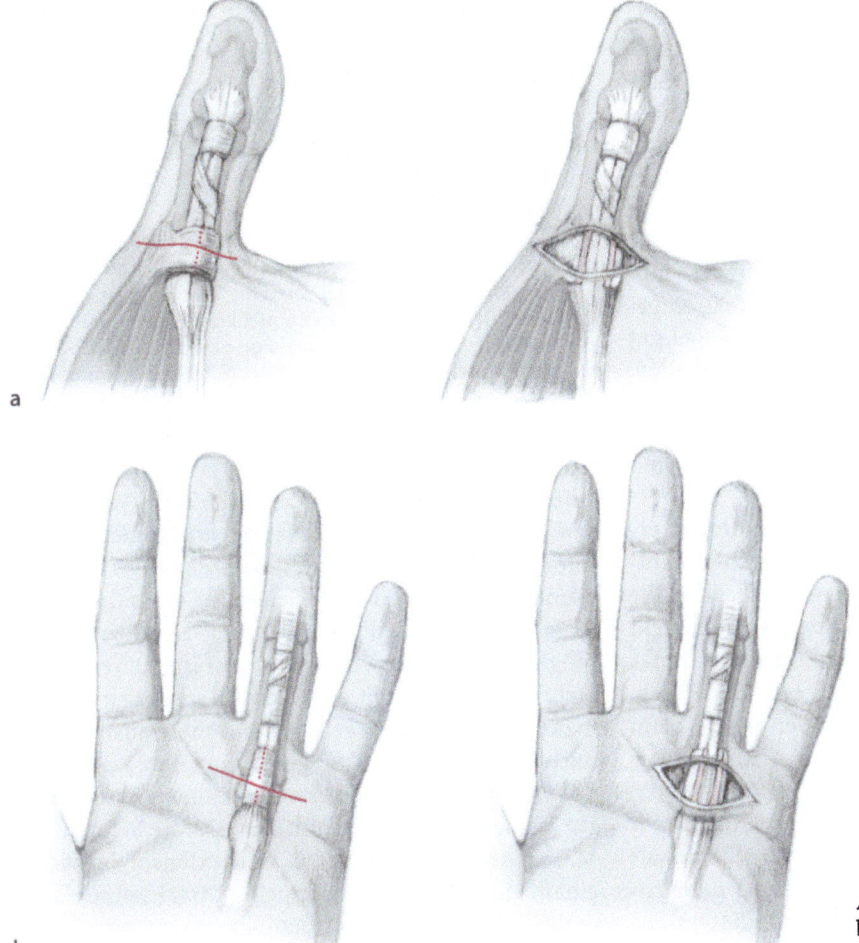

Abb. 7.32a,b. Schema der Ringbandspaltung. **a** Bei „schnellendem Daumen"; **b** bei schnellendem Ringfinger

Die Tendovaginosis stenosans de Quervain lässt sich durch eine umschriebene Druckdolenz des 1. Strecksehnenfachs sowie ein positives Finkelstein-Zeichen nachweisen. Hierbei wird die Hand nach ulnar abduziert und gleichzeitig der Daumen in die Hohlhand flektiert. Im positiven Fall kommt es zu einem typischen Schmerz entlang der Strecksehnen.

Die Behandlung der schnellenden Sehne ist in aller Regel operativ. Sie wird in gleicher Sitzung mit der Retinaculumspaltung durchgeführt.

> Wenn ein wegen KTS überwiesener Patient den Händedruck vermeidet, hat er meist zusätzlich (oder ausschließlich) einen schmerzhaften „Schnappfinger" (Tendovaginosis stenosans)!

Operative Technik der Ringbandspaltung ▶ Der Eingriff erfolgt häufig im Anschluss an die Dekompression des N. medianus ebenfalls in Lokalanästhesie und Blutsperre. Die Beugesehne wird palpiert und hier eine Querinzision zwischen Fingergrundgelenks- und Hohlhandquerfalte, beim Daumen in Höhe des meist gut tastbaren Sehnenknotens etwas proximal von der Grundgelenksfalte, gelegt (Abb. 7.33a,b). Am Daumen ist bei der Hautinzision auf die Schonung des stark gefährdeten radialen Daumennervs zu achten. Eine Gefährdung des Nervgefäßbündels besteht nicht, solange die Inzision unmittelbar über der Sehne liegt. Bei diesem Vorgehen erübrigt sich die Darstellung des Nerv-Gefäß-Bündels, die jedoch dem weniger erfahrenen Operateur zu empfehlen ist. Nach Durchtrennung des Subkutangewebes lassen sich die Beugesehnen in der Regel gut tasten und das Grundgelenksringband darstellen. Dieses wird komplett gespalten, ebenso – je nach Erfordernis – die proximal und distal angrenzende Sehnenscheide (Abb. 7.34a). Eine Resektion des Ringbands ist nicht erforderlich.

Öfters findet man Synovialergüsse und/oder erheblich verdicktes Synovialgewebe, das ebenfalls entfernt wird. Das distale Grundgelenksringband sollte erhalten werden, da sonst ein Bogensehneneffekt resultieren kann, der eine verschlechterte Greiffunktion zur Folge hat. Lediglich in den seltenen Fällen, bei denen das Schnappen nicht behoben wurde, kann auch eine Durchtrennung des distalen Ringbandes erforderlich werden.

Die operative Behandlung der Quervain-Tendovaginosis erfolgt ebenfalls in Lokal- oder Regionalanästhesie und Blutsperre. Zunächst wird der Processus styloideus radii palpiert und von diesem aus nach proximal eine Längsinzision von 2–3 cm Länge oder eine kosmetisch bessere Querinzision gelegt

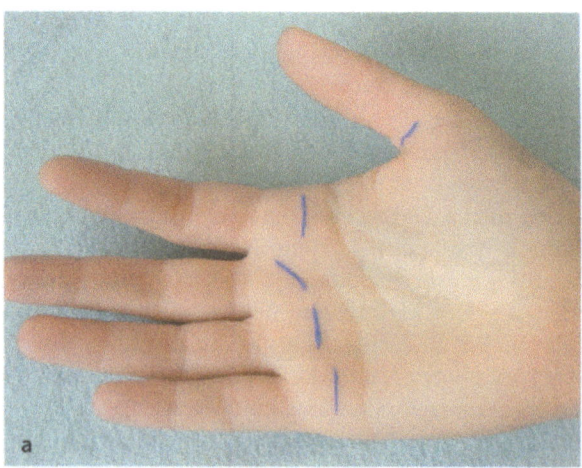

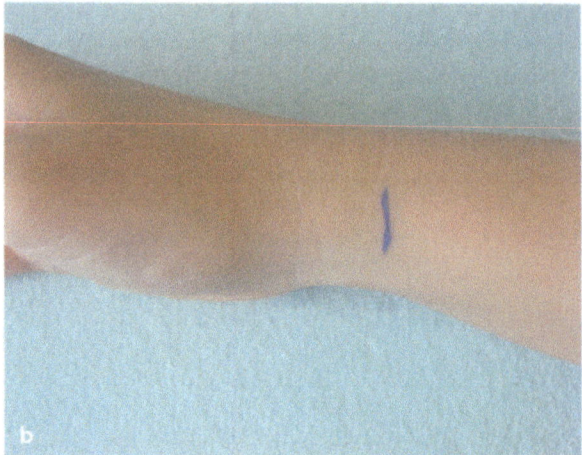

Abb. 7.33a,b. Schnittführung bei operativer Behandlung (a) der schnellenden Beugesehnen und (b) der Tendovaginosis stenosans de Quervain. Bei letzterer ist aus kosmetischen Gründen die Querinzision zu empfehlen. Der weniger Erfahrene sollte jedoch eine Längsinzision bevorzugen, da bei der Querinzision der sensible Endast des N. radialis gefährdet ist

(Abb. 7.33c). Letztere ist wegen der schlechteren Übersicht und dem erhöhten Risiko einer Verletzung des R. superficialis N. radialis dem erfahreneren Operateur vorbehalten. Nach Einsetzen eines kleinen Wundspreizers wird unter Schonung des palmar verlaufenden sensiblen Endastes des N. radialis und möglichst auch hier verlaufender kräftiger Venen das Strecksehnenfach mit dem Skalpell in Längsrichtung inzidiert und mit der gebogenen Schere ausreichend nach proximal und distal gespalten (Abb. 7.34b). Bei der Querinzision ist ein kleiner Langenbeck-Haken zur besseren Übersicht hilfreich. Da die Sehnen des M. extensor pollicis longus und extensor brevis in einem eigenen Fach (gedoppeltes Strecksehnenfach) verlaufen können, ist unbedingt darauf zu achten, dass beide Sehnenfächer entlastet werden. Der Wundverschluss erfolgt lediglich durch Hautnähte.

7.1.13 Begleiterkrankungen des Karpaltunnelsyndroms

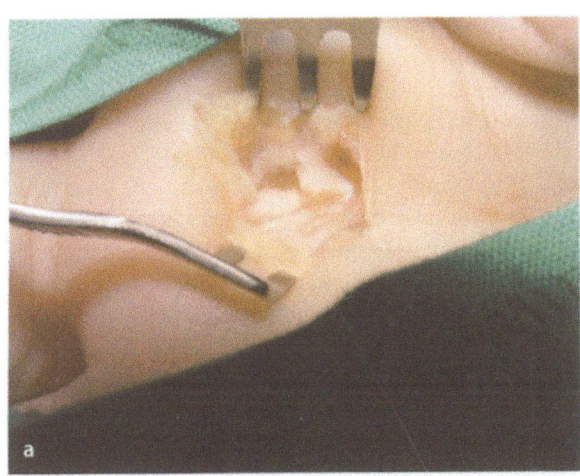

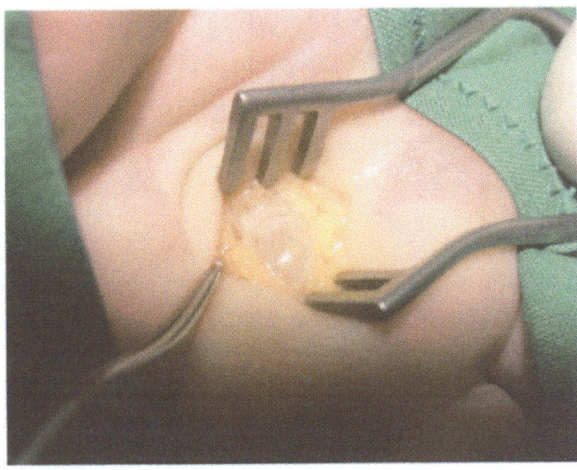

Abb. 7.36. Sehnenscheidenganglion als Nebenbefund bei Tendovaginosis stenosans

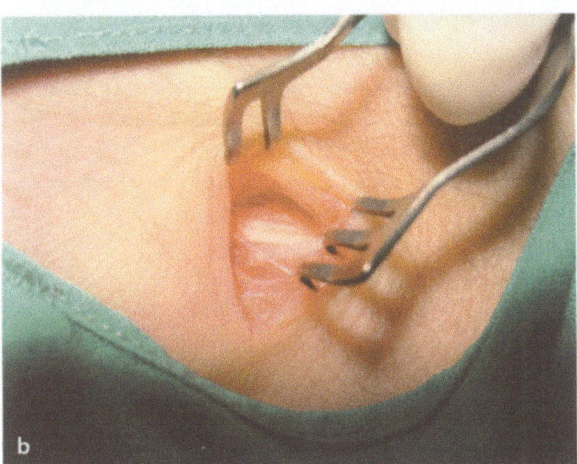

Abb. 7.34a,b. Intraoperativer Situs nach Ringbandspaltung (a) der Beugesehne des 3. Fingers und (b) des ersten Strecksehnenfachs

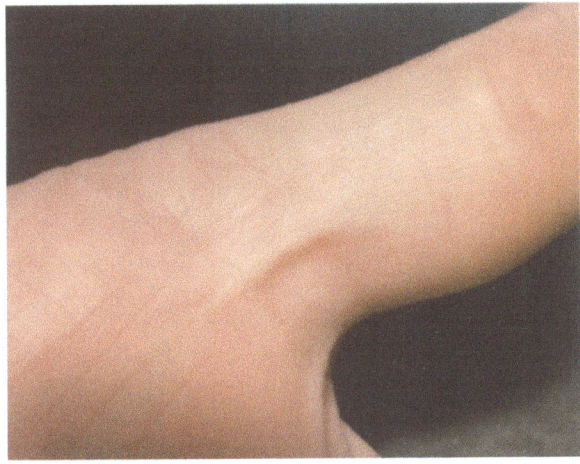

Abb. 7.35. Narbenstriktur nach fehlerhafter, die Beugefalten rechtwinklig kreuzende Inzision

Wenn die Beugesehnen aufgefasert und keulenförmig verdickt sind, kann eine krankengymnastische oder ergotherapeutische Nachbehandlung erforderlich sein. In jedem Fall werden die Patienten aufgefordert, ebenso wie beim Eingriff wegen KTS, bereits am nächsten Tag selbständig eine Fingergymnastik durchzuführen. Hierbei ist auf eine vollständige Beugung und Streckung der Finger zu achten. Häufiger manifestieren sich die schnellenden Sehnen auch erst einige Wochen bis Monate nach der Retinaculumspaltung. Diese Patienten werden oft als „KTS-Rezidiv" von den nachbehandelnden Ärzten an den Operateur zurück verwiesen. Eine falsche Schnittführung kann auch bei der Operation der schnellenden Sehnen zu narbenbedingten Strikturen führen (Abb. 7.35).

Auf das Problem des schnappenden Handgelenks wurde bereits hingewiesen (s. S. 57). Öfter findet man auch *Hygrome* sowohl der Beuge- als auch der Strecksehnen. Auch hier erfolgt neben einer Entleerung des Seroms eine Exzision des verdickten Synovialgewebes. Die histologische Untersuchung dieser makroskopisch massiv veränderten Synovia ist meist wenig ergiebig. Eigentliche Entzündungszeichen fehlen häufig.

Selten besteht neben der Tendovaginosis stenosans sowohl der Beuge- als auch Strecksehnen ein Sehnenscheidenganglion, das reseziert wird (Abb. 7.36).

Handgelenksganglien sind in der Regel nicht als Begleiterkrankung des KTS anzusehen und führen nur selten zu einer Kompression des N. medianus. Allenfalls kann es bei einem medioradial gelegenen Ganglion zur isolierten Kompression des R. palmaris N. medianus kommen (s. Abschn. 7.4). Auch Lipome führen nur sehr selten zu einer Kompression des N. medianus im Karpaltunnel, außerhalb anatomischer Engpässe praktisch nie (s. Kap. 14.2). Eine Sonderform stellt die Lipomatose des N. medianus dar (s. Kap. 14.1).

7.2 Pronator-teres-Syndrom

Bei dem seltenen Pronator-teres-Syndrom handelt es sich um eine Kompression des N. medianus im Bereich der Durchtrittsstelle des Nervs zwischen dem ulnaren und humeralen Kopf des Pronator teres oder selten weiter proximal im Bereich des Lacertus fibrosus des M. biceps. Die typische Lokalisation ist die Eintrittsstelle unter die fibröse Arkade des M. flexor digitorum superficialis (Abb. 7.37a,b). Etwa 60% aller Kompressionen wurden im Bereich des M. pronator teres beschrieben, in 16% in Höhe des Lacertus fibrosus und in weiteren 16% an der sehnigen Arkade des M. flexor digitorum superficialis gefunden (Tackmann et al. 1989).

Es sind vorwiegend Männer betroffen und bei diesen wiederum der dominante Arm. Ursächlich spielt eine chronische berufliche oder sportliche Überlastung des Arms eine Rolle (Morris u. Peters 1976). Als weitere Ursache können Vernarbungen nach Traumen, Hämatome nach Punktionen der A. brachialis oder eine Volkmann-Kontraktur bei einer Antikoagulantientherapie in Frage kommen (Kopell u. Thomson 1976; Spinner 1972; Tackmann et al. 1989). Je nach Läsionshöhe sind unterschiedliche Muskeln betroffen. Wenn eine Kompression in Höhe des Pronator vorliegt, ist in der Regel auch der N. interosseus anterior mitbeteiligt, bei Kompression in Höhe des Lacertus fibrosus zusätzlich die Äste zu den Mm. flexor carpi radialis und pronator teres (Martinelli et al. 1982).

Die Symptome können denen eines KTS ähneln, unterscheiden sich jedoch durch das Fehlen nächtlicher Parästhesien und durch Klagen über krampfartige oder diffuse Schmerzen in der Ellenbeuge und im proximalen beugeseitigen Unterarm. Die Region des M. pronator teres ist druckdolent, das Hoffmann-

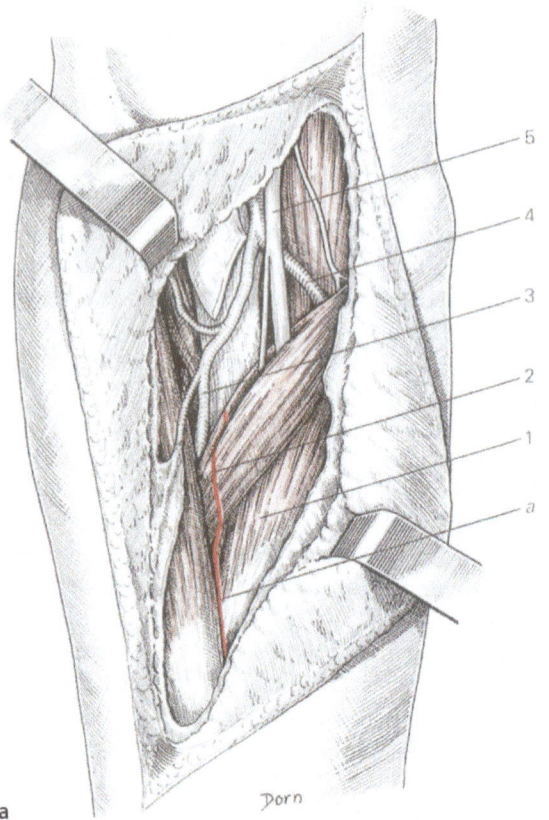
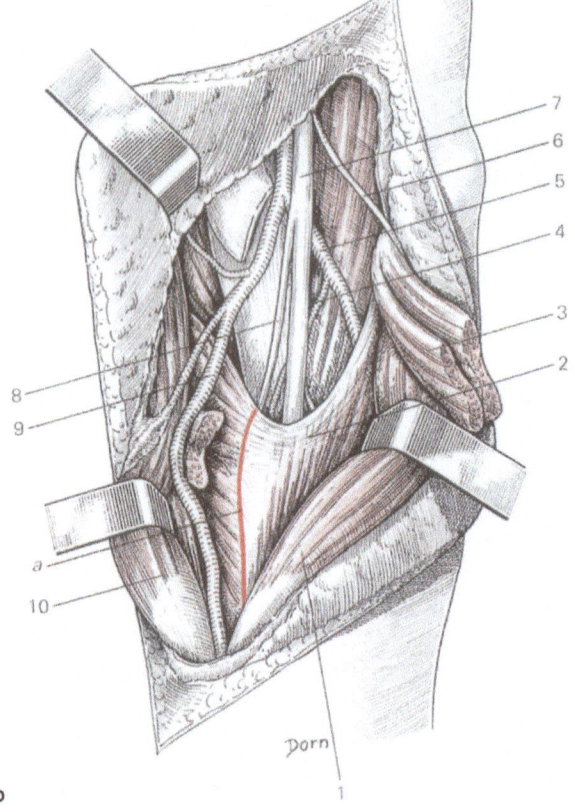

Abb. 7.37a,b. Anatomieschema. (Aus Tubiana et al. 1990) **a** Bei Pronator-teres-Syndrom: *1* M. flexor carpi radialis; *2* Durchtrennung des M. pronator teres; *3* A. radialis; *4* A. ulnaris; *5* N. medianus. **b** Bei N. interosseus-anterior-Syndrom. Der N. interosseus anterior wird meist im Bereich der sehnigen Arkade des M. flexor digitorum superficialis komprimiert: *1* M. flexor carpi radialis; *2* M. flexor digitorum superficialis; *3* durchtrennter M. pronator; *6* Ast zum M. pronator; *7* N. medianus; *8* N. interosseus anterior; *a* Inzision zur Dekompression des N. interosseus anterior

Tinel-Zeichen kann beim Beklopfen des N. medianus etwas distal der Ellenbeuge positiv sein. Einige der Patienten klagen über Beschwerden wie bei einem Schreibkrampf. Selten bestehen motorische Störungen, die sich durch Mitbetroffensein des N. interosseus anterior als Greifschwäche, insbesondere beim Daumen-Zeigefinger-Spitzgriff zeigen (s. auch Abschn. 9.2). Sensible Störungen fehlen häufig (Tackmann et al. 1989).

Die Diagnose wird meist klinisch gestellt. Von Spinner (1972) wurden typische *Provokationstests* beschrieben: Wenn Schmerzen bei Beugung und Supination des Unterarms gegen Widerstand auftreten, ist eine Kompression im Bereich des Lacertus fibrosus zu vermuten. Die Schmerzverstärkung bei Streckung des pronierten Unterarms gegen Widerstand spricht für eine Kompression im Bereich des M. pronator und eine Schmerzverstärkung bei Beugung des Mittelfingers gegen Widerstand für eine Kompression in Höhe der Durchtrittsstelle des Nervs unter die bindegewebige Arkade des M. flexor digitorum superficialis. Die elektrophysiologischen Untersuchungen sind häufig wenig ergiebig (Dawson et al. 1983; Hartz et al. 1981). Elektromyographisch lassen sich vereinzelt Denervationspotentiale in den betreffenden Muskeln ableiten. Die motorische Nervenleitungsgeschwindigkeit des N. medianus zwischen Ellenbeuge und Handgelenk ist häufig normal (Dawson et al. 1983; Werner 1985).

Differenzialdiagnostisch muss eine Störung der Wurzeln C6 und 7 abgegrenzt werden. Für letztere sprechen Nacken-Schulter-Arm-Schmerzen, ausgelöst durch bestimmte Kopfbewegungen, eine Abschwächung des Bizepssehnenreflexes und sensible Störungen an Unterarm und den Fingern 1–3. Weiterhin ist an ein TOS zu denken. Hier finden sich sensible Störungen am ulnaren Unterarm. Die Unterscheidung von einem isolierten N. interosseus-anterior-Syndrom kann gelegentlich Schwierigkeiten bereiten, nicht jedoch die elektrophysiologisch problemlose Abgrenzung eines Karpaltunnelsyndroms.

Die Behandlung ist zunächst konservativ und besteht in Ruhigstellung, Antiphlogistika und Infiltration des M. pronator teres mit Kortikoiden (Morris u. Peters 1976). Bleibt nach dieser Behandlung eine Besserung aus, ist die operative Revision indiziert. Der Eingriff wird in i.v.-Regionalanästhesie oder Armplexusanästhesie sowie in Blutsperre durchgeführt.

Operative Technik ▶ Die Hautinzision erfolgt s-förmig von der Innenseite des distalen Oberarms über die Ellenbeuge bis zum proximalen Drittel der Unterarmbeugeseite (Abb. 7.38). Die Nn. cutanei antebrachii sind zu schonen. Der N. medianus wird zunächst proximal und medial der Bizepssehne aufgesucht, und anschließend der Lacertus fibrosus des M. biceps gespalten. Der N. medianus läuft hier radial von der A. brachialis und gibt zunächst den R. muscularis zum M. pronator ab, begleitet von zahlreichen kleinen arteriellen Gefäßen, die den Nerv kreuzen und die koaguliert werden müssen. Unter dem tiefen Kopf des Pronator teres kreuzt auch die A. ulnaris. Der N. interosseus anterior zweigt proximal (Abb. 7.37a, 7.39), häufiger jedoch unter oder distal des Pronator vom Medianushauptstamm auf der radialen Seite ab. Wenn der Verlauf durch Anheben des Pronatormuskels nicht zu identifizieren ist, wird eine weitere Hautinzision distal erforderlich. Man kann zunächst versuchen, den Nervenverlauf durch Palpation mit dem Finger zu verfolgen und stenosierende Faszienbänder beseitigen. Bei einem sehnigen Ursprung des

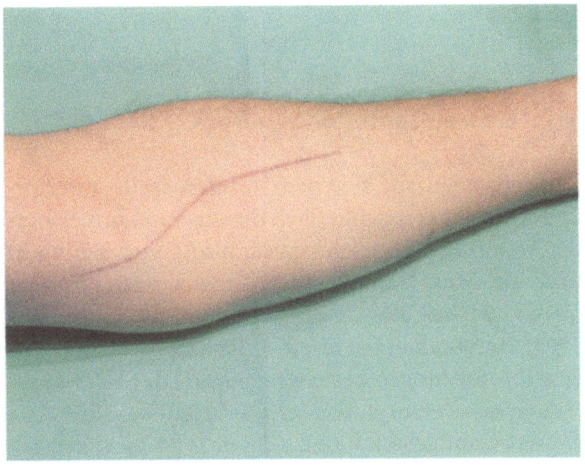

Abb. 7.38. Hautinzision zur operativen Behandlung des Pronator-teres- (und N. interosseus-anterior-)Syndroms

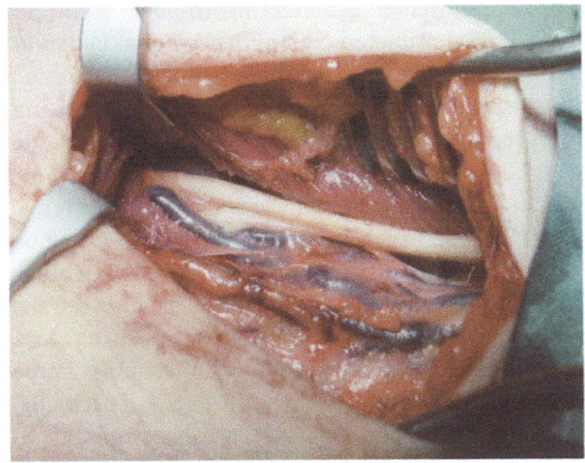

Abb. 7.39. Operationssitus bei Pronator-teres-Syndrom

Caput ulnae des M. pronator wird dieser inzidiert. Eine bessere Übersicht beim Eintritt des Nervs unter die sehnige Arkade des M. flexor digitorum superficialis gewährleistet einen Zugang distal des M. pronator. Eine Durchtrennung des M. pronator ggf. mit z-förmiger Verlängerung ist nur bei der Volkmann-Kontraktur erforderlich. Der Arcus tendineus des M. flexor superficialis wird, falls er Ursache der Kompression ist, gespalten, bis die Passage für den tastenden Finger frei ist.

Eine postoperative Schienung des Arms ist nicht zwingend erforderlich. Mit Fingerbewegungen kann bereits am ersten postoperativen Tag, mit Beugung des Ellenbogengelenks nach 2 bis 3 Tagen begonnen werden. Die präoperativen Schmerzen verschwinden in der Regel sofort, sensible oder motorische Störungen können noch monatelang persistieren. Die vollständige oder weitgehende Rückbildung der motorischen Ausfälle kann bis zu einem Jahr dauern (Tackmann et al. 1989).

7.3
N. interosseus-anterior-Syndrom

Bei dem ebenfalls seltenen N. interosseus-anterior-Syndrom sind ausschließlich die medianusinnervierten M. flexor digitorum profundus (2. und 3. Finger) und die Mm. flexor pollicis longus und pronator quadratus betroffen (Assmus et al. 1975; Penkert 1983; Mumenthaler et al. 1998; Tackmann et al. 1989). Sensible Störungen bestehen nicht, da der Nerv keine Hautareale versorgt, sondern lediglich sensible Äste für das Handgelenk führt.

Die Erstbeschreibung einer isolierten Parese des N. interosseus anterior mit Ausfall der Beugung der Endglieder des Daumens und Zeigefingers erfolgte durch Parsonage u. Turner (1948) im Rahmen einer sog. neuralgischen Schulteramyotrophie. Kiloh u. Nevin (1951) ordneten ein ähnliches Krankheitsbild erstmals einer Läsion des N. interosseus anterior zu.

In den idiopathischen Fällen findet sich eine Kompression des Nervs unter der sehnigen Arkade des M. flexor digitorum superficialis oder dem sehnigen Ursprung des Caput ulnare des M. pronator teres. Selten kommen auch vaskuläre Anomalien (Assmus et al. 1975) oder eine Kompression im Rahmen einer Volkmann-Kontraktur in Frage. Häufiger sind traumatische Läsionen nach Unterarmfrakturen und Quetschungen, Stichverletzungen oder eine iatrogene Schädigung nach Punktion der A. brachialis. Eine ungewöhnliche Ursache stellt die monofaszikuläre Distorsion dar („Bratwurst-Phänomen", Vispo Seara 1994; Haußmann 1982, s. auch S. 134).

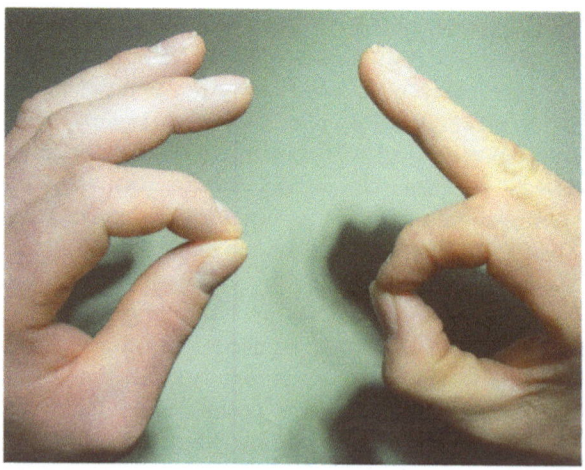

Abb. 7.40. Pathologischer Pinch-Griff beim N. interosseus anterior-Syndrom: Durch Ausfall des M. flexor pollicis longus kommt es beim Spitzgriff nicht zu einer Beugung des Daumenendglieds

Der Beginn ist häufig akut nach vorausgegangener Überlastung. Typisch für das N. interosseus-anterior-Syndrom ist das sog. „pinch sign"!

Beim Spitzgriff zwischen Daumen und Zeigefinger resultiert eine Überstreckung des Endglieds des Daumens und/oder Zeigefingers (Abb. 7.40). Nur selten ist auch der 3. Finger betroffen. Wenn eine Innervationsanomalie (Martin-Gruber-Anastomose) vorliegt, können die Finger 4 und 5 sowie die ulnarisinnervierten Muskeln der Hand (M. interosseus dorsalis I, selten auch Hypothenar) mitbeteiligt sein. Bei dieser Anomalie erfolgt ein Fasertransfer vom N. medianus über den N. interosseus anterior zum N. ulnaris. Sensible Störungen fehlen.

Wie beim Pronator-teres-Syndrom wird auch beim N. interosseus-anterior-Syndrom die Diagnose häufig klinisch gestellt. Auf eine elektroneuro- und insbesondere -myographische Untersuchung sollte man jedoch nicht verzichten. Letztere erlaubt mit dem Nachweis von Denervationsaktivität in den Mm. flexor digitorum profundus, pollicis longus und pronator quadratus die diagnostische Bestätigung der klinischen Verdachtsdiagnose. In leichteren oder intermittierenden Fällen können Denervationszeichen fehlen. Nach Stimulation des N. medianus in der Ellenbeuge ist die distale Überleitungszeit zum M. pronator quadratus verlängert. Wegen überlagernder Muskeln ist die Untersuchung technisch gelegentlich schwierig.

Differenzialdiagnostisch muss das Syndrom von der neuralgischen Schulteramyotrophie abgegrenzt werden, bei der auch isoliert auf den N. interosseus anterior beschränkte Ausfälle vorkommen können (Parsonage u. Turner 1948).

Bei oberflächlicher Untersuchung sind Verwechslungen mit einer Beugesehnenruptur möglich, die zu überflüssigen Beugesehnenrevisionen Anlass geben können. Auch wenn degenerative und rheumatische Handgelenksveränderungen sowie begleitende Synovialitiden auf eine Beugesehnenruptur hindeuten, sollte nicht auf eine Elektromyographie der Mm. flexor digitorum profundus. und pronator quadratus verzichtet werden, um eine Läsion des N. interosseus anterior nicht zu übersehen.

Die Therapie ist – wie bei dem Pronator-teres-Syndrom – zunächst konservativ. Eine spontane Rückbildung der Parese kann bei den traumatischen Fällen schon innerhalb weniger Wochen nach der Läsion beginnen, die vollständige Regeneration dauert häufig bis zu einem Jahr. Bleibt nach 6 bis 8 Wochen eine spontane Besserung aus, ist eine operative Revision angezeigt.

Operativer Zugang und das weitere Prozedere sind identisch mit dem beim Pronator-teres-Syndrom (Abb. 7.37a, b, s. auch Abschn. 7.2). Über eine s-förmige Hautinzision wird der N. medianus medial der Bizepssehne dargestellt und nach Durchtrennung des Lacertus fibrosus distalwärts präpariert. In Höhe des M. pronator teres zweigt der N. interosseus radialseitig ab. Auch bereits vor der Teilungsstelle ist eine isolierte Schädigung des Nervs möglich (Tackmann et al. 1989). Einengende Bänder oder sehnige Muskelansätze werden gespalten, Gefäßanomalien koaguliert und durchtrennt.

Die postoperative Rückbildung der Parese kann sich über Monate erstrecken und bis maximal 2 Jahre dauern. Wenn eine Besserung ausbleibt, ist eine Ersatzoperation möglich bzw. indiziert. Zur Wiederherstellung der Beugefunktion des Daumenendglieds wird die Sehne des M. flexor pollicis longus mit der Sehne des M. extensor carpi radialis longus (Rudigier 1997) oder des M. brachioradialis verbunden.

7.4
Ramus palmaris N. medianus

Der R. palmaris ist variabel und kann in verschiedener Höhe im distalen Unterarmdrittel den N. medianus verlassen und oberflächlich oder Retinaculumanteile perforierend (Sunderland 1978) zum Daumenballen verlaufen, den er sensibel innerviert. Er kann auch in mehrere Äste aufgeteilt sein (Spinner 1972).

Typische radiale Handgelenksganglien verdrängen den Nerv gelegentlich nach medial, wenn sie sehr groß sind, führen aber nicht zu einer Kompression desselben. Bei der Operation dieser Ganglien, häufiger noch bei atypischer Schnittführung der KTS-Operation durch Querinzision in der Rascetta kann es leicht zu einer Läsion des kleinen Nervs kommen. Kleine

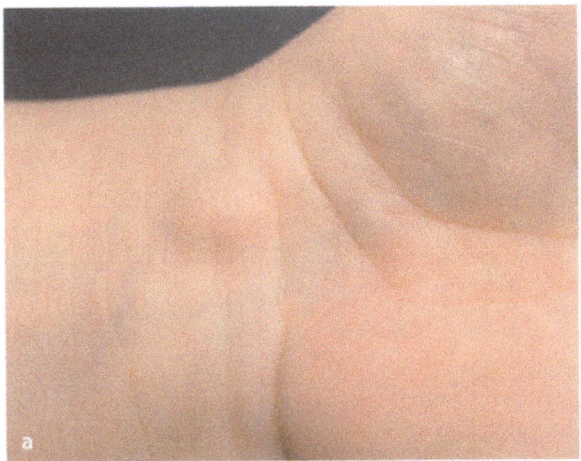

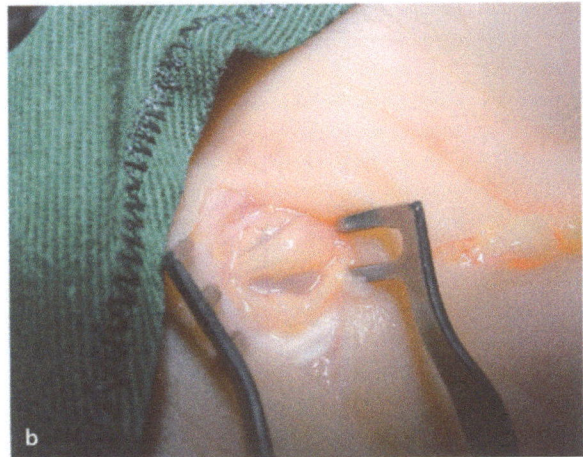

Abb. 7.41. a Ganglionähnliche Ergussbildung bei Tendovaginose der Flexor-carpi-radialis-Sehne; **b** mit Kompression des R. palmaris N. medianus unterhalb von oberflächlichen Fasern des Retinaculum

mehr medial gelegene Ganglien oder Synovialergüsse bei Tendovaginose der Flexor-carpi-radialis-Sehne (Abb. 7.41a,b) können jedoch zu einer Kompression des R. palmaris führen, wenn dieser durch Faserzüge des Retinaculum fixiert ist und nicht ausweichen kann. Die Patienten klagen über belastungsabhängige Schmerzen am Handgelenk mit Ausstrahlung zum Thenar, der eine Hypästhesie aufweist. Diese Ganglien verursachen daher viel häufiger lästige Beschwerden als die großen radialen. Da sensible Störungen fehlen können, wird die neurogene Ursache meist übersehen, zumal das Krankheitsbild weitgehend unbekannt ist. Wir fanden nur einen Hinweis bei Dawson et al. (1983).

Falls es nicht zu einer Spontanheilung kommt, die bei Ganglien immer möglich ist und die auch in dem Fall von Dawson et al. (1983) beschrieben wurde, ist die operative Exzision des Ganglions unter Schonung des R. palmaris indiziert.

KAPITEL 8

Kompressionssyndrome des N. ulnaris

Anatomische Vorbemerkungen

Der N. ulnaris bezieht seine Ursprünge aus den Wurzeln C7/8 und Th1 bzw. aus dem medialen Faszikel des Armplexus. Schädigungsmöglichkeiten im radikulären Bereich sind durch Bandscheibenvorfälle oder Foramenstenosen mit Wurzelläsionen C8 gegeben. Im Bereich der Primär- und Sekundärstränge des Plexus brachialis kommen Lagerungsschäden, insbesondere bei kardiochirurgischen Eingriffen oder TOS-Operationen (s. 108) vor. Der N. ulnaris verläuft weiter am Oberarm medial von der A. brachialis zusammen mit dem N. medianus und passiert etwa 6 cm proximal des medialen Epikondylus die Struther-Arkade, die zwischen dem Septum intermusculare mediale und dem medialen Kopf des Triceps liegt. Eine Kompression des N. ulnaris in dieser Höhe ist äußerst selten. Der N. ulnaris gelangt dann in den Sulcus Nn. ulnaris im medialen Epikondylus des Humerus. Er verläuft hier besonders exponiert und ist anfällig für externe Druckschäden. Die mehr oder weniger ausgeprägten Veränderungen des Nervs im Sulcus mit pseudoneuromartiger Verdickung hatte zur Bezeichnung „Sulcus-ulnaris-Syndrom" geführt. Unmittelbar am distalen Rand des Sulcus verläuft der N. ulnaris in den Kubitaltunnel, dessen Dach von der bandartig verdickten Faszie zwischen Epicondylus medialis und Olekranon bzw. den beiden Köpfen des M. flexor carpi ulnaris gebildet wird. Dieser Bereich ist dem pathogenetisch wichtigen Kubitaltunnel zuordnen. Anschließend verläuft der N. ulnaris zwischen den Mm. flexor digitorum profundus und carpi ulnaris bis zum Handgelenk. Etwa 8 cm proximal der Handgelenksquerfurche zweigt der sensible R. cutaneus dorsalis ab, der den ulnaren Handrücken und die Rückseite der Grundglieder des 5. und halben 4. Fingers sensibel innerviert. Etwa in Höhe der Rascetta und des gut tastbaren Os pisiforme mündet der Hauptnerv in die Loge de Guyon, die man auch als den Beginn des ulnaren Karpalkanals bezeichnen kann (Hentz u. Chase 2001). Dieser setzt sich fort mit dem Tunnel unter dem Lig. pisohamatum und mündet in den Kanal unter dem M. opponens digiti V. Der proximale Anteil der Guyon-Loge ist relativ weit. Innerhalb der Loge zwischen dem Os pisiforme und dem Lig. piso-hamatum teilt sich der N. ulnaris in den sensiblen R. superficialis und den motorischen R. profundus. Unmittelbar nach der Teilung und noch vor dem Lig. pisohamatum zweigt der Ast zum Hypothenar ab, der die Mm. abductor, flexor brevis und opponens digiti V versorgt. Der R. profundus N. ulnaris verläuft zusammen mit der tiefen Ulnararterie unter dem straffen Lig. pisohamatum in die Hohlhand und versorgt die 3 ulnaren Mm. lumbricales, den M. adductor pollicis und den tiefen Kopf des M. flexor pollicis brevis.

Verlaufsvarianten müssen in Erwägung gezogen werden, haben jedoch im Allgemeinen keine praktische klinische Bedeutung. Am bekanntesten ist die Martin-Gruber-Anastomose, die motorische Fasern des N. medianus zum Hypothenar und den übrigen ulnarisinnervierten Handmuskeln führt. Inwieweit die öfters beschriebenen Anomalien auf Innervationsanomalien beruhen (Tackmann et al. 1986) oder auf fehlerhaften Untersuchungen, muss dahingestellt bleiben. Bei der Innervation des Thenars ist zu berücksichtigen, dass der medianusinnervierte Abductor und Opponens pollicis in unmittelbarer Nähe zum ulnarisinnervierten Caput profundum des M. flexor pollicis brevis liegt, so dass hier leicht fehlerhafte Untersuchungen oder Fehlinterpretationen vorkommen können.

8.1
Kubitaltunnelsyndrom (KUTS), Ulnarisneuropathie/-neuritis am Ellenbogen (UNE), Sulcus-ulnaris-Syndrom (SUS)

8.1.1
Ursachen und Pathogenese

Das Ulnariskompressionssyndrom am Ellenbogen ist nach dem Karpaltunnelsyndrom das zweithäufigste Kompressionssyndrom eines peripheren Nervs. Während der pathogenetische Mechanismus beim KTS unstrittig ist, gibt es beim Kubitaltunnelsyndrom mehrere, teilweise widersprüchliche pathogenetische Vorstellungen. Das wird aus den verschiedenen, oft synonym gebrauchten Ausdrücken deutlich. Den Begriff des Sulcus-ulnaris-Syndroms findet man vorwiegend im deutschsprachigen Raum. Er wird von allen Fachgebieten (Handchirurgen, Neurologen, Neurochirurgen, Orthopäden) gleichermaßen verwendet und geht auf die Arbeiten von Mumenthaler (1961) zurück. Er spiegelt die Auffassung vom „pathogenen Sulcus" wieder, wird jedoch damit dem Konzept eines Tunnelsyndroms eigentlich nicht gerecht. Von der American Association of Electrodiagnostic Medicine wurde kürzlich der übergeordnete Begriff der „ulnar neuropathy at the elbow" (UNE) eingeführt und auch von neurologischer Seite für deren Leitlinien übernommen (Stöhr et al. 2002). Ob er sich durchsetzt, bleibt abzuwarten.

Der Begriff des Kubitaltunnelsyndrom erscheint logischer, weil er am genauesten den Ort der Kompressionsschädigung beschreibt.

Die Verfechter des Sulcus-ulnaris- oder Ulnarisrinnensyndroms gehen von einer chronischen Mikrotraumatisierung des Nervs im Bereich der Ulnarisrinne aus (Mumenthaler et al. 1998). Als Ursache wird eine repetitive oder chronische exogene Druckwirkung angenommen, die durch eine flache Ulnarisrinne, sowie eine bei Unterarmbeugung eintretende (Sub-)Luxation des N. ulnaris begünstigt wird (Stöhr et. al 2002). Dieser Mechanismus kann bei einem habituellen, beschäftigungs- oder krankheitsbedingten Aufstützen bzw. Auflegen des Ellenbogens auf einer schlecht gepolsterten Unterlage zu einer Ulnarisschädigung führen. Ob es sich hier um ein eigentliches Kompressionssyndrom oder eher um eine chronische externe Druckläsion handelt, muss zunächst offen bleiben. Der Schädigungsmechanismus legt eher den Verdacht auf eine externe Läsion nahe. Eine anfänglich oft fehlende Leitungsverzögerung könnte ebenfalls für diese Annahme sprechen. Während sich einige dieser Läsionen wieder spontan zurückbilden, zeigen andere nur eine unzureichende oder ausbleibende Besserung und einige sogar eine progrediente Verschlechterung. Hier muss ein zusätzlicher Mechanismus im Spiel sein, den man als „acute on chronic compression" bezeichnen kann. Es wird davon ausgegangen, dass vor der scheinbaren Druckschädigung bereits latent ein Engpass – nämlich der enge Kubitaltunnel – vorhanden war, der jetzt manifest wird und einer spontanen Rückbildung der Läsion im Wege steht (Assmus 1984, 1985, 1994). Unbestritten ist, dass knöcherne Veränderungen im Bereich des medialen Ellenbogens wie Arthrosis deformans, primär chronische Polyarthritis, Osteochondromatose, aneurysmatische Knochenzyste, Akromegalie oder ein Morbus Paget eine chronische Ulnariskompression hervorrufen können. Auch knöcherne und narbige Veränderungen nach Verletzungen sind – u. U. in Verbindung mit einer Valgusfehlstellung – eine mögliche Ursache einer posttraumatischen Spätlähmung (Stöhr et al. 2002). Schließlich kommen häufig erst intraoperativ entdeckte Lipome, Ganglien oder Nervtumoren wie Neurofibrome ursächlich in Frage. Direkte Läsionen können durch Spickdrähte bei der kindlichen suprakondylären Humerusfraktur vorkommen. Hier sind auch Zerrungsläsionen des Nervs (zusammen mit Medianusläsionen) zu beobachten. Sunderland (1978) hat diesen gesamten Symptomkomplex des Sulcus-ulnaris-Syndroms und der Ulnarisspätparesen mit mehr oder weniger ausgeprägten morphologischen Veränderungen im Bereich des Ellenbogengelenks als *sekundäres Kubitaltunnelsyndrom* bezeichnet.

Zunächst einige Ausführungen zum Begriff des Kubitaltunnelsyndrom. Osborne (1957) sowie Feindel u. Stratford (1958) hatten erstmals darauf hingewiesen, dass es sich bei der Ulnarisläsion am Ellenbogen meistens um ein regelrechtes Tunnelsyndrom handelt. Das Dach dieses Kubitaltunnels, der sich unmittelbar an den Sulcus N. ulnaris anschließt, wird von einer bindegewebigen, teilweise ligamentär verstärkten Faszie (Lig. epitrochleoanconaeum) zwischen den beiden Köpfen des M. flexor carpi ulnaris gebildet (Abb. 8.1). Dieser Tunnel ist jedoch im Ver-

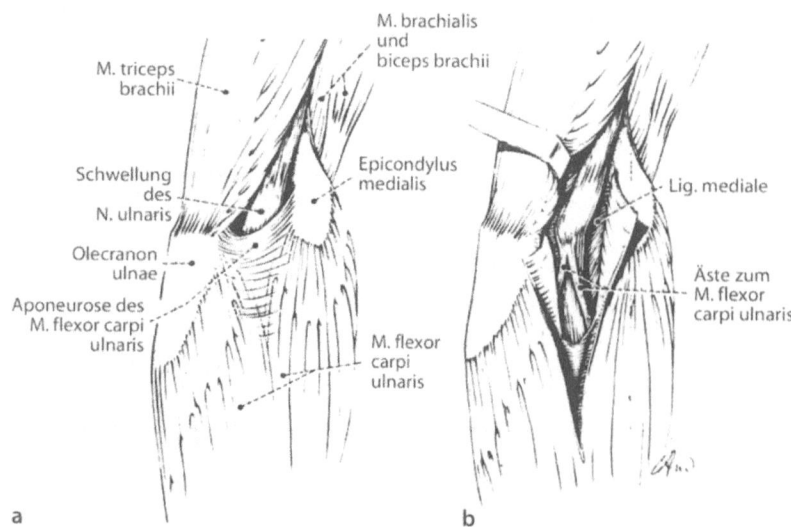

Abb. 8.1a,b. Schematische Darstellung des Kubitaltunnels aus der Originalarbeit von Feindel u. Stratford (1958). **a** Die Aponeurose zwischen medialem Epikondylus und Olekranon bildet das Dach des Kubitaltunnels. **b** Nach Resektion der Aponeurose erkennt man die sanduhrförmige Einschnürung des N. ulnaris mit den abgehenden Ästen zum M. flexor carpi ulnaris

gleich zum Karpaltunnel deutlich weniger eng und straff; das Retinaculum flexorum ist erheblich kräftiger ausgebildet als die Faszie zwischen den Flexorenköpfen. Zusätzlich spielen dynamische Vorgänge eine Rolle (Bozentka 1998). So spannt sich das Ligament bzw. die Faszie bei Beugung des Ellenbogengelenks deutlich stärker an (in geringem Ausmaß ist dies auch beim Retinaculum flexorum der Fall). Gleichzeitig wird der N. ulnaris nach distal in den sich verengenden Kanal gezogen. Druckmessungen bei Beugung des Ellenbogengelenks ließen erhebliche Druckerhöhungen erkennen (Pechan et al. 1975). Da der N. ulnaris aufgrund seines exponierten Verlaufs im Sulcus, d. h. unmittelbar vor dem Kubitaltunnel, zusätzlichen Traumen ausgesetzt wird, führt diese Mikrotraumatisierung zu einer allmählichen Verdickung des Nervs. Dies hat zur Folge, dass ein Missverhältnis zwischen verdicktem Nerv und der Weite des Kubitaltunnels entsteht. Das sich zunehmend vergrößernde proximale Pseudoneurom verstärkt den Effekt noch im Sinne eines Circulus vitiosus.

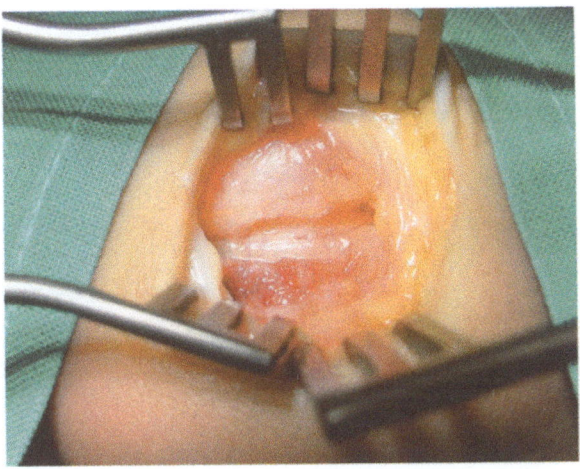

Abb. 8.2. M. epitrochleoanconaeus. Zwischen der Schnittfläche des Muskels und dem medialen Epikondylus ist der N. ulnaris zu sehen

> Die eigentliche Kompression des N. ulnaris findet – unabhängig von der Ätiologie – nicht im Sulcus, sondern im Kubitaltunnel statt!

Auch eine einmalige externe Druckschädigung des Nervs, wie sie im Schlaf häufig vorkommt, kann zu einer Schwellung führen, die aus einem bereits vorbestehenden latenten Kompressionssyndrom ein manifestes machen kann („acute on chronic compression", s. oben). Ein ähnlicher Mechanismus liegt auch bei den Sonderformen der *Ulnarisluxation* und dem *M. epitrochleoanconaeus* zugrunde. Bei der Luxation kommt es zu chronisch-rezidivierenden mechanischen Irritationen durch die abnorme Beweglichkeit des Nervs und zu zusätzlichen wiederholten externen Druckschäden infolge der exponierten Lage des Nervs vor und auf dem medialen Epikondylus. Da die Luxation an und für sich keinen Krankheitswert hat und häufig bei Gesunden vorkommt (Mumenthaler et al. 1998), ist auch hier ein zusätzlicher pathogenetischer Faktor zu unterstellen – wiederum der Kubitaltunnel (Assmus 1994).

Der M. epitrochleoanconaeus führt eher zu einer unmittelbaren Verengung des Kubitaltunnels (Abb. 8.2). Es handelt sich um einen akzidentellen mehr oder weniger kräftig entwickelten Muskel, der zwischen dem medialen Rand des Olekranon entspringt und am medialen Epikondylus ansetzt und die Faszie zwischen den beiden Köpfen des M. flexor carpi ulnaris überdeckt oder ersetzt (Spinner 1972). Nach anatomischen Studien soll er bei bis zu 25% der Normalbevölkerung vorkommen (Chalmers 1978; Gessini et al. 1981; Vanderpool et al. 1968). Spinner (1972) vermutete einen hypertrophen medialen Anteil des M. triceps. Möglicherweise gehören hierher auch die Fälle eines „schnapppenden" medialen Trizepskopfes (Tackmann et al. 1989).

Eigene intraoperative Beobachtungen bei mehr als 3.000 Eingriffen lassen die Vermutung zu, dass in allen Fällen der Kompression des Nervs im Kubitaltunnel die entscheidende pathogenetische Bedeutung zukommt. So findet man insbesondere bei den Ulnarisspätparesen eine ausgeprägte zirkuläre Kompression im Kubitaltunnel mit vermehrter Gefäßinjektion, ähnlich wie bei dem Karpaltunnelsyndrom. Diese Veränderungen gehen parallel mit dem Ausmaß der Veränderungen des Nervs im Sulcus bzw. dem Pseudoneurom (Abb. 8.3a–f). Das im Sulcus gelegene Pseudoneurom, das als Ursache und Schädigungsort des Sulcus-ulnaris-Syndroms angesehen wurde, muss nicht notgedrungen mit einer Funktionsstörung bzw. Leitungsverzögerung einhergehen, auch wenn endoneurale Veränderungen vorkommen. Ähnlich ist die Situation z. B. beim Neurinom oder Neurofibrom, das trotz erheblicher morphologischer Veränderungen in der Regel ohne eine Beeinträchtigung der nervalen Funktion einhergeht.

> Alle hier aufgeführten Aspekte und Beobachtungen rechtfertigen die Annahme, dass dem Kubitaltunnel die entscheidende pathogenetische Bedeutung des auch klinisch weitgehend identischen

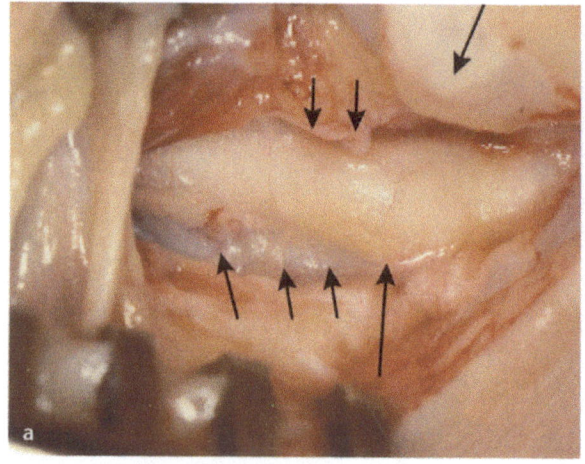
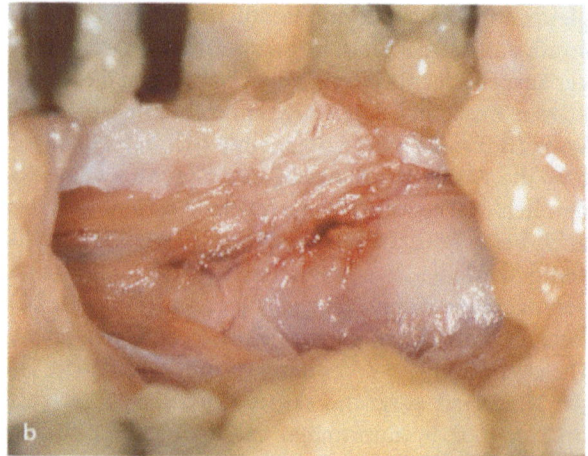
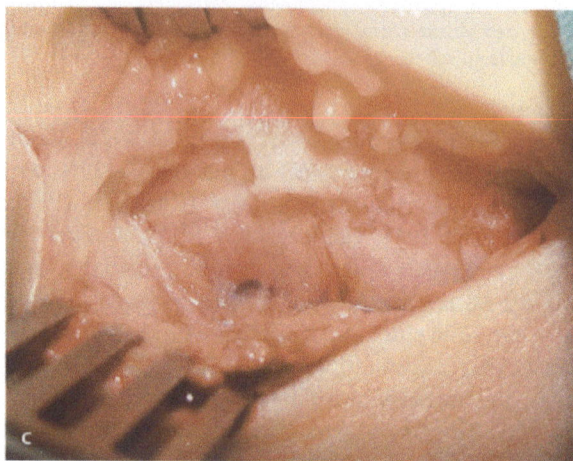
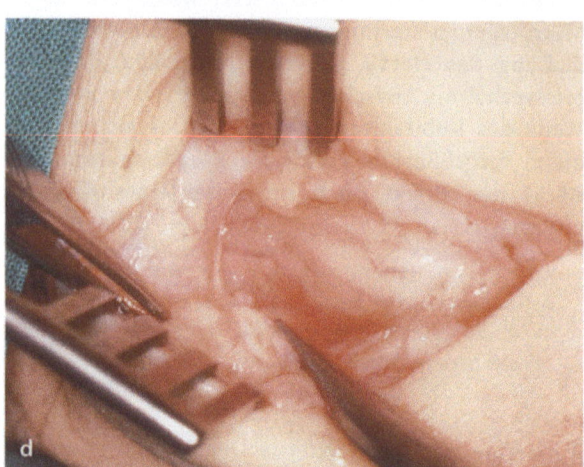
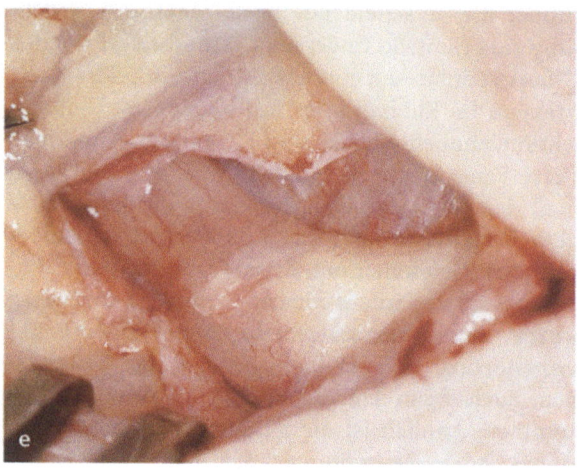

Abb. 8.3a–e. Dekompression des N. ulnaris im Kubitaltunnel durch Resektion der Aponeurose zwischen den Flexorenköpfen. **a** Dekomprimierter N. ulnaris: Ränder der resezierten Aponeurose (*kleine Pfeile*), koagulierte Gefäße, die an dieser Stelle häufig den N. ulnaris rechtwinklig überkreuzen (*linker Pfeil*), Pseudoneurom des N. ulnaris (*rechter Pfeil*), medialer Epikondylus (*oberer Pfeil*). **b–e** Weitere intraoperative Befunde bei Patienten mit Ulnarisspätparese (posttraumatisch und bei Ellenbogengelenksarthrose). Man erkennt die mehr oder weniger ausgeprägte taillenförmige Abflachung mit verstärkter Vaskularisierung und Pseudoneurombildung proximal der Kompressionsstelle

Krankheitsbildes der Ulnarisläsion am Ellenbogen zukommt. Ungeachtet der unterschiedlichen Entstehungsmechanismen ist es daher sinnvoll, in Übereinstimmung mit Sunderland (1978) von einem primären und sekundären oder überhaupt nur von dem Kubitaltunnelsyndrom (KUTS) zu sprechen.

Die bisher üblichen verschiedenen Bezeichnungen wie Sulcus-ulnaris-Syndrom, Ulnarisspätparese, und die Unterformen Ulnarisluxation und M. epitrochleoanconeus sollten alle unter dem Überbegriff des Kubitaltunnelsyndroms zusammengefasst werden. Bedarfsweise kann eine Unterteilung in eine primäre und eine sekundäre Form erfolgen.

8.1.2 Symptome und klinischer Befund

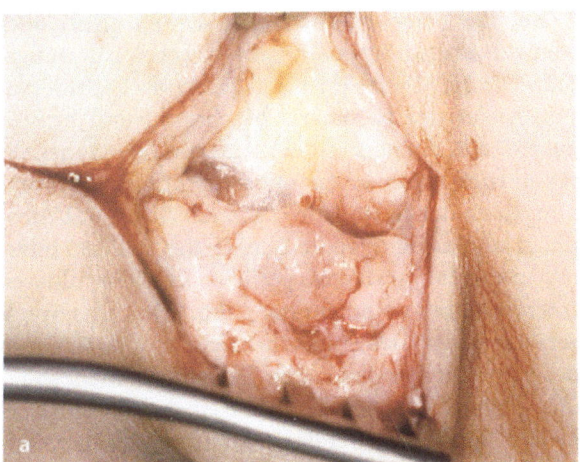

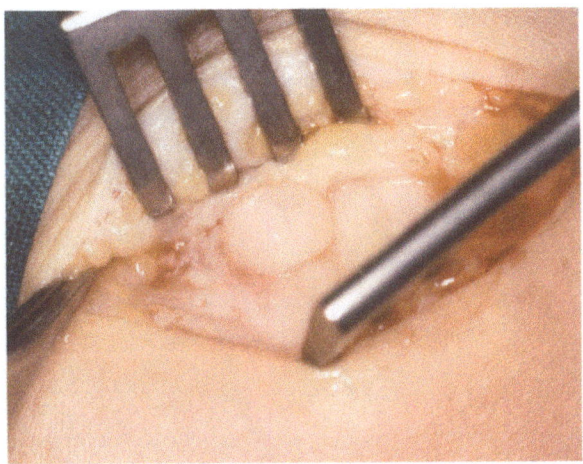

Abb. 8.5. Lipom als Ursache eines sekundären Kubitaltunnelsyndroms

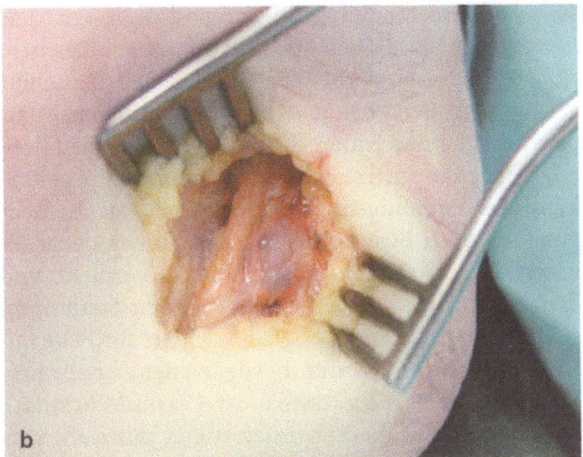

Abb. 8.4a,b. Sekundäres Kubitaltunnelsyndrom durch ein vom Ellenbogengelenk ausgehendes (a) einkammeriges und (b) mehrkammeriges Ganglion

Ulnarisspätparesen manifestieren sich häufig erst nach vielen Jahren. Mumenthaler (1961) hat eine Latenz von durchschnittlich 23 Jahren beschrieben. Häufige Ursachen sind kindliche Ellenbogengelenksfrakturen oder -verletzungen. Eine Ulnariskompression kann sich auch bei degenerativen Veränderungen des Ellenbogengelenks (Arthrosis deformans) entwickeln (Macnicol 1979), selten nach der rheumatischen Arthritis (Chan et al. 1980). Weitere auslösende Ursachen sind im Bereich des Sulcus oder Kubitaltunnels vom Gelenk ausgehende Ganglien (Abb. 8.4a,b). Auch Lipome (Abb. 8.5) können im Kubitaltunnel vorkommen und zu einer Kompression des N. ulnaris führen, ebenso wie Epidermoide oder Synovialzysten (Tackmann et al. 1989).

Latente Vorschäden, wie Polyneuropathie oder radikuläre Läsionen (Double-crush-Syndrom), sind beim KUTS ein wichtiger pathogenetischer Teilfaktor, bedeutsamer als beim KTS.

Kompressionen des Ellennerven proximal des Ellenbogengelenks sind außerordentlich selten und können durch einen Prozessus supracondylaris oder die sog. Struther-Arkade bedingt sein.

8.1.2
Symptome und klinischer Befund

Die Patienten klagen meist über eine plötzliche, besonders nach der Nachtruhe aufgetretene Taubheit des 5. und halben 4. Fingers, sowie der ulnaren Seite der Handfläche und des Handrückens. Später können ziehende Schmerzen an Ellenbogen und Unterarm hinzukommen. Es gibt jedoch auch Verläufe mit rezidivierenden Parästhesien, ähnlich dem Karpaltunnelsyndrom. Die Entwicklung von Atrophien wird vom Patienten in der Regel nicht bemerkt. Häufiger sind Klagen über eine Schwäche beim Spitzgriff, z. B. beim Schreiben. Die Parese der intrinsischen Handmuskeln führt zu einer Krallen- oder Hakenstellung des 4. und 5. Fingers (Abb. 8.6a–b). Erst im Spätstadium kommen auch Paresen der ulnarisinnervierten Finger- und Handbeuger hinzu. Beim Aufstützen des Arms werden elektrisierende Missempfindungen geäußert. Bei der sog. Ulnarisspätparese treten die Symptome typischerweise oft viele Jahre nach dem Trauma auf. Häufig ist nicht zu entscheiden, ob es sich um eine akute Druckläsion oder um eine schleichende Entwicklung der Läsion handelt. Denkbar sind auch akute Druckläsionen auf subklinische Läsionen bzw. die akute Manifestation eines bereits vorbestehenden Engpasssyndroms („acute on chronic compression").

8 Kompressionssyndrome des N. ulnaris

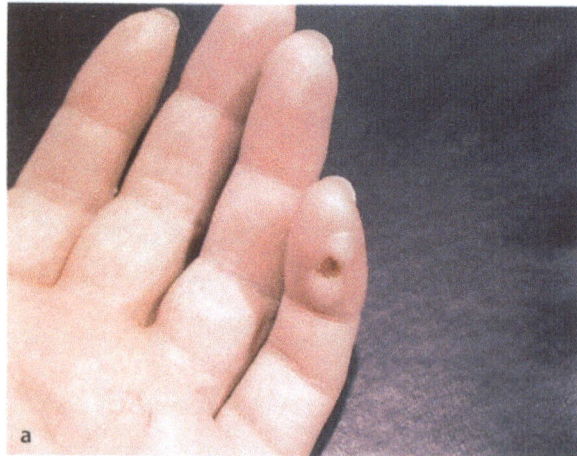

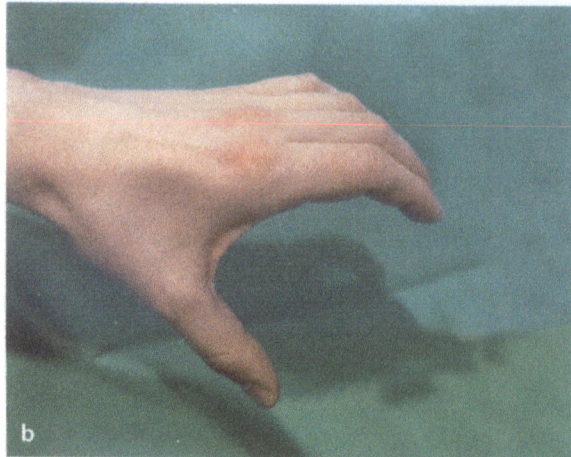

Abb. 8.6a,b. Klinische Befunde bei fortgeschrittenem Kubitaltunnelsyndrom. **a** Krallenstellung und Verbrennungsulkus. **b** Atrophie der Interdigitalmuskeln und des Spatium interosseum I

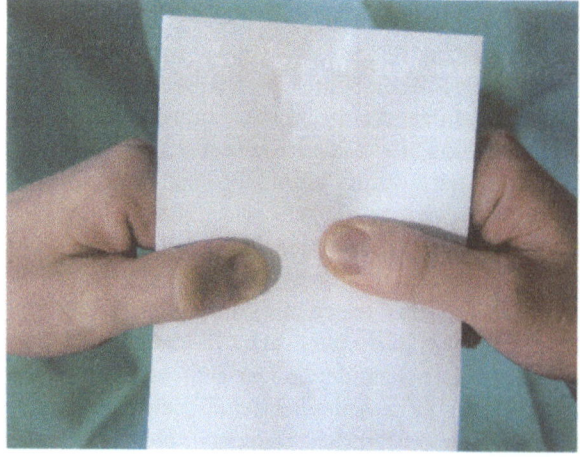

Abb. 8.7. Positives Froment-Zeichen bei fortgeschrittener Ulnarisläsion. Beim Griff zwischen Daumen und Zeigefinger kommt es wegen der Parese des M. adductor pollicis kompensatorisch zu einer Beugung des Daumenendglieds

Bei der Untersuchung findet sich ein mehr oder weniger ausgeprägtes sensomotorisches Lähmungsbild. Die Hypästhesie ist auf das typische Innervationsgebiet des N. ulnaris beschränkt und bezieht auch den R. dorsalis mit ein. Aufgrund der Sensibilitätsstörung kann es zu unbeabsichtigten Verbrennungen an der Herdplatte kommen (Abb. 8.6a). Atrophien sind am ehesten im Bereich des Spatium interosseum I (M. adductor pollicis) und der ulnaren Interdigitalräume erkennbar (Abb. 8.6b). Das Spreizen der Finger ist eingeschränkt, ein Überkreuzen des Mittelfingers durch den Zeigefinger nicht möglich, ebenso wie das Heranführen des Kleinfingers an den Ringfinger. Bei der Adduktion des Daumens kommt es kompensatorisch durch den ebenfalls etwas adduzierenden M. flexor pollicis longus zur Beugung des Endglieds (positives Froment-Zeichen, Abb. 8.7). Die Fingerbeuger 4 und 5 sind meist nur gering betroffen. Bei den posttraumatischen Spätparesen oder den Fällen, die bei Arthrosen des Ellenbogengelenks auftreten, liegt meist eine Einschränkung der Ellenbogengelenksfunktion (sowohl Beugung als auch Streckung) vor. Der Sulcus nervi ulnaris ist verstrichen, der N. ulnaris verdickt und druckdolent und von den umgebenden Strukturen schlecht abgrenzbar. Dies gilt besonders für Fälle mit frühkindlichen Frakturen, bei denen der mediale Epikondylus nicht mehr tastbar ist (Varusdeformität). Daneben gibt es die Valgusdeformität mit stark vorspringendem medialen Epikondylus und lateraler Abknickung des Unterarms, die noch stärker als die Varusdeformität für ein Kompressionssyndrom prädisponiert. Palpatorisch sollte immer nach einer *Luxation des Ulnarisnervs* gefahndet werden. Bei Beugung des Ellenbogengelenks tastet der Finger den aus dem Sulcus nach medial luxierenden Nerven. Neben einer kompletten Luxation finden sich auch Subluxationen, wobei sich der Nerv nur bis zur Spitze des medialen Epikondylus bewegen lässt. Ulnarisluxationen sind häufig asymptomatisch und haben nur dann Krankheitswert, wenn eine entsprechende neurogene Symptomatik vorliegt. Schlecht tastbar ist der N. ulnaris gelegentlich bei einem M. epitrochleoanconaeus, der sich wulstförmig über dem Sulcus vorwölben kann.

8.1.3
Differenzialdiagnose

> Die wichtigsten Differenzialdiagnosen sind die einfache externe Druckläsion, das C8-Syndrom und die (Untergrund)polyneuropathie, auch als „double crush", selten auch das TOS!

Die häufigste Differenzialdiagnose stellt die akute Druckparese des N. ulnaris am Ellenbogen dar. Da auch ein Kompressionssyndrom akut beginnen kann („acute on chronic compression"), ist die Abgrenzung nicht immer zweifelsfrei möglich. Relativ typisch für die Druckläsion ist der partielle Leitungsblock ohne begleitende Leitungsverzögerung (Stöhr et al. 2002), d. h. es findet sich lediglich eine Amplitudenminderung oder eine Dispersion der Muskelantwort. Fast ebenso wichtig ist die Abgrenzung einer radikulären Ursache bzw. eines C8-Syndroms. Dieses geht in der Regel zumindest initial mit einem Nacken-Schulter-Arm-Schmerz, der bis zum Kleinfinger ausstrahlt, einher. Die Sensibilitätsstörung geht über das Gebiet des N. ulnaris hinaus und umfasst auch ulnare Teile des Unterarms und meist den gesamten vierten Finger, allerdings sind hier exakte Grenzen oft nicht fassbar. Der Trizepsreflex kann abgeschwächt oder aufgehoben sein. Da der Reflex jedoch physiologischerseits beidseits fehlen kann, ist immer ein Seitenvergleich wichtig. Selten ist auch die differenzialdiagnostische Abklärung einer unteren Armplexusläsion und des TOS erforderlich (s. auch Kap. 10.1). Ergänzende Untersuchungen mittels Ulnaris-SEP und Magnet- oder Hochvolt-Stimulation können angezeigt sein. Weitere Abklärung ist mit radiologischen Methoden (MRT usw.) möglich. Bei Atrophien der vom N. ulnaris versorgten kleinen Handmuskeln *ohne* sensible Störungen ist differenzialdiagnostisch an eine spinale Muskelatrophie oder auch an die isolierte Kompression des R. profundus N. ulnaris zu denken (s. S. 91). Häufig ist auch die Frage einer begleitenden oder unterlagernden Polyneuropathie zu klären.

8.1.4
Elektrophysiologische Befunde

Obwohl die Diagnose einer Ulnariskompression am Ellenbogen in den meisten Fällen klinisch gestellt werden kann, ist eine präoperative elektroneurographische Diagnostik unentbehrlich:
- Zur Bestätigung der Diagnose bzw. differenzialdiagnostischen Abklärung,
- zur Verlaufsbeobachtung bzw. zur Kontrolle des Therapieerfolgs.

Eine elektromyographische Untersuchung ist routinemäßig nicht erforderlich. Unabdingbar ist sie jedoch zum Ausschluss einer über das Innervationsgebiet des N. ulnaris hinausgehenden Störung, wie z. B. einer unteren Armplexusläsion, oder bei polyneuritischen Krankheitsbildern. Der Nachweis einer Dener-

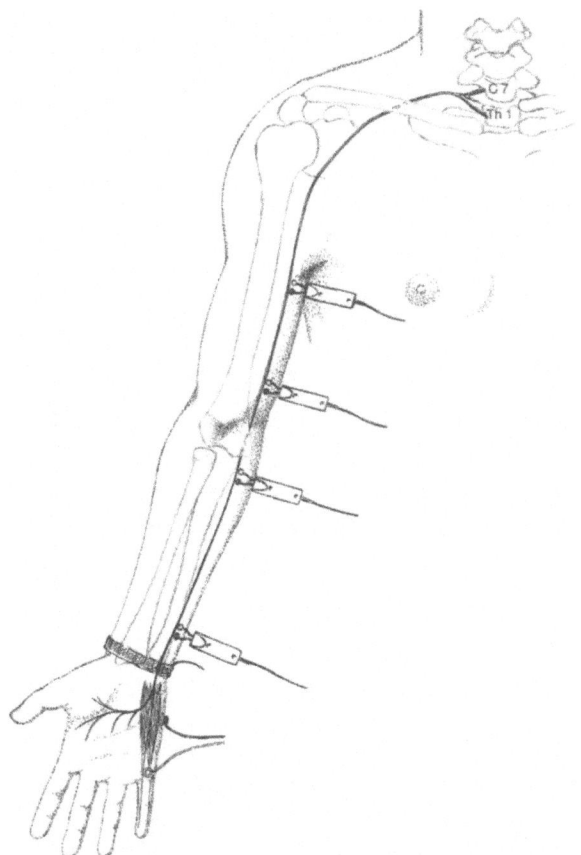

Abb. 8.8. Bestimmung der motorischen Nervenleitgeschwindigkeit des N. ulnaris in mehreren Segmenten. Die Muskelantwort wird vom Hypothenar (Tendon-Belly-Technik) abgeleitet. (Nach Stöhr 1998)

vationsschädigung in den entsprechenden Kennmuskeln, die über das Innervationsgebiet des N. ulnaris hinausgehen, erleichtert oder erlaubt zuverlässig die diagnostische Einordnung. Hierunter fallen auch neuromuskuläre Erkrankungen, wie z. B. die Aran-Duchenne-Muskelatrophie oder die Syringomyelie.

Für die Bestimmung der Höhe der Läsion ist die Untersuchung der motorischen Nervenleitgeschwindigkeit (NLG) sowie des antidromen sensiblen Nervaktionspotentials unabdingbar. Der N. ulnaris kann an mehreren Stellen stimuliert werden: in der Axilla, am distalen Oberarm proximal des Sulcus, 5 cm distal des Sulcus und am Handgelenk (Abb. 8.8). Da bei kräftig entwickelter Muskulatur oder bei stärkerem Fettpolster die Stimulation distal des Sulcus ungenau ist, kann die motorische NLG im Bereich des Sulcus oft erheblich variieren. Aus diesem Grund hat sich die Stimulation proximal des Sulcus und die Ableitung der Muskelantwort aus dem Hypothenar als proximale Latenz bewährt. Bei Verlaufsbeobachtungen hat sich diese einfache Technik als recht zuverlässig erwiesen. Auch ein Seitenvergleich kann von diagnostischem Wert sein. Hierbei ist jedoch zu berücksichtigen, dass – ähnlich wie beim KTS – latente, klinisch noch nicht ins Gewicht fallende Vorschäden auf der asymptomatischen Gegenseite vorkommen. Die Untersuchung der Latenz zum Flexor carpi ulnaris oder der ulnaren Hälfte der langen Fingerbeuger wurde empfohlen (Conrad 1987), ist jedoch methodisch wegen volumengeleiteter Muskelantworten benachbarter Muskelgruppen problematisch. Eine proximale Latenz des N. ulnaris zum Hypothenar von weniger als 7 ms ist im Allgemeinen als Normalwert anzusehen. Werte über 8 ms sind meist pathologisch. Dies gilt für eine durchschnittliche Armlänge bzw. eine Distanz zwischen Stimulation proximal des Sulcus und Handgelenks von durchschnittlich 23–26 cm. Mit zunehmender Latenzverzögerung kommt es gleichzeitig zu einer Amplitudenreduktion und Dispersion der Muskelantwort. Bei Latenzwerten von mehr als 15 ms liegt häufig nur noch eine geringe Restinnervation mit Amplituden von weniger als 1 mV vor. In diesen Fällen lässt sich die Läsion besser durch Nadelableitung aus dem Hypothenar elektromyographisch verifizieren. Typisch für eine chronische Ulnariskompression am Ellenbogen sind eine um mehr als 10 ms herabgesetzte motorische NLG im Ellenbogensegment im Vergleich zum Unterarmsegment, eine signifikante Amplitudenminderung des motorischen Antwortpotentials nach Nervstimulation proximal, nicht aber distal des Sulcus um mindestens 20% und eine Aufsplitterung und Verlängerung des motorischen Antwortpotentials nach Stimulation proximal, nicht jedoch distal des Sulcus (Stöhr et al. 2002).

Bei der Untersuchung des antidromen sensiblen NAP wird zweckmäßigerweise vom Ringfinger abgeleitet und gleichzeitig das NAP des N. medianus zum Vergleich herangezogen. Eine Verminderung der Nervenleitgeschwindigkeit geht parallel mit einer Reduktion der Amplitude des SNAP. Das SNAP verschwindet häufig, wenn die motorische Leitungsverzögerung stärkere Ausmaße annimmt. Bleibt es trotz persistierender Sensibilitätsstörungen erhalten, spricht dies für eine radikuläre (C8-)Läsion. Erschwert wird die Beurteilung allerdings, wenn eine Polyneuropathie oder radikuläre Läsionen gleichzeitig vorliegen („Double-crush-Syndrom").

8.1.5
Weitere Untersuchungen

Fakultativ sind weitere bildgebende Untersuchungen, die Hinweise auf knöcherne oder tumoröse Veränderungen im Verlauf der Ulnarisrinne oder des Kubitaltunnels ergeben können:
- Röntgenaufnahmen des Ellenbogengelenks a. p., seitlich und eine Sulcus-Aufnahme,
- Sonographie mit hoch auflösenden Schallköpfen,
- Magnetresonanztomographie.

Posttraumatische und degenerative Ellenbogengelenksarthrosen lassen sich am einfachsten durch die Röntgenuntersuchung des Gelenks in drei Ebenen (Abb. 8.9a,b) nachweisen. Zystische Gelenkveränderungen (z. B. Ganglien) können sonographisch verifiziert werden. Im hoch auflösenden MRT lassen sich der N. ulnaris und der Kubitaltunnel darstellen.

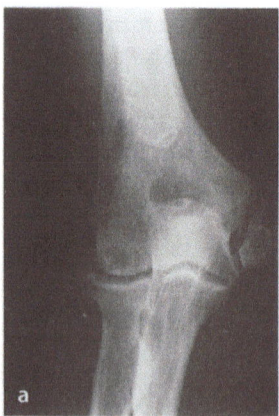
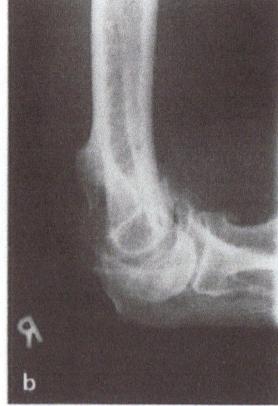
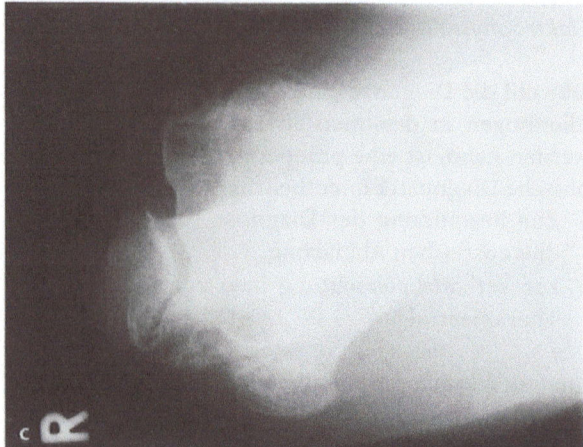

Abb. 8.9a–c. Konventionelle Röntgenuntersuchung des Ellenbogengelenks bei schwerer Ellenbogengelenksarthrose in 3 Ebenen: **a** AP; **b** seitlich; **c** tangential

8.1.6
Konservative Behandlung und Operationsindikation

Akut aufgetretene Paresen erfordern zunächst keine besondere Behandlung. Bei Beschäftigungslähmungen wird der Patient aufgefordert, ein Aufstützen des gebeugten Ellenbogens zu vermeiden. Auch wurden Schienungen des Ellenbogens in Streckstellung empfohlen (Mumenthaler et al. 1998), ja gelegentlich sogar ein Berufswechsel. Dies ist u. E. nicht gerechtfertigt. Bei ausbleibender klinischer und elektroneurographischer Besserung (Verlaufskontrolle der proximalen Ulnarislatenz) sollte spätestens nach 6 Wochen die operative Indikation gestellt werden. In Fällen mit deutlich verdicktem Nerv im Sulcus, Gelenkveränderungen oder anderen Anomalien sollte keine Zeit mit Zuwarten verloren werden, vor allem wenn bereits Atrophien vorliegen.

> Zu langes Warten und Verzögerung der operativen Behandlung verschlechtern die Prognose! Bereits eingetretene Atrophien sind oft nur begrenzt oder nicht mehr rückbildungsfähig.

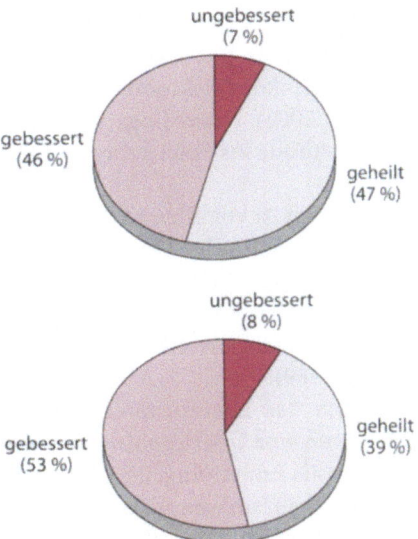

Abb. 8.10. Ergebnisse der operativen Behandlung des Kubitaltunnelsyndroms bei 523 Patienten (Assmus 1994), *oben* ohne Gelenkveränderungen (n=451) und *unten* mit Gelenkveränderungen (n=72). Die einfache Dekompression zeigt nahezu gleiche Resultate bei beiden Gruppen. Hierbei ist noch zu berücksichtigen, dass es sich bei den Patienten mit Gelenkveränderungen insgesamt um fortgeschrittenere Fälle mit primär schlechterer Prognose gehandelt hat

8.1.7
Operative Behandlung

Der erste operative Eingriff bei einer Ulnariskompression erfolgte wesentlich früher als beim Karpaltunnelsyndrom. Bereits 1898 wurde durch Curtis eine subkutane Volarverlagerung des N. ulnaris wegen einer Ulnarisspätparese durchgeführt; die erste intramuskuläre Verlagerung folgte durch Platt im Jahr 1926, die erste tiefe submuskuläre Verlagerung durch Learmonth (1933). Die operative Behandlung wird nach wie vor kontrovers diskutiert. Eine kürzlich veröffentlichte Metastudie zeigte, dass in leichten Fällen alle Verfahren gute Ergebnisse hatten, die besten jedoch die Epikondylektomie und die schlechtesten die subkutane Volarverlagerung. Bei den mittelschweren Fällen ohne belangvolle motorische Ausfälle erwies sich die submuskuläre Verlagerung am wirksamsten, in den schweren Fällen waren alle Verfahren unbefriedigend, am schlechtesten jedoch die mediale Epikondylektomie (Movlavi 2000). Eine andere umfassende Literaturrecherche hatte eine Überlegenheit der einfachen Dekompression zumindest in den leichten und mittelschweren Fällen ergeben, während die Fälle mit Muskelatrophien (Stadium 3) eher von der intramuskulären Verlagerung profitierten (Bartels et al. 1998). Fälle mit und ohne Gelenkveränderungen zeigten bei der einfachen Dekompression keine grundlegenden Unterschiede (Abb. 8.10a,b).

Die früher generell übliche Verlagerungsprozedur wird heute von vielen Operateuren auf bestimmte Indikationen reduziert. Beim ausgeprägten Cubitus valgus ist aus anatomischen Gründen die Verlagerung (sowohl subkutan als auch submuskulär) sinnvoll. Auch in Fällen mit ausgeprägten narbigen und knöchernen Veränderungen des Sulcus sowie bei Rezidiveingriffen nach einfacher Dekompression scheint die Verlagerung bessere Spätergebnisse zu bringen (Leone et al. 2001). Bei der Ulnarisluxation wird von den meisten Autoren die Verlagerung empfohlen. In vielen Fällen genügt u. E. jedoch auch hier die einfache Dekompression (Assmus 1994).

Die Volarverlagerung des N. ulnaris erfordert eine längere Skelettierung des Nervs, die unweigerlich zu einer Verschlechterung der Blutversorgung führt. Neue aufwändige Techniken, die auf die vaskuläre Versorgung Rücksicht nehmen, scheinen dieses Risiko zu vermindern (Kleinmann 1999). Der Erhalt der extrinsischen Gefäße verbessert offensichtlich deutlich die Ergebnisse bei der submuskulären Volarverlagerung (Asani et al. 1998). Die mediale Epikondylektomie hat ebenfalls ihre Befürworter. Hier muss jedoch wegen einer möglichen postoperativen Insuffizienz des medialen Kollateralbands mit einer Verminderung der Gelenkstabilität gerechnet werden (Amako et al. 2000; Tada et al. 1997). Diese lässt sich durch eine minimale Epikondylektomie evtl. vermindern (Amako et al. 2000). Neuerdings wird auch eine endoskopische Methode ins Spiel gebracht (Tsai et al. 1999).

Eindringlich zu warnen ist vor allen Maßnahmen, die über eine Dekompression oder Verlagerung hinausgehen. Dies gilt für die Epineurektomie und besonders für interfaszikuläre Manipulationen, die bei Kompressionssyndromen generell nicht indiziert sind (Tackmann et al. 1989).

Zahlreiche Arbeiten (s. Literaturübersicht bei Bartels et al. 1998) zeigen eine Überlegenheit der einfachen Dekompression als Primäreingriff. Diese stellt die Therapie der Wahl beim unkomplizierten KUTS dar. Wenn sie korrekt durchgeführt wird, hat die Methode keine operativen Risiken, womit auch eine großzügigere Indikationsstellung möglich wird. Bei dem akzessorischen M. epitrochleoanconaeus genügt ebenfalls die einfache Dekompression bzw. Durchtrennung des Muskels, bei der Ulnarisluxation ist sowohl die Dekompression als auch die Verlagerung möglich, bei den Spätparesen mit schweren Gelenkveränderungen wird der erfahrene Operator die submuskuläre Volarverlagerung bevorzugen und hierbei die Schonung der zuführenden Gefäße anstreben.

> Die einfache Dekompression des N. ulnaris ist ein risikoarmer, unmittelbar wirksamer Eingriff, kontrollierbar durch die elektroneurographische Verlaufsbeobachtung. Verlagerungsprozeduren und Epikondylektomie erfordern strengere Indikationsstellung und größere operative Erfahrung!

Technik der einfachen Dekompression ▶ In Rückenlagerung wird der Arm des Patienten abduziert angebeugt und Unterarm und Hand supiniert. Zweckmäßig hat sich die Unterlegung des Ellenbogens mit einem Keilkissen erwiesen. Der Eingriff wird in Lokal- oder Regionalanästhesie und Oberarmblutsperre vorgenommen. Lokalanästhesie mit 8–12 ml einer 1%igen Lösung (Lidocain, Meaverin usw.). Die Inzision erfolgt bogig (Abb. 8.11a), in der Regel dorsal, gelegentlich auch ventral des medialen Epikondylus, welcher wichtigster Orientierungspunkt ist. Bei der Durchtrennung des Subkutangewebes ist auf den N. cutaneus antebrachii medialis zu achten (Abb. 8.12). Der N. ulnaris wird proximal des Sulcus aufgesucht und das an seinen Querfasern erkennbare Lig. epitrochleoanconaeum und die Faszie zwischen den Köpfen des M. flexor carpi ulnaris bzw. medialem Epikondylus und Olekranon werden mit der Schere nach distal gespalten und 2–3 mm breit reseziert (Abb. 8.11a–d) Die Flexoren werden hierbei immer etwas eingekerbt. Häufig findet man im Bereich des Kubitaltunnels kreuzende Gefäßbündel, die koaguliert und durchtrennt werden. Neben dem bereits erwähnten M. epitrochleoanconaeus (Abb. 8.2) können gelegentlich auch Lipome oder Ganglien (Abb. 8.4, 8.5) vorkommen.

In den posttraumatischen Fällen ist der intraoperative Befund am ausgeprägtesten. Es besteht hier eine ganz erhebliche pseudoneuromartige Auftreibung im Bereich des Sulcus und eine taillenförmige Abflachung mit vermehrter Gefäßinjektion distal des Sulcus im Bereich des Kubitaltunnels. Anschließend wird noch nach proximal mit der Schere unter Zuhilfenahme eines Langenbeck-Hakens ausreichend sondiert und ggf. weiteres strangulierendes Gewebe gespalten oder reseziert. Auf eine Spaltung des Perineuriums sollte in der Regel verzichtet werden; eine intraneurale oder interfaszikuläre Neurolyse ist nicht nur überflüssig, sondern wegen einer möglichen Läsion sich verflechtender Faszikel kontraindiziert. Nach Einlegen eines Mini-Redovac erfolgt der Wundverschluss durch Rückstichnähte. Der leicht komprimierende Verband wird am Folgetag zusammen mit der Drainage entfernt, die Hautfäden nach 10 Tagen. Das Anlegen einer Schiene ist überflüssig (Abb. 8.11e).

Techniken der Volarverlagerung ▶ Wegen der gelegentlich schwierigeren Präparation, besonders bei den posttraumatischen Fällen, ist neben einer ebenfalls möglichen Lokalanästhesie eine i.v.-Regionalanästhesie oder Plexusanästhesie zu empfehlen. Um ein „Kinking" d.h. ein rechtwinkliges Abknicken des Nervs zu vermeiden, muss unbedingt auf eine ausreichende proximale und vor allem distale Mobilisierung geachtet werden. Proximal ist immer das Septum intermusculare ausreichend zu spalten. Das distale Kinking ist ein häufiger Befund bei Revisionseingriffen, die wegen postoperativer Verschlechterung und Schmerzsymptomatik erforderlich wurden (Assmus 1994; Mumenthaler et al. 1998; Tackmann et al. 1989). Ein weiterer Grund für ein unbefriedigendes Ergebnis ist das Zurückgleiten des ungenügend verlagerten Nervs in eine Subluxationsstellung. Dies lässt sich durch eine Stabilisierung des subkutan verlagerten Nervs mit einer fasziodermalen Schlinge verhindern bzw. minimieren (Black et al. 2000). Bei der sub- oder intramuskulären Verlagerung stellt sich dieses Problem nicht.

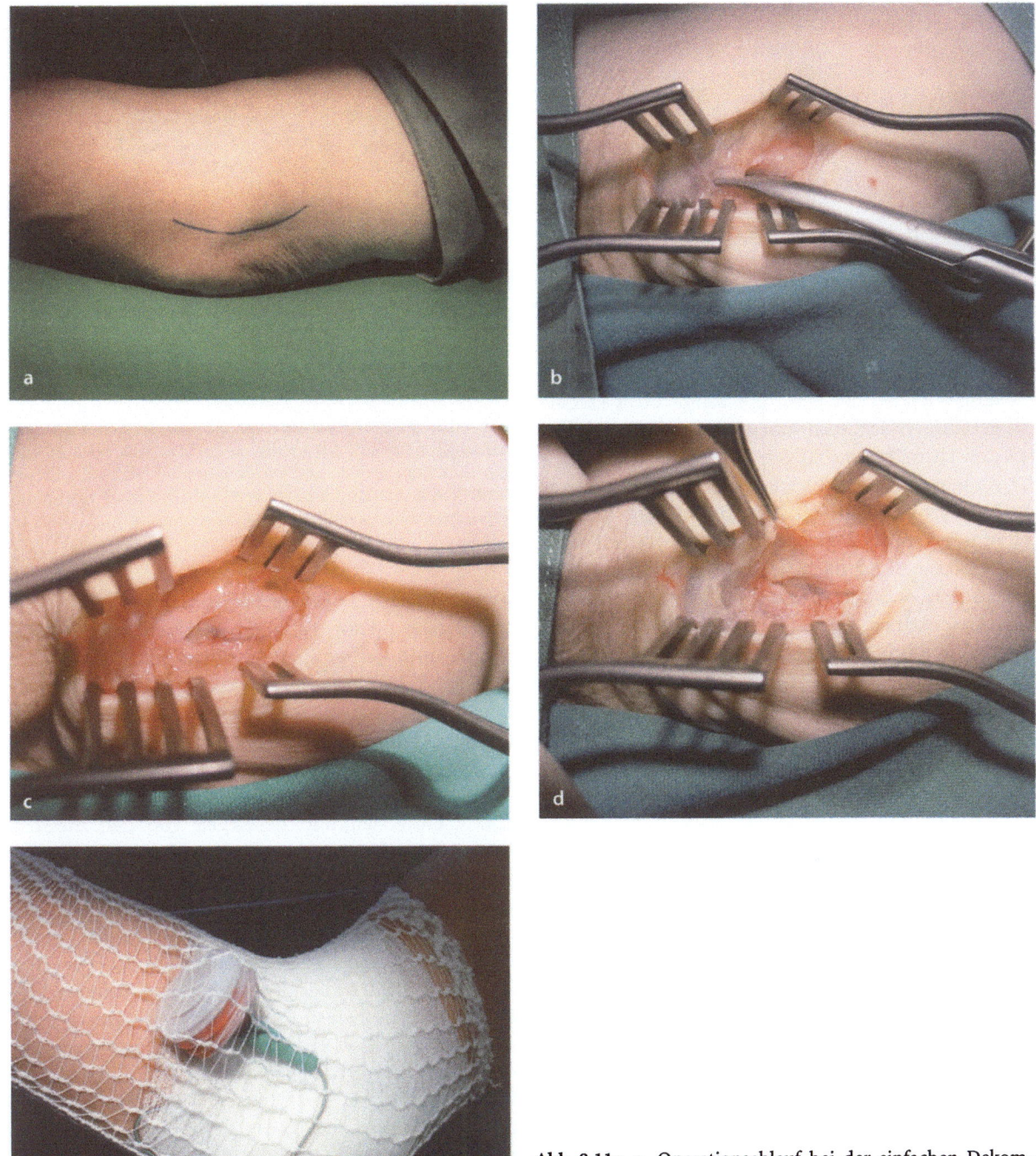

Abb. 8.11a–e. Operationsablauf bei der einfachen Dekompression des N. ulnaris. **a** Hautinzision; **b–d** Darstellung des N. ulnaris im Sulcus und Resektion der Faszie zwischen den Flexorenköpfen; **e** Verband

> Bei der Verlagerung ist auf eine ausreichende proximale und vor allem distale Mobilisierung des N. ulnaris und eine ausreichende Fixierung des verlagerten Nervs zu achten, um ein Kinking bzw. ein Zurückgleiten zu verhindern!

Die relativ weit nach proximal reichende Inzision erlaubt leider in den meisten Fällen nicht das Anlegen einer Staumanschette, so dass der Eingriff im Gegensatz zur einfachen Dekompression ohne Blutsperre durchgeführt werden muss.

Subkutane Verlagerung ▸ Die bogige Inzision ist etwas länger als bei der Dekompression (etwa 12 cm) und verläuft etwas dorsal vom medialen Epikondylus. Bei der Durchtrennung der Subkutis ist auf den N. cutaneus antebrachii zu achten, der bei der längeren Inzision hier häufiger angetroffen wird und erhalten werden sollte (Abb. 8.12). Der N. ulnaris wird angeschlungen und nach ventral mobilisiert, wobei gelegentlich sensible Gelenkäste geopfert werden müssen. Proximal des Sulcus ist auf eine ausreichende Resektion des Septum intermusculare bis zur Struther-Arkade, distal auf die Schonung und notfalls Mobilisierung der motorischen Äste zum M. flexor carpi ulnaris zu achten (Abb. 8.13). Wenn möglich sollten auch nutritive Gefäße entlang des Nervs, die aus der oberen oder unteren Kollateralarterie kommen, erhalten werden (Messina et al. 95). Der subkutan ausreichend nach medial verlagerte und hier leicht geschlängelt verlaufende Nerv, der keinesfalls über dem medialen Epikondylus verlaufen sollte, ist breitflächig durch einen Subkutan- oder Faszienlappen zu fixieren. In jedem Fall muss vermieden werden, dass er postoperativ wieder nach lateral abgleitet und unmittelbar über dem medialen Epikondylus zu liegen kommt, wo er einer verstärkten Druckbelastung ausgesetzt ist oder durch einen Faszienstrang neuerlich komprimiert wird.

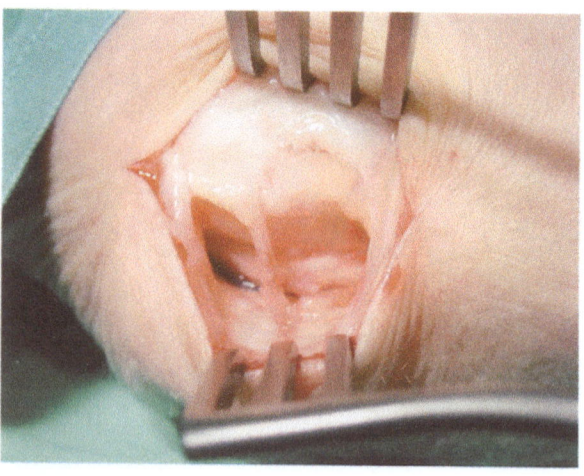

Abb. 8.13. Subkutan verlagerter N. ulnaris, der leicht geschlängelt oberhalb des medialen Epikondylus verläuft und hier durch einen Fett- und Faszienlappen breitflächig fixiert wird (*kleine Pfeile*). *Linke untere Pfeile* M. flexor carpi ulnaris; *rechter unterer Pfeil* medialer Epicondylus

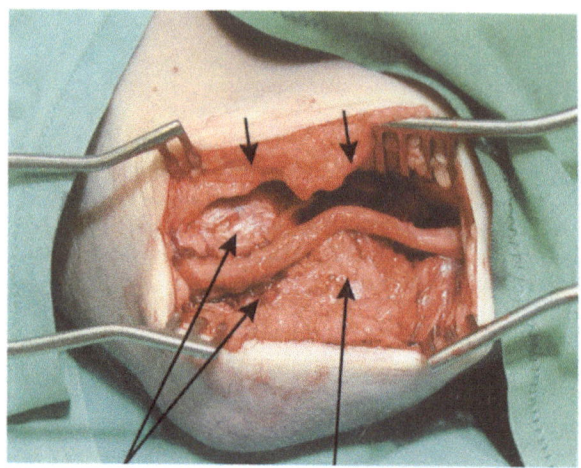

Abb. 8.12. Der schräg über das Operationsfeld verlaufende N. cutaneus antebrachii medialis sollte möglichst erhalten bleiben. Darunter erkennt man den N. ulnaris im geöffneten Kubitaltunnel

Submuskuläre Verlagerung ▸ Neben der technisch relativ einfachen und deswegen von den meisten Operateuren bevorzugten subkutanen Verlagerung gilt die *tiefe submuskuläre Verlagerung* als die anspruchsvollste Methode. Von einigen Operateuren wird auch die ähnliche *intramuskuläre Verlagerung* angewendet. Das operative Vorgehen ist zunächst identisch mit dem bei der subkutanen Verlagerung. Nach der Mobilisierung des Nervs werden der M. pronator und der mediale Kopf des M. flexor carpi radialis von ihrem Ansatz am medialen Epikondylus scharf abgetrennt, von den tiefen Flexoren separiert und angehoben (Abb. 8.14). Hierbei sind motorische Äste des N. medianus, die zum Pronator ziehen, zu schonen. Der N. medianus und die A. brachialis werden in der Regel in dieser Phase sichtbar. Der N. ulnaris wird dann in sein neues Bett in unmittelbarer Nähe zum N. medianus verlegt, in dem er spannungsfrei und leicht geschlängelt liegt. Nach Beugung des Gelenks durch Unterlegen von gefalteten Tüchern unter den Unterarm werden die Muskeln mit kräftigen Nähten reinseriert. Als Variante des Eingriffs kann anstelle der Abtrennung der Muskulatur vom medialen Epikondylus eine Osteotomie des medialen Epikondylus erfolgen. Nach Verlagerung des Nervs wird der Epikondylus mit

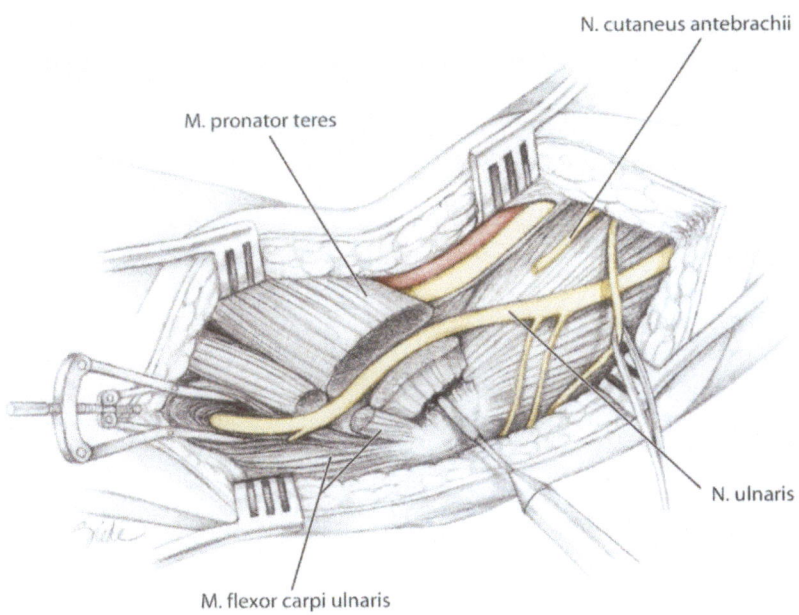

Abb. 8.14. Schema der submuskulären Volarverlagerung des N. ulnaris. Der N. ulnaris verläuft spannungsfrei unter den durchtrennten Mm. pronator und flexor carpi ulnaris, die anschließend wieder reinseriert werden. (Aus Kline et al. 2001)

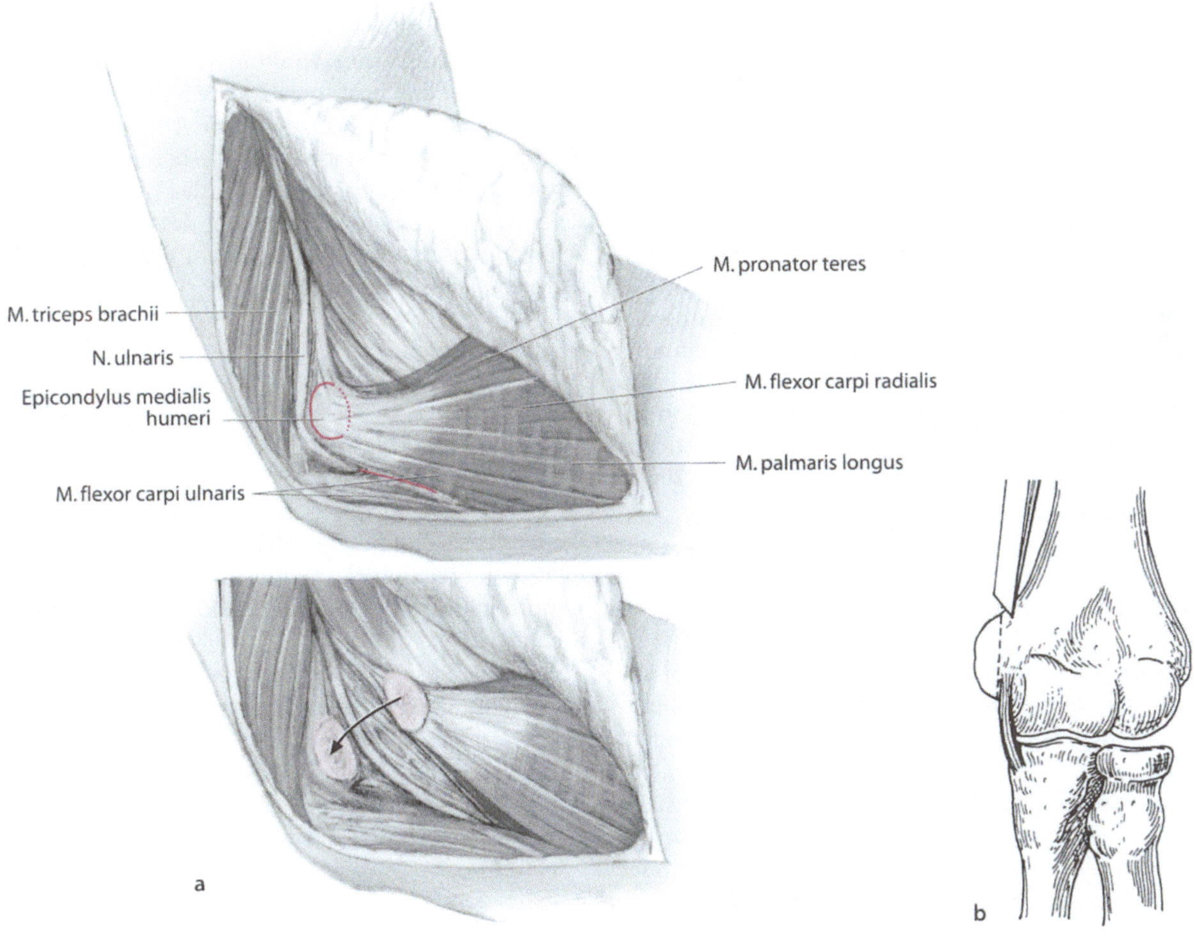

Abb. 8.15. a Technik der medialen Epikondylotomie. **b** Das mediale Kollateralband muss erhalten bleiben, sonst droht eine Gelenkinstabilität. (Nach Froimson u. Zahrawi 1980)

den Muskelansätzen durch Kirschnerdrähte oder Schrauben wieder am Humerus reinseriert (Hentz u. Chase 2001).

Postoperativ kann eine Gipsschiene bis maximal 14 Tage angelegt werden, dies ist jedoch nicht zwingend erforderlich.

Mediale Epikondylektomie/Epikondylotomie ▶ Die mediale Epikondylektomie kommt als 3. Methode infrage. Sie hat vor allem im angloamerikanischen Raum ihre Befürworter. Erstmals wurde sie von King u. Morgan (1950) beschrieben, die mit dieser Methode die Nachteile der Verlagerung umgehen wollten. Sie wurde häufig bei der Luxation angewandt. Die Technik ist ähnlich wie bei der submuskulären Verlagerung, nur wird hier zusätzlich eine Epikondylektomie bzw. Epikondylotomie (Hentz u. Chase 2001) durchgeführt. Die abgetrennten Muskeln werden am Humerus reinseriert (Abb. 8.15a). Bei dem Eingriff sollte zur Vermeidung einer Gelenkinstabilität das mediale Kollateralband erhalten werden (Abb. 8.15b).

Cave: Gelenkinstabilität bei der medialen Epikondylektomie!

Postoperative Behandlung ▶ Eine routinemäßige krankengymnastische oder ergotherapeutische Nachbehandlung kann erwogen werden und soll die postoperativen Ergebnisse verbessern (Nathan et al. 1995).

Der elektroneurographische Befund sollte in etwa 6 Wochen kontrolliert werden. Die Rückbildung der Atrophien, die häufig unvollständig bleibt, kann bis zu 1 Jahr dauern. Wie schon erwähnt, hängt die Prognose von dem präoperativen Ausmaß der Läsion ab, weniger von der Art des Eingriffs, vorausgesetzt, dass dieser korrekt durchgeführt wurde (Black et al. 2000).

8.1.8
Korrektur- und Revisionseingriffe

Wegen der Länge der Regenerationstrecke ist – anders als beim KTS – mit einer längeren Regenerationszeit, die bis zu 1 Jahr dauern kann, zu rechnen. Bleibt eine Besserung des klinischen und elektroneurographischen Befundes mehrere Monate nach dem Eingriff aus, sollte nach der Ursache geforscht werden. Diese kann auf einer falschen Diagnose oder einer fehlerhaften Behandlung beruhen (Bednar et al. 1994; Rogers et al. 1991). Es ist daher zunächst abzuklären, ob nicht andere Faktoren, wie eine begleitende radikuläre oder polyneuritische Störung

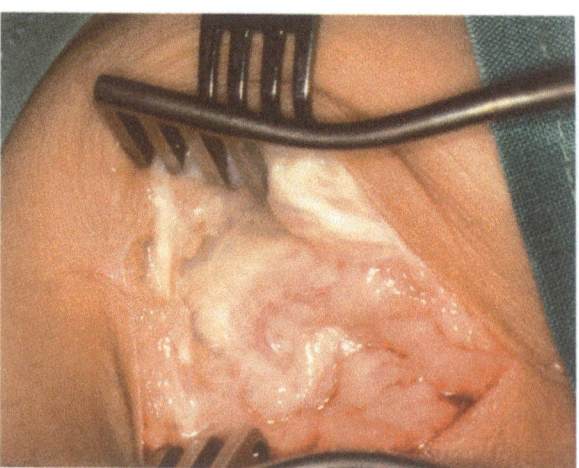

Abb. 8.16. Ausgeprägtes Kinking des N. ulnaris nach subkutaner Ventralverlagerung des Nervs ohne ausreichende distale Mobilisierung

für die fehlende Regeneration mitverantwortlich sind. In diesem Fall würde auch ein Sekundäreingriff keine besseren Ergebnisse bringen.

Bei fehlerhafter und auch häufig nicht hinreichend indizierter Volarverlagerung, bei der aufgrund des Tastbefundes ein Kinking (Abb. 8.16) wahrscheinlich ist und postoperativ eine Schmerzsymptomatik besteht, kann frühzeitig eine *Rückverlagerung des Nervs* (in i. v.-Regionalanästhesie oder Lokalanästhesie) in Erwägung gezogen werden (Antoniadis u. Richter 1997). Mit der Korrektur des Kinking verschwindet meist auch die nach dem Voreingriff aufgetretene Schmerzsymptomatik.

Postoperative Schmerzen und Zunahme der Hypästhesie nach subkutaner Volarverlagerung über eine sehr kleine Hautinzision sind suspekt auf Kinking des N. ulnaris beim Eintritt in die Flexoren!

Weitere Ursachen für einen fehlgeschlagenen bzw. erfolglosen Ersteingriff mit postoperativer Schmerzsymptomatik sind (Rogers et al. 1991; Antoniadis u. Richter 1997) eine
▶ fehlende Resektion des Septum intermusculare,
▶ perineurale Fibrose nach intra- und submuskulärer Verlagerung,
▶ rezidivierende Subluxation nach subkutaner Verlagerung oder
▶ Adhäsionen des Nervs nach medialer Epikondylektomie.

Für den Zweiteingriff gibt es mehrere Optionen. Ist eine einfache, korrekt durchgeführte Dekompression vorausgegangen, kann der gleiche Eingriff noch einmal wiederholt werden (zumindest in den Fällen, bei denen die Besserung mehr als 1 Jahr angehalten hatte) und der weitere postoperative Verlauf elektroneurographisch kontrolliert werden. In Fällen mit Gelenk- oder anderen morphologischen Veränderungen kann alternativ jetzt eine Volarverlagerung durchgeführt werden. Dieses Vorgehen wird von uns bevorzugt. Andere Autoren empfehlen unabhängig vom Ersteingriff generell bei der Revision die submuskuläre Verlagerung (Caput et al. 2000).

Selten, gelegentlich nach Ulnarisläsionen im Gefolge von kardiochirurgischen Eingriffen, findet man therapieresistente Schmerzsyndrome, deren Ursache allerdings trotz ausgeprägter Leitungsverzögerungen nicht am Ellenbogen, sondern im Bereich des Plexus bzw. des unteren Primärstrangs liegt. In solchen Fällen kann eine spezielle Schmerztherapie einschließlich Stimulationsverfahren angezeigt sein.

8.1.9
Prognose

> Die Prognose hinsichtlich Rückbildung der Ulnarisparese ist weniger von der Art des Eingriffs abhängig als vom präoperativen Zustand des Nervs und v.a. von Ausmaß und Dauer der Atrophien!

Die Rückbildung der Paresen und Atrophien dauert wegen der Länge der Nervstrecke häufig 6 bis 12 Monate. Fortgeschrittene Atrophien sind häufig nicht mehr oder nur unzureichend rückbildungsfähig, besonders wenn sie mehr als 1 Jahr bestanden haben (Assmus 1994). Durch begleitende Polyneuropathien (diabetisch, alkoholisch usw.) werden die Heilungsaussichten weiter getrübt.

8.2
Distale N. ulnaris-Kompression (Loge de Guyon-Syndrom, ulnarer Karpaltunnel, Kompression des R. profundus nervi ulnaris)

Bei der distalen N. ulnaris-Kompression unterscheidet man zwei Läsionstypen:
- die erstmals von Guyon 1861 beschriebene Form in der nach ihm benannten Loge. Diese ist zwar allgemein bekannter, jedoch seltener als die
- weiter distal gelegene Läsion, die erstmals 1908 von Hunt beschrieben wurde und ausschließlich den R. profundus betrifft.

Neben sog. Beschäftigungslähmungen (Mumenthaler 1958) wurden häufig Ganglien als Ursache beschrieben (Zumbusch u. Dubbs 1922; Brooks 1952; Assmus 1977). Auch eine isolierte Kompression des sensiblen Endastes durch ein Aneurysma wurde mitgeteilt (Sauerbier 1998).

8.2.1
Syndrom der Loge de Guyon

Bei diesem Lähmungstyp werden der sensible R. superficialis, nicht jedoch der ebenfalls sensible R. dorsalis, der weiter proximal im Unterarmbereich vom Ulnarisstamm abgeht, außerdem der Hypothenarast und der motorische R. profundus betroffen. Neben einer mehr oder weniger ausgeprägten Krallenstellung des 5., geringer auch des 4. Fingers findet man klinisch eine Verschmächtigung des Adductor pollicis sowie der ulnaren Interossei, geringer auch des Hypothenar sowie eine meist nur diskrete Hypästhesie der ulnaren Handkante und der Volarseite des 5. und halben 4. Fingers.

Die Ursachen dieses Lähmungstyps sind vielgestaltig. Hierzu gehören die sog. Radfahrer-, Krücken- und Beschäftigungslähmungen. Weitere Ursachen sind Thrombosen der A. und V. ulnaris, seltener Ganglienzysten, Aneurysmen und Bursitiden (Mumenthaler et al. 1998; Tackmann et al. 1986).

Die Symptome ähneln denen der weiter unten beschriebenen Läsion des R. profundus mit 2 Ausnahmen:
- der Hypothenar ist ausgespart und es
- bestehen mehr oder weniger ausgeprägte sensible Störungen, die wiederum das Gebiet des weiter proximal abgehenden R. cutaneus dorsalis aussparen.

Durch die elektrophysiologische Untersuchung lässt sich eine genaue Differenzierung des Lähmungstyps vornehmen. Bei dem Loge de Guyon-Syndrom sind die distalen motorischen Latenzwerte sowohl zum Hypothenar als auch zum M. interosseus dorsalis I pathologisch. Das antidrome sensible NAP ist amplitudenreduziert und verzögert (auch im Vergleich zum NAP des intakten N. medianus) oder meist ohne Averager nicht mehr nachweisbar.

8.2.2
R. profundus N. ulnaris

> Isolierte Atrophien der kleinen Handmuskeln ohne sensible Störung sind immer verdächtig auf eine Kompression/Läsion des R. profundus N. ulnaris!

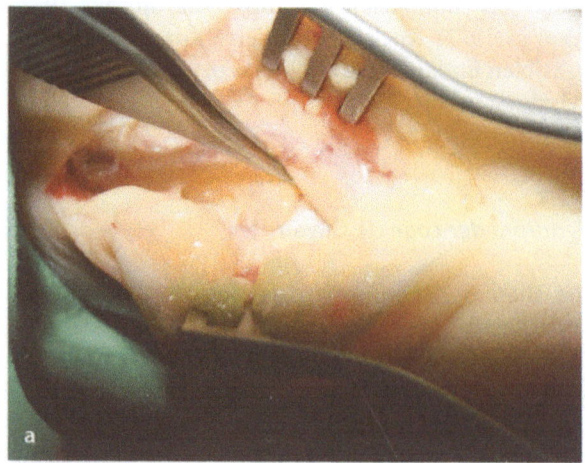
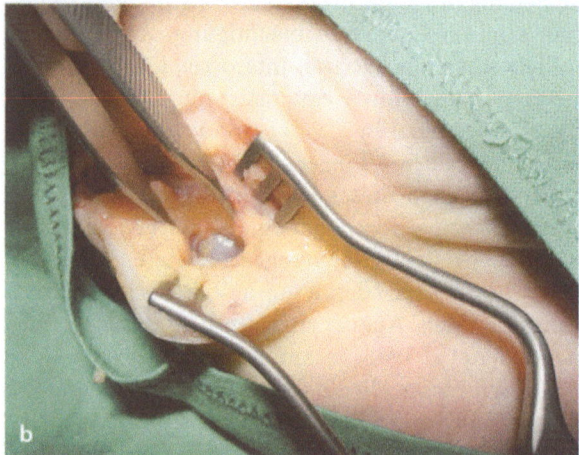
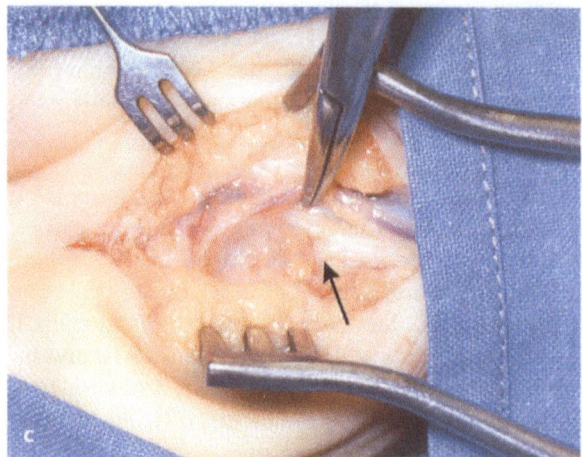

Abb. 8.17a–c. Distale Kompression des R. profundus Nn. ulnaris durch ein Ganglion. **a** Der R. profundus mit deutlichem Pseudoneurom (zusammen mit Fettgewebe) wölbt sich proximal des Lig. pisohamtum vor. **b** Als Ursache findet sich ein erbsgroßes Ganglion. **c** Weiterer Fall einer isolierten Kompression des R. profundus (*Pfeil*) durch ein großes, von den Handwurzelgelenken ausgehendes Ganglion. Das Lig. pisohamatum ist bereits reseziert

Bei diesem häufigeren Lähmungstyp ist ausschließlich der R. profundus, der die Mm. interossei und den M. adductor pollicis versorgt, betroffen (Assmus u. Hamer 1977). Typischer Befund ist die Schwäche der Daumenadduktion, die den Daumen-Zeigefinger-Spitzgriff beeinträchtigt und sich besonders beim Schreiben bemerkbar macht. Beim Fassen eines Papierblatts zwischen Daumen und Zeigefinger kompensiert der lange Daumenbeuger den Ausfall des Daumenadduktors, so dass es zu einer Beugung des Endglieds kommt (positives Froment-Zeichen). Auch die Adduktion des Kleinfingers ist beeinträchtigt, was jedoch funktionell weniger störend ins Gewicht fällt. Sensible Störungen fehlen vollständig.

Ursächlich kommen relativ selten Druck- oder Beschäftigungslähmungen, wie z. B. die Radfahrerlähmung in Frage, häufiger sind kleine Ganglienzysten die Ursache, die von den Karpalgelenken ausgehen und unter das Lig. pisohamatum reichen, wobei sie den R. profundus gegen das straffe und scharfkantige Ligament pressen (Abb. 8.17a,b).

> Kleine Ganglien sind eine häufige Ursache für eine Kompression des Ramus profundus.

Neben Gefäßanomalien können auch abnormale Muskeln sowie Sehnenverläufe und knöcherne Veränderungen, z. B. eine Zweiteilung des Hamulus ossis hamati, vorkommen, des weiteren eine Hypertrophie der Palmarfaszie, fibröse Bänder oder Narbengewebe, z. B. nach Verbrennungen und Verletzungen (Tackmann et al. 1989). Auch Verlaufsanomalien als Ursache einer Kompression wurden beschrieben (Lanz 1974).

Für die Ganglien ist eine rezidivierende Symptomatik typisch. Gelegentlich kommen hier auch Spontanheilungen vor. Oft finden sich Traumen in der Anamnese. Bei der Untersuchung zeigt sich ein relativ umschriebener Druckschmerz medial vom Os pisiforme. Die Patienten klagen auch über belastungsabhängige, meist bei manuellen Tätigkeiten auftretende Schmerzen.

8.2.3
Elektrophysiologische Befunde

Die elektromyographische und vor allem die elektroneurographische Untersuchung sind unentbehrlich für eine exakte topische Diagnostik (Abb. 8.18). Je nach Läsionsstelle finden sich

▸ eine Reduktion oder ein Verlust des sensiblen NAP,

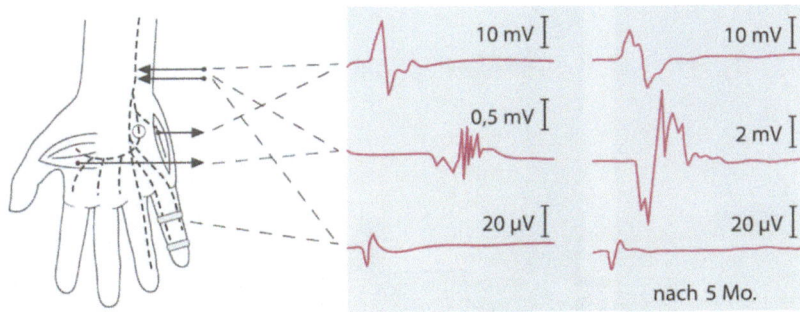

Abb. 8.18. Elektroneurographische Befunde bei Kompression des R. profundus N. ulnaris durch ein Ganglion, präoperativ und 5 Monate nach Dekompression. (Aus Assmus u. Hamer 1975)

- verlängerte Latenzwerte zum Hypothenar mit Reduktion und Aufsplitterung des Muskelantwortpotentials,
- verlängerte Latenzwerte zum Adductor pollicis (und den Interossei) mit Amplitudenreduktion und Aufsplitterung des MAP.

Die Normalwerte der distalen motorischen Latenz zum Hypothenar liegen zwischen 2,7 und 2,9 ms und um 4,0 ms zum M. adductor pollicis.

Bei der isolierten Kompression des R. profundus ohne Sensibilitätsstörungen findet sich entsprechend ein regelrechtes sensibles NAP sowie eine normale Latenz zum Hypothenar, während die Latenz zum M. adductor pollicis hochgradig (bis auf Werte von > 20 ms) verzögert sein kann. Hierbei ist in der Regel auch die Muskelantwort aufgesplittert und Amplitude reduziert (Abb. 8.18). Die elektroneurographischen Veränderungen sind in der Regel parallel zum Ausmaß der motorischen Läsion und der Atrophie.

8.2.4 Differenzialdiagnose

Differenzialdiagnostisch ist ebenso wie bei der weiter proximal gelegenen Kompression des Nervs am Ellenbogen an eine C8-Läsion zu denken. Bei der rein motorischen Läsion sind spinale Läsionen im Bereich des Vorderhorns (z. B. Syringomyelie) oder auch generalisierte degenerative Erkrankungen, wie MAL und die spinale Muskelatrophien vom Typ Aran-Duchenne abzugrenzen. Dazu ist in der Regel eine elektromyographische Untersuchung erforderlich, die den Nachweis einer generalisierten, d.h. über das Innervationsgebiet des N. ulnaris hinausgehenden Schädigung erbringt.

8.2.5 Operative Behandlung

Druck- und Beschäftigungslähmungen, wie z. B. die nicht ganz seltene Radfahrerlähmung, bilden sich in der Regel spontan zurück. Bei progredienter Symptomatik oder auch rezidivierenden Symptomen (letzteres bei Ganglienzysten) ist in der Regel nach 4 bis 6 Wochen ausbleibender Besserungstendenz die operative Exploration indiziert.

Operative Technik ▶ Der Eingriff kann in Lokal-, i. v.-Regional- oder Armplexusanästhesie durchgeführt werden. Wir bevorzugen Lokalanästhesie und Oberarmblutsperre. Über eine in der Rascetta abgewinkelte Inzision, die etwa parallel zur Inzision beim KTS, jedoch weiter ulnarseitig, erfolgt (Abb. 8.19), wird zunächst das subkutane Fettgewebe durchtrennt und die Sehne des M. flexor carpi ulnaris aufgesucht. Radial von der Sehne trifft man auf den N. ulnaris, der hier in unmittelbarer Nähe zu dem Gefäßbündel verläuft. Nach Identifikation der Teilungsstelle in die beiden oberflächlichen und den in

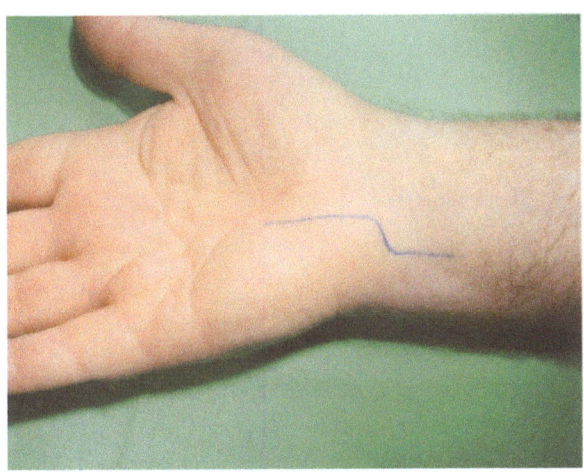

Abb. 8.19. Hautinzision zur Freilegung des N. ulnaris in der Loge de Guyon bzw. des R. profundus N. ulnaris

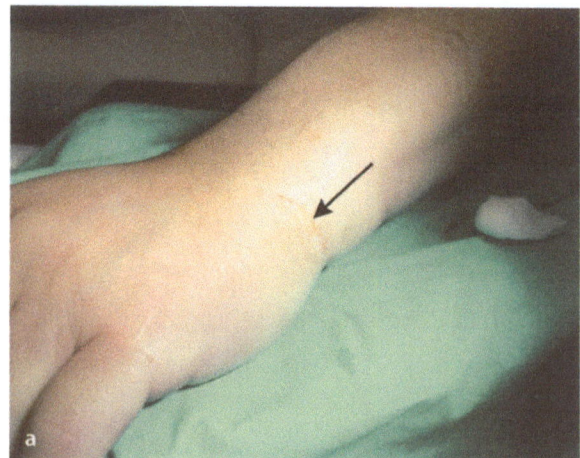 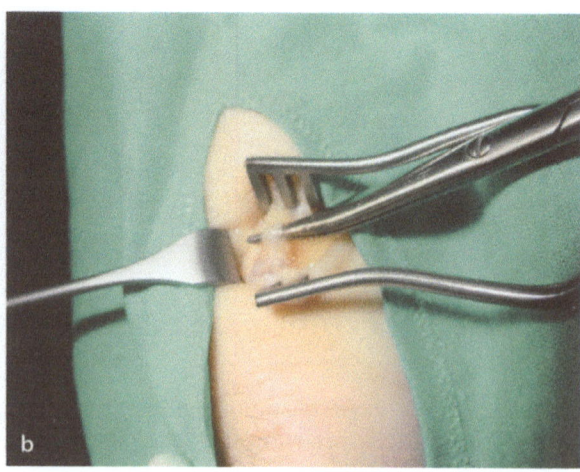

Abb. 8.20a,b. Kompression des N. cutaneus dorsalis N. ulnaris durch ein Ganglion. **a** Hautinzision; **b** Darstellung des Ganglions und des N. cutaneus dorsalis unterhalb von Faszienzügen des Retinaculum extensorum

Höhe der Ansätze der Mm. flexor und opponens digitorum V ulnarseitig abgehenden tiefen Ast ist sorgfältig nach Ganglien zu suchen, die aus den Interkarpalgelenken oder dem 5. Metakarpophalangealgelenk hervorgehen (Abb. 8.17). Zur Inspektion und Entlastung des R. profundus ist immer die Durchtrennung des Lig. pisohamatum erforderlich. Schließlich können noch weiter distal gelegene Ganglien oder eine bindegewebige Arkade unter den Mm. opponens und digitorum V eine Kompression des R. profundus verursachen.

Die Prognose bezüglich der Rückbildung der motorischen Ausfälle ist im Allgemeinen gut. Die Läsionen bilden sich vollständig zurück, vorausgesetzt, die Atrophie hat nicht wesentlich länger als 1 Jahr bestanden.

8.2.6
R. cutaneus dorsalis N. ulnaris

Der sensible Nerv geht etwa 8 cm proximal des Handgelenks vom N. ulnaris ab, verläuft lateral vom Processus styloideus ulnae und versorgt den ulnaren Handrücken und die Rückseite des Klein- und halben Ringfingers. Es sind jedoch mehrere Verlaufsanomalien, meist mit frühem proximalen Abgang oder vollständigem Fehlen beschrieben worden (Tackmann et al. 1989; Spinner 1972).

Wegen seines teilweise subfaszialen Verlaufs (überwiegend außerhalb des Retinaculum extensorum) kann er durch Aneurysmen (Sauerbier 1998) oder dorsale, relativ weit ulnar gelegene Handgelenksganglien komprimiert werden (Gessini et al. 1983; Luca 1984).

Die operative Behandlung erfolgt in Lokalanästhesie und Oberarmblutsperre. Über eine Querinzision distal des Processus styloideus ulnae wird das Ganglion unter Schonung des Nervs exstirpiert (Abb. 8.20a, b).

Kompressionssyndrome des N. radialis

Anatomische Vorbemerkungen

Der N. radialis geht aus den Wurzeln C4–Th1, im Wesentlichen aus C5–C8 und dem Fasciculus posterior des Armplexus hervor. Er verläuft am dorsoradialen Oberarm schraubenförmig im Canalis spiralis unter dem radialen Kopf des M. triceps und passiert hier den Hiatus N. radialis im Septum intermusculare radiale. In diesem Bereich ist er bei Oberarmfrakturen und bei äußerem Druck („Parkbanklähmung") besonders gefährdet. Hier gibt er auch einen sensiblen Ast, den N. cutaneus antebrachii posterior ab. Etwa 10 cm proximal des lateralen Epikondylus wendet er sich mehr nach ventral und versorgt durch in der Fossa cubitalis abgehende Muskeläste die Mm. brachioradialis, extensor carpi radialis longus und brevis sowie den M. brachialis. Außerdem gehen hier Haut- und Gelenkäste, letztere zum Ellenbogengelenk ab. In Höhe des Radiusköpfchens teilt sich der N. radialis in den sensiblen R. superficialis und den motorischen R. profundus (N. interosseus posterior). Direkt nach der Teilung bzw. dem Abgang des oberflächlichen Astes wird der N. interosseus posterior von kleinen Arterien (Aa. recurrentes radiales aus der A. radialis – „Leash of Henry") gekreuzt. Als erster Muskelast geht ein kleiner Ast zum M. supinator ab. Danach passiert der N. interosseus posterior die sogenannte Frohse-Arkade (Frohse u. Fränkel 1908) zwischen dem oberflächlichen und tiefen Kopf des M. supinator. Der obere Rand des Supinator ist häufig als sehnenförmige Platte ausgebildet. Spinner (1972) fand bei anatomischen Präparationen in 30% der Erwachsenen eine sehnige Verdickung des oberen Randes des oberflächlichen Kopfes des M. supinator. Dieser setzt bogenförmig am lateralen Epikondylus an, ist relativ variabel und entspricht der Eintrittspforte des N. interosseus posterior. Zusätzlich kann der M. extensor carpi radialis brevis einen scharfen sehnigen Rand aufweisen und die Kompression unter der Frohse-Arkade noch verstärken oder ausschließliche Ursache einer Kompression sein. Etwa 8–10 cm distal des lateralen Epikondylus verlässt der Nerv den Supinatortunnel und teilt sich fächerförmig auf, um die Mm. extensor carpi radialis brevis, extensor digitorum communis und extensor digiti quinti und die Mm. extensor pollicis longus und brevis sowie abductor pollicis longus und extensor indicis zu versorgen. Der sensible Endast des N. interosseus posterior verläuft auf der Membrana interossea und versorgt das Periost des distalen Radius und das Radiokarpal- und distale Radioulnargelenk.

Die typischen Engpässe des Nervs finden sich am distalen Oberarm (hier meist Druckläsionen), proximalen Unterarm (Frohse-Arkade bzw. Supinator-Tunnel) und distalen Unterarm (Cheiralgia paraesthetica, Wartenberg-Syndrom).

9.1 Kompression des N. radialis am Oberarm

Die sehr seltene idiopathische Kompression des N. radialis am Oberarm findet sich nach Abgang des motorischen Trizeps-Astes an der Durchtrittsstelle des Nervs durch das Septum intermusculare (Hiatus N. radialis). Die Symptome einer vorwiegend motorischen Läsion treten akut nach forcierter Anspannung des Trizeps oder nach chronischer Überlastung auf (Tackmann et al. 1989). Schmerzen treten nur selten auf. Sie lassen sich nicht immer eindeutig abgrenzen von einem „Tennisellenbogen". Da sich die Paresen zuerst an den Fingerstreckern (beginnend am Kleinfinger) zeigen, könnte man auch an ein N. interosseus-posterior-Syndrom denken. Die gleichzeitig bestehenden sensiblen Störungen weisen jedoch auf eine weiter proximal gelegene Läsion hin. Neurographisch findet sich in der Regel eine Leitungsverzögerung (Trojaborg 1977). Die meisten Paresen erholen sich spontan, die operative Indikation bleibt etwas ungenau (Tackmann et al. 1989).

Die operative Exploration erfolgt in Plexusanästhesie ohne Blutsperre über eine distale (dorso-)radiale Längsinzision (Abb. 9.1). Der Nerv wird zwischen M. brachioradialis und dem radialen Trizepskopf aufgesucht. Hilfreich kann der epifaszial ver-

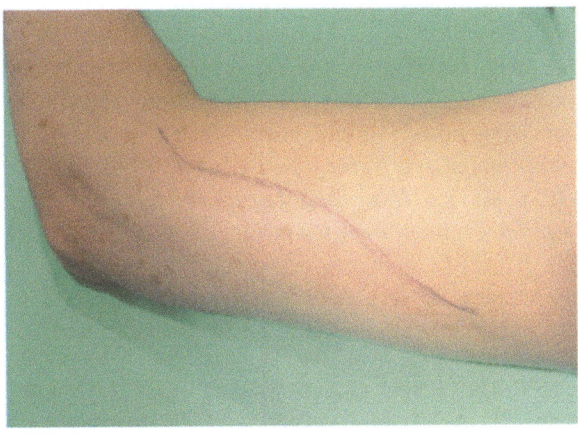

Abb. 9.1. Hautinzision zur Exploration des N. radialis am Oberarm

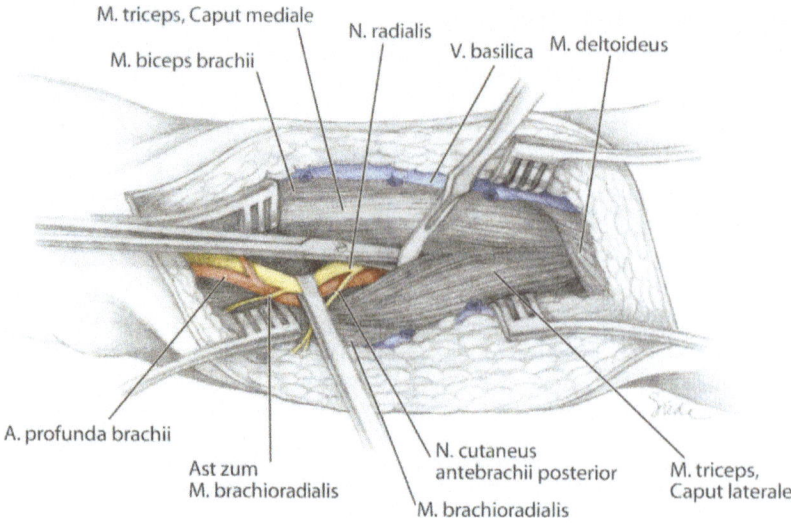

Abb. 9.2. Schematischer Operationssitus des N. radialis am Oberarm. (Aus Kline et al. 2001)

laufende und hier leichter aufzufindende N. cutaneus antebrachii posterior sein, der im Bereich des Septum vom Hauptstamm abzweigt und auf diese Weise zurückverfolgt werden kann (Abb. 9.2).

Ein ungewöhnlicher operativer Befund ist eine Torsion des N. radialis im distalen Oberarmdrittel mit sanduhrförmiger Einschnürung (Fernandez et al. 2001).

9.2 N. interosseus-posterior-Syndrom (Supinatortunnelsyndrom, Radialistunnelsyndrom)

Das Syndrom wurde erstmals 1863 von Agnew beschrieben, der bei der operativen Freilegung einen Tumor fand, der nicht nur den R. profundus, sondern darüber hinaus den N. medianus komprimiert hatte. Es ist das mit Abstand häufigste Kompressionssyndrom des N. radialis bzw. seines motorischen Astes. Die Nomenklatur ist nicht einheitlich. Während in der angloamerikanischen Literatur der Begriff des „radial tunnel syndrome" verwendet wird, jedoch überwiegend von einem „posterior interosseus nerve compression syndrome" die Rede ist (Steichen et al. 1991), ist im deutschen Sprachraum der Begriff Supinatortunnel/logensyndrom gebräuchlich. Der Begriff des Radialistunnels wurde mit dem „Tennisellenbogen" in Verbindung gebracht (Wilhelm 1977; Roles u. Maudsley 1972), dem sog. „algetischen" Supinatortunnelsyndrom (s. auch S. 97). Rosenbaum (1999) möchte den Begriff streng auf die neurogene, d. h. mit motorischen Ausfällen einhergehende Form beschränkt wissen, was auch mit unseren Vorstellungen übereinstimmt (Stöhr et al. 2002).

Ursache ▶ Neben einem nach medial reichenden scharfen Rand des M. extensor carpi radialis brevis wird in erster Linie die Frohse-Arkade als Ursache einer Kompression des Nervs angesehen (Lister 1977; Mumenthaler et al. 1998; Spinner 1972). Anatomische Studien zeigten, dass auch am Ausgang des Supinatorkanals bei passiver Pronation eine Kompression vorkommen kann (Portila Molina et al. 1998). Bei den besonders ausgeprägten Lähmungsbildern liegen häufig raumfordernde Prozesse im Bereich des Supinatortunnels – meistens Lipome – vor. Nicht ungewöhnlich sind auch Ganglien als Ursache einer Kompression des N. radialis profundus. Hashizume et al. (1996) beschreiben unter 31 Fällen 4 Ganglien und Lipome.

Als weitere Ursachen wurden die Aa. recurrentes („Leash of Henry"), ein scharfer Rand des M. extensor carpi radialis, Veränderungen des Humeroradialgelenks, eine vergrößerte Bursa bicipitoradialis und Ganglien beschrieben. (Übersicht bei Tackmann et al. 1989). Seltene Ursachen ohne praktische Bedeutung wurden als Einzelbeobachtungen mitgeteilt: Volkmann-Ischämie, Amyloidablagerung bei multiplem Myelom, entzündliche Granulationen, fettige Veränderungen des M. supinator, traumatisches Aneurysma der A. interossea posterior (zitiert nach Tackmann et al. 1989). Auch ein beidseitiges Vorkommen im Rahmen einer Polyneuropathie wurde beschrieben (Fansa et al. 1996).

Von dem idiopathischen Kompressionssyndrom sind differenzialdiagnostisch traumatisch entstandene Läsionen, z. B. bei Radiusköpfchenfrakturen, abzugrenzen. Auch Drucklähmungen des Nervs im Schlaf können ausschließlich den motorischen Ast betreffen. Außerdem muss eine weiter proximal gelegene Störung ausgeschlossen werden, z. B. eine ohne

Sensibilitätsstörung einhergehende spinale Läsion oder eine degenerative Vorderhornerkrankung (spinale Muskelatrophie).

Symptome ▶ Da es sich um einen rein motorischen Nerv handelt (mit Ausnahme des sensiblen Endastes zu den knöchernen Strukturen des Unterarms und Handgelenks), liegt ein motorisches Lähmungsbild der langen Finger- und Daumenstrecker vor, das sich in der Regel schmerzlos entwickelt. Die Schwäche beginnt meist am Kleinfingerstrecker und schreitet im weiteren Verlauf nach radial bis zum Daumenstrecker fort. Der M. extensor carpi radialis ist nicht betroffen, ebenfalls nicht der sensible R. superficialis.

Umstritten ist die immer wieder von handchirurgischer Sicht ins Spiel gebrachte algetische Form des N. interosseus-posterior-Syndroms. Diese Ansicht geht auf die Arbeit von Roles u. Maudsly (1972) zurück, die den Begriff des Radialistunnel-Syndroms in Analogie zum Karpaltunnelsyndrom verwendeten. Zahlreiche weitere Arbeiten zum Radialistunnelsyndrom als Ursache des „resistent tennis elbow" folgten (Barnum et al. 1996; Younge u. Moise 1994; Lawrence et al. 1995; Wilhelm 1977). Gegen eine neurogene Ursache des „Tennisellenbogens" spricht die Tatsache, dass die Dekompression des Nervs keine eindeutig besseren Ergebnisse als die „Denervierung" brachte. Auch konnte keiner der Autoren den Nachweis einer Leitungsverzögerung oder Leitungsblockierung des N. interosseus posterior erbringen. Diese von einigen Autoren beklagten fehlenden EMG- und ENG-Veränderungen (Kalb et al. 1999) bezogen sich auf Fälle mit ausschließlicher Schmerzsymptomatik. Häufig wurde auch keine scharfe Trennung zwischen Fällen mit Tennisellenbogen und solchen mit motorischen Ausfällen gezogen (Völlinger u. Partecke 1997).

> Beim „Tennisellenbogen" handelt es sich nicht um ein neurogenes Kompressionssyndrom. Der Begriff des „algetischen Supinatortunnelsyndroms" ist verwirrend und sollte besser nicht verwendet werden!

Klinische Befunde ▶ In fortgeschrittenen Fällen besteht ein typisches motorisches Lähmungsbild. Eine aktive Streckung der Finger in den Grundgelenken ist nicht oder nur angedeutet möglich. Eine Streckung der Mittel- und Endglieder bei gebeugten Grundgliedern ist möglich und wird durch die Interossei bewerkstelligt. Sensible Störungen fehlen. Im Verlauf des N. interosseus posterior in Höhe des Radiusköpfchens bzw. des Supinatortunnels besteht meist eine mehr oder weniger ausgeprägte umschriebene Druckdolenz. Diese ist jedoch auch bei vielen Gesunden vorhanden und somit diagnostisch nicht relevant. Lipome (Abb. 9.3e) sind häufig von außen nicht eindeutig tast- oder abgrenzbar, insbesondere bei kräftig entwickelter Muskulatur. Sie lassen sich jedoch sehr gut im MRT nachweisen (Abb. 9.3a–d).

Differenzialdiagnostisch sind in erster Linie Strecksehnenrupturen und radikuläre und spinale Syndrome ohne Sensibilitätsstörungen abzugrenzen. Einer unserer Patienten hatte eine Kompression des N. interosseus posterior durch ein Lipom und war in der Annahme einer Strecksehnenruptur voroperiert worden. Ein ähnlicher Fall wurde von Kalb et al. (2000) mitgeteilt.

Elektrophysiologische Befunde ▶ Neben Untersuchungen der Nervenleitfähigkeit ist zumindest in den Fällen ohne eindeutige motorische Parese auch eine elektromyographische Untersuchung angezeigt. Darüber hinaus auch in Fällen diagnostischer Abgrenzung von spinalen oder Plexusläsionen. Bei der elektroneurographischen Untersuchung wird der N. radialis etwa 6 cm proximal des lateralen Epikondylus im distalen Oberarmdrittel stimuliert und die Muskelantwort mit Oberflächen- oder Nadelelektroden vom M. extensor indicis proprius abgeleitet. Bei zusätzlicher Stimulation distal des Supinatortunnels (etwa 8 cm proximal des Processus styloideus ulnae) lässt sich die motorische NLG des N. interosseus posterior bzw. des N. radialis im Bereich des Ellenbogengelenks ermitteln. Wegen der Ungenauigkeit des distalen Stimulationspunktes, wo der Nerv tief in der Muskulatur verläuft, ist die Streuung der Mittelwerte relativ groß. Im Seitenvergleich zeigt sich jedoch in pathologischen Fällen, auch bei weniger veränderter NLG, eine Reduktion der Amplitude der Muskelantwort. Man kann sich auch auf die Bestimmung der distalen Latenz zum M. extensor digitorum communis oder M. pollicis longus beschränken und hier ebenfalls ein Seitenvergleich durchführen.

Ergänzend kann auch eine sensible Neurographie des R. superficialis N. radialis durchgeführt werden, die bei dem typischen N. interosseus-posterior-Syndrom immer normale Werte ergibt.

Operative Behandlung ▶ Während bei akuten und schmerzhaften Läsionen zunächst eine antiphlogistische Behandlung angezeigt sein kann, sollte bei chronisch progredienten Paresen, die in der Regel ohne belangvolle Schmerzen einhergehen, mit der operativen Freilegung des Nervs nicht gezögert werden. Eine Blutsperre erleichtert die Präparation ganz erheblich. Ein erfahrener Operateur kann den Eingriff auch in Lokalanästhesie durchführen. Bei kräftig entwickelter Muskulatur oder bei Vorliegen eines großen Li-

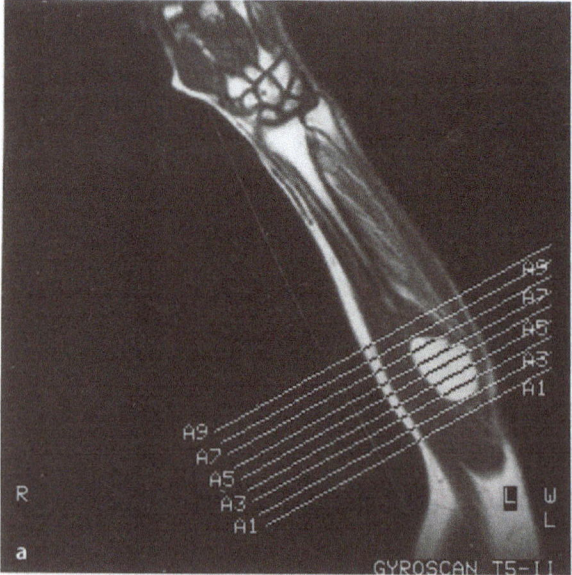
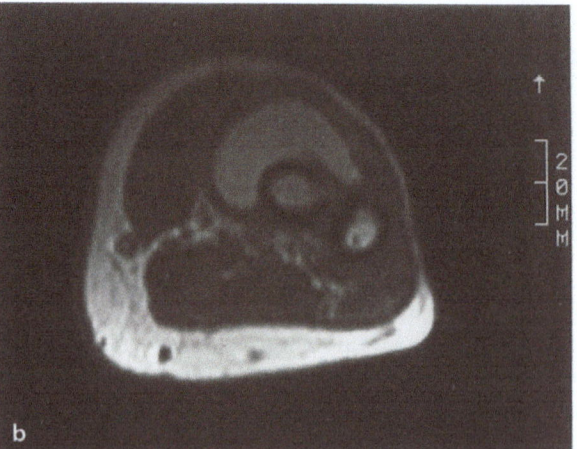
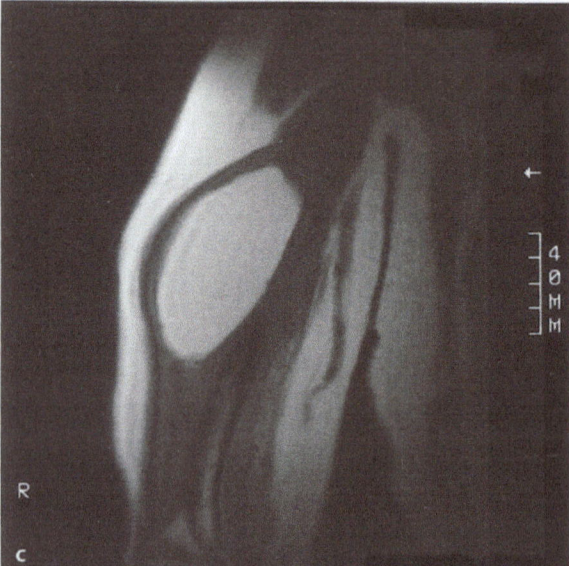
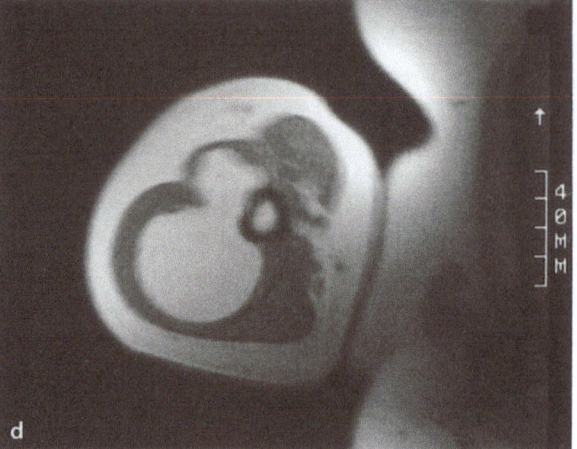
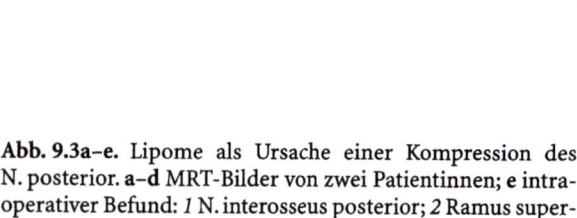
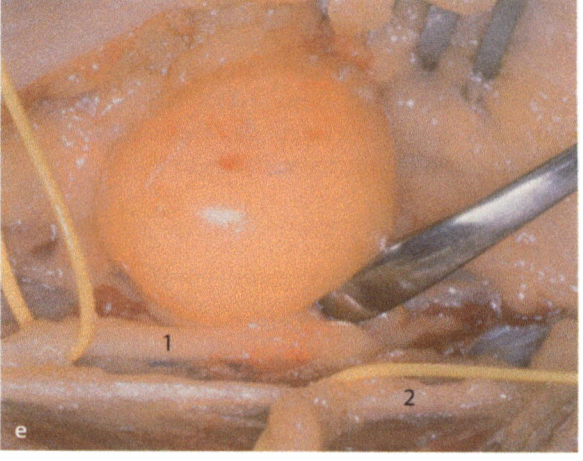

Abb. 9.3a–e. Lipome als Ursache einer Kompression des N. posterior. **a–d** MRT-Bilder von zwei Patientinnen; **e** intraoperativer Befund: *1* N. interosseus posterior; *2* Ramus superficialis N. radialis

poms ist die i. v.-Regional- oder Plexusanästhesie jedoch zu bevorzugen. Es gibt zwei Zugangswege:
- den mediolateralen und
- den dorsoradialen Zugang.

Letzterer kann etwas kleiner gehalten werden, erlaubt jedoch nur die Revision im Bereich des Supinatortunnels und erfordert eine Präparation durch die Extensoren (zwischen M. brachioradialis und M. extensor digitorum) hindurch. Der mediolaterale Zugang beginnt weiter proximal in der Fossa cubitalis zwischen den Mm. brachialis und brachioradialis und erlaubt eine großzügigere Freilegung des N. radialis bereits vor der Teilungsstelle in den oberflächlichen

9.2 N. interosseus-posterior-Syndrom (Supinatortunnelsyndrom, Radialistunnelsyndrom)

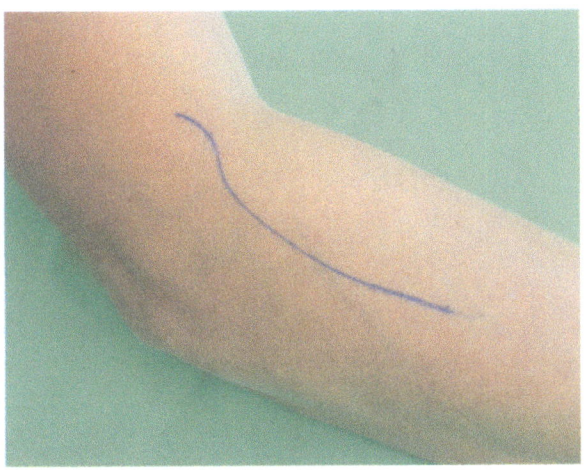

Abb. 9.4. Hautinzision zur Freilegung des N. interosseus posterior (dorsolateraler Zugang)

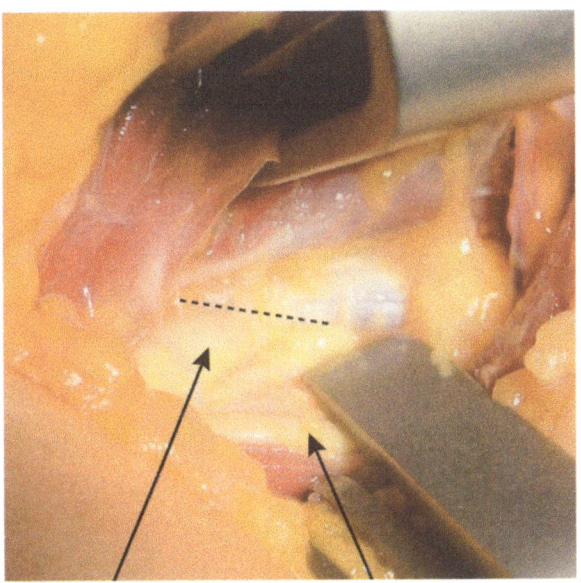

Abb. 9.5. Operationssitus: Kompression des N. interosseus posterior unter der Frohse-Arkade (*gestrichelt*). *Linker Pfeil* N. interosseus posterior; *rechter Pfeil* N. radialis superficialis

und tiefen Ast. Da mehrfache Kompressionen vorkommen können, sollte auch bei eindeutiger Kompression im Bereich der Frohse-Arkade der Verlauf des N. interosseus posterior unter dem M. supinator verfolgt werden (Kotani et al. 1995).

Operative Technik ▶

Dorsoradialer Zugang ▶ Der Eingriff erfolgt in Plexusanästhesie oder i. v.-Regionalanästhesie (ausnahmsweise auch in lokaler Infiltrationsanästhesie). Für den dorsoradialen Zugang erfolgt die Hautinzision etwa 5 cm lang bogig über dem M. brachioradialis (Abb. 9.4). Nach Spaltung der Unterarmfaszie wird mit dem Finger zwischen dem M. brachioradialis und dem M. extensor carpi radialis stumpf eingegangen, bis man den Radius tastet. Dann werden Langenbeck-Haken nach evtl. vorheriger digitaler Erweiterung des Zugangs eingesetzt. Unter dem M. brachioradialis wird der R. superficialis und meist auch der Profundus-Ast sichtbar, letzterer wird sorgfältig nach distal präpariert (Abb. 9.5). Vor der Frohse-Arkade findet sich häufig ein sehniger Ansatz des M. extensor carpi radialis brevis, der gespalten wird. Man sollte sich hiermit nicht begnügen, sondern anschließend die Frohse-Arkade bzw. den sehnigen Ansatz des M. supinator aufsuchen und ausgiebig spalten. In typischen Fällen zeigt der N. interosseus posterior hier eine Kompression mit pseudoneuromartiger Auftreibung (Abb. 9.5). Nach sorgfältiger Spaltung aller einengenden Strukturen wird der Supinatortunnel noch nach distal ausgetastet. Nach Einlegen eines Redon-Drains wird die Wunde verschlossen und ein leicht komprimierender Verband ohne Schienung angelegt.

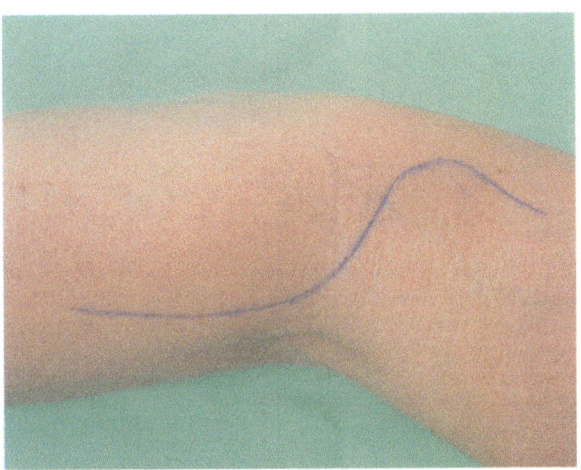

Abb. 9.6. Hautinzision zur Freilegung des N. radialis und seiner Äste im Bereich des Ellenbogengelenks und Supinatortunnels (antero/mediolateraler Zugang)

Anterolateraler (mediolateraler) Zugang ▶ Wenn der Nerv bereits an der Teilungsstelle dargestellt werden soll, ist der anterolaterale Zugang zwischen distalem Oberarm und mittlerem Unterarm zu bevorzugen. Die Hautinzision (Abb. 9.6) beginnt am distalen und lateralen Oberarm, verläuft durch die laterale Ellenbeuge und folgt dem medialen Rand des M. brachioradialis. Große Venen sollten ebenso wie der N. cutaneus antebrachii lateralis erhalten werden. Der N. radialis ist hier zwischen dem M. brachioradialis und dem M. brachialis relativ leicht aufzufinden (Abb. 9.7). Die beiden Muskeln werden stumpf unter Zuhilfenahme des Fingers getrennt und mit großen

9 Kompressionssyndrome des N. radialis

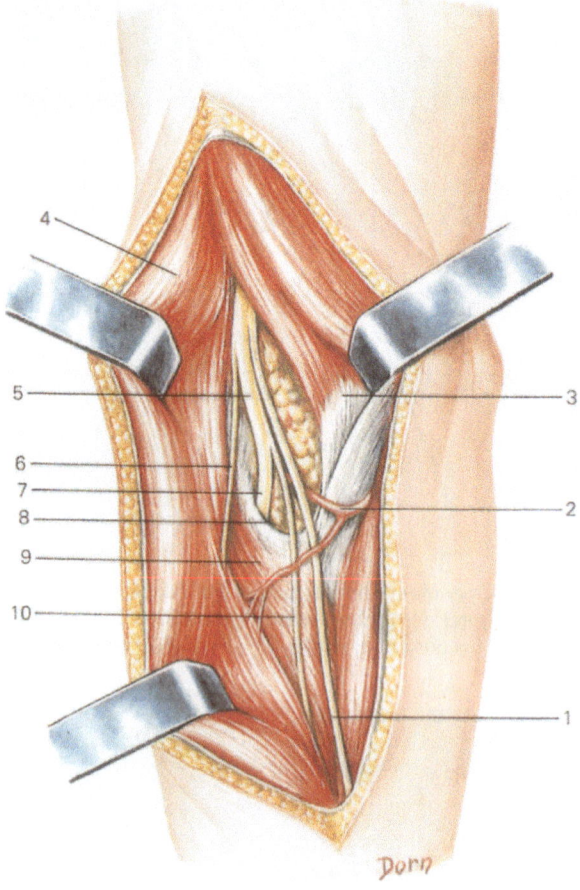

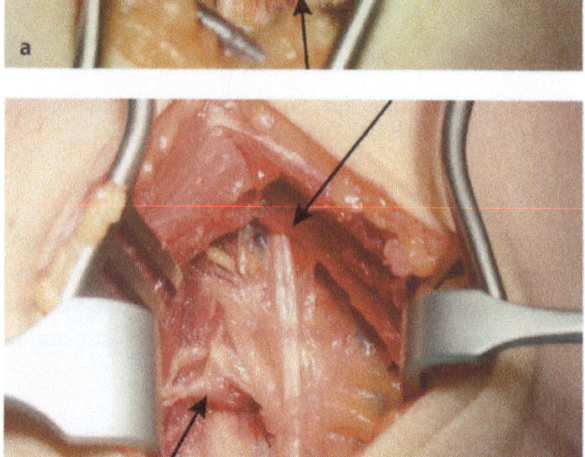

Abb. 9.7. Schematische Darstellung des N. radialis mit seinen Ästen (N. interosseus posterior und N. radialis superficialis) im Bereich der Frohse-Arkade. (Aus Tubiana et al. 1990) *1* N. radialis superficialis; *3* M. biceps und brachialis; *4* M. bracchioradialis; *5* N. radialis; *7* N. interosseus posterior; *8* Frohse-Arkade; *9* M. supinator

Abb. 9.8a,b. Operationssitus des N. interosseus posterior bei Eintritt in die Frohse-Arkade. **a** *Waagerechter Pfeil* Frohse-Arkade; *senkrechter Pfeil* „Lash of Henry". **b** *Oberer Pfeil* N. radialis superficialis; *linker unterer Pfeil* Frohse-Arkade; *rechter unterer Pfeil* N. interosseus posterior

Wundspreizern auseinandergehalten. In der Hälfte der Fälle zweigt der Ast zum M. extensor carpi radialis. vor der Aufteilungsstelle in den oberflächlichen und den tiefen Ast ab. In Richtung auf das gut tastbare Radiusköpfchen gelangt man auf Fettgewebe, das den N. radialis umschließt. In Höhe des Radiusköpfchens teilt sich der Hauptstamm in die Nn. radialis superficialis und interosseus posterior. Meist wird zunächst der dünnere N. radialis superficialis angetroffen, der nach proximal bis zur Teilungsstelle verfolgt werden kann. Kreuzende Gefäße („Leash of Henry") werden koaguliert und durchtrennt (Abb. 9.8a,b). Das weitere Vorgehen entspricht dem beim posterolateralen Zugang.

Stößt man auf ein Lipom, kann dieses eine erhebliche Größe erreichen und eine sorgfältige Präparation erfordern (Abb. 9.3).

Eine interfaszikuläre Neurolyse ist, ebenso wie bei anderen Kompressionssyndromen, nicht indiziert. Eine Freilegung des N. interosseus posterior im Bereich des distalen Endes des Supinatortunnels ist bei Kompressionssyndromen in der Regel nicht erforderlich, jedoch bei traumatischen Läsionen.

Die Prognose ist im Allgemeinen gut, jedoch abhängig vom präoperativen Ausmaß der Schädigung. Hashizume et al. (1996) beschrieben bei 24/25 eine Rückbildung der Parese innerhalb von 2 bis 18 Monaten (im Mittel 5 bis 6 Monate) und von einem Fall einer ausbleibenden Besserung. Bei kompletten Paresen, die länger als ein Jahr bestanden, ist die Prognose eingeschränkt und eine volle Funktionswiederkehr der Fingerstrecker nicht mehr zu erwarten (Spina 1978). Bei irreversiblen Läsionen kann eine *Radialisersatzplastik* erfolgen (Rudigier 1997).

9.3 R. superficialis N. radialis (Cheiralgia paraesthetica, Wartenberg-Syndrom)

Der sensible Endast des N. radialis verläuft entlang der Unterseite des M. brachioradialis, entlang des Muskelbauchs und der Sehne und durchdringt im Beginn des distalen Unterarmdrittels die Unterarmfaszie. In Höhe des distalen Radius verzweigt er sich in 2 bis 3 Endäste, die zum radialen Handrücken und der Streckseite des Daumengrundglieds und bis zu den Grundgelenken des 2. und 3. Fingers ziehen und diese Bereiche sensibel versorgen. In Höhe des Strecksehnenfachs können die medialen Äste entweder durch iatrogene Einwirkungen (bei versuchter Venenpunktion oder osteosynthetischen Eingriffen am Radius) oder noch häufiger durch externen Druck von Armringen oder scharfkantigen Uhrarmbändern lädiert werden. Die eigentliche Kompression des Nervs findet an der Durchtrittsstelle durch die Unterarmfaszie statt (Abb. 9.9a,b). Externe Druckläsionen sind jedoch weitaus häufiger als Kompressionssyndrome.

Symptome ▸ Die Patienten klagen über Schmerzen und Parästhesien im Ausbreitungsgebiet des R. superficialis N. radialis, nämlich am radialen Handrücken und der Streckseite des Daumens. Beim typischen Kompressionssyndrom besteht auch eine umschriebene Druckdolenz des Nervs im distalen Unterarmdrittel sowie ein Dehnungsschmerz, der durch den positiven Finkelstein-Test nachweisbar ist, der zu einer Verwechslung mit der Tendovaginosis stenosans de Quervain (s. S. 69) Anlass geben kann.

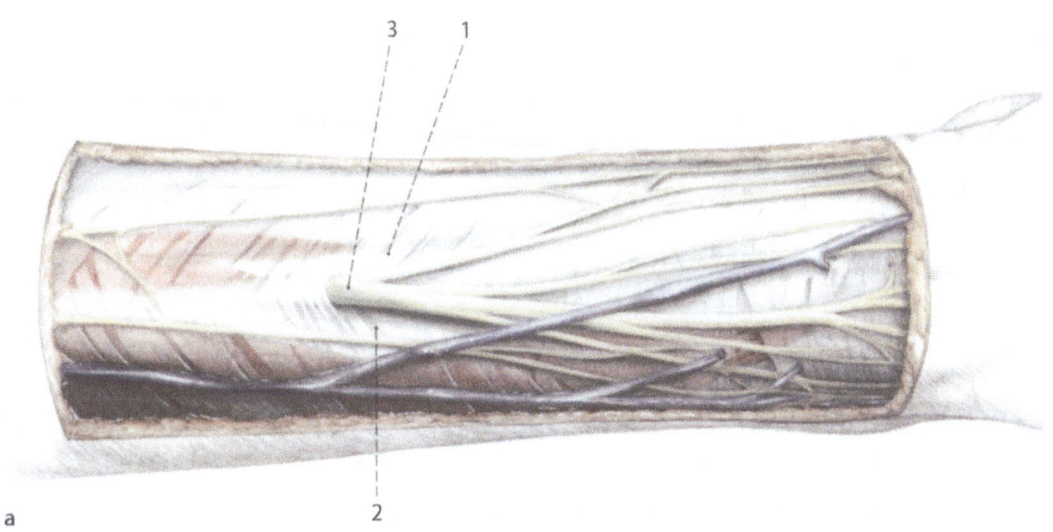

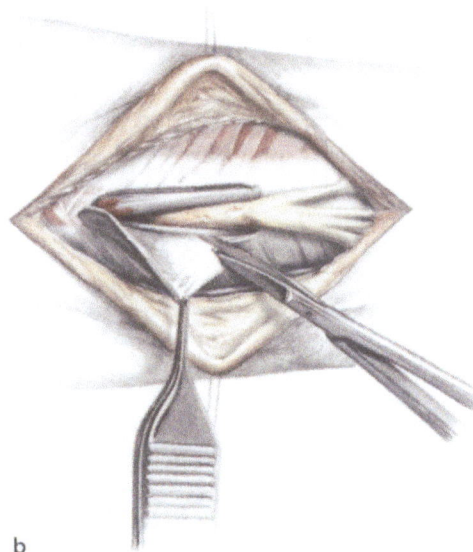

Abb. 9.9a,b. Dekompression des N. radialis superficialis bei Cheiralgia paraesthetica (Wartenberg-Syndrom, aus Pechlaner S et al., 1998) **a** Der R. superficialis *3* tritt durch die Fascia antebrachii zwischen den Mm. brachioradialis *1* und extensor carpi radialis longus *2*; **b** die Faszie wird reseziert

Für letztere spricht die Angabe des Patienten, dass der ausgelöste Schmerz auf den Bereich des Strecksehnenfachs beschränkt bleibt, während er bei der Cheiralgie bis zum Daumen ausstrahlen kann. Von Dellon u. Mackinnon (1986) wurde ein weiterer Provokationstest beschrieben. Durch Pronation des Unterarms und Abduktion der gestreckten Hand lassen sich durch Dehnung und gleichzeitige Kompression des Nervs zwischen den Sehnen der Mm. brachioradialis und extensor carpi radialis longus ebenfalls typische Dysästhesien auslösen. Meistens findet man nur eine Hypästhesie ohne Schmerzen und ohne Druckdolenz im Nervverlauf. Hier handelt es sich in der Regel um die häufigere externe Druckläsion.

Eine elektroneurographische Untersuchung vermag nur eingeschränkte diagnostische Hilfestellung zu geben. Der Nerv wird antidrom untersucht (Stöhr 1998; Assmus 1978), wobei die Stimulation im distalen Unterarmdrittel erfolgt und die Ableitung entweder mit Ringelektroden von der Basis des Daumens oder Klebeelektroden vom Spatium interosseum I. Durch Verschieben der Stimulationselektrode entlang dem Nervverlauf von proximal nach distal (oder umgekehrt) lässt sich ein Latenzsprung an der Kompressionsstelle nachweisen. Da jedoch sowohl im Fall einer Druckschädigung als auch bei einer idiopathischen Kompression das SNAP relativ früh nicht mehr erkennbar ist, versagt die Methode in den meisten Fällen.

Während bei den externen Druckschäden die äußere Ursache eliminiert werden sollte und keine Operation indiziert ist, müssen typische Fälle eines Kompressionssyndroms einer operativen Revision unterzogen werden, da von konservativen Behandlungsversuchen (z. B. Kortikoidinfiltrationen) kein anhaltender Erfolg zu erwarten ist.

Operative Technik ▶ Der Eingriff erfolgt in Lokalanästhesie und Oberarmblutsperre. Über eine 5–6 cm lange radiopalmare Längsinzision unter Schonung von Hautästen des R. cutaneus antebrachi dorsalis werden die sehnigen Ränder des M. brachioradialis und des extensor carpi radialis dargestellt und der zwischen beiden liegende R. superficialis aufgesucht, wobei die Faszie zwischen beiden Muskeln auch nach proximal ausreichend gespalten bzw. reseziert wird (Abb. 9.9b)

Proximale Kompressionssyndrome des Schultergürtels

10.1
TOS (Thoracic-outlet-Syndrom)

Im Bereich der oberen Thoraxapertur können verschiedene knöcherne oder fibromuskuläre Anomalien zu Kompressionen des Truncus inferior des Plexus brachialis und der A. und V. subclavia führen. Ein Zusammenhang zwischen Halsrippen und klinischer Symptomatik eines vaskulären Kompressionssyndroms wurde bereits 1818 von Cooper vermutet. Halsrippen wurden häufig zu Unrecht auch mit anderen Kompressionssyndromen assoziiert, so z. B. mit einem KTS (Wilson 1913). Ohne scharfe Abgrenzung wurden die Begriffe Skalenussyndrom, Halsrippensyndrom oder kostoklavikuläres Syndrom verwendet (Tackmann et al. 1989). Peet (1956) hat erstmals den Oberbegriff Thoracic-outlet-Syndrom (TOS) verwendet.

Gilliatt et al. (1970) grenzten durch neurophysiologische Methoden das Krankheitsbild gegen die häufigeren radikulären Störungen und peripheren Nervenkompressionssyndrome ab.

10.1.1
Anatomie

Der Plexus brachialis wird aus den Nervenwurzeln C5-Th1 gebildet. Die Wurzeln C8 und Th1 vereinigen sich zum Truncus inferior, der beim TOS am häufigsten komprimiert wird. Die vordere Verzweigung des Truncus inferior bildet den Fasciculus medialis (FM). Ein Teil des FM setzt sich als N. ulnaris fort, der andere Teil bildet zusammen mit Anteilen des Fasciculus lateralis den N. medianus. Die hintere Verzweigung des FM beteiligt sich mit den hinteren Verzweigungen des Truncus superior und medius am Aufbau des Fasciculus dorsalis.

10.1.2
Ursachen

Wilbourn (1991) unterschied das vaskuläre von dem neurogenen TOS. Er unterteilte das vaskuläre TOS in das arterielle Syndrom mit Kompression der A. subclavia (Häufigkeit von 5%) und das seltenere venöse Syndrom mit Kompression der V. subclavia (Häufigkeit 2%). Ferner beschrieb er zwei Typen des neurogenen TOS:
- Das klassische oder typische und
- das zweifelhafte oder nichtspezifische (disputed) TOS.

Das klassische TOS ist die häufigste Form mit typischen Schmerzen und neurologischen Störungen. Das zweifelhafte TOS erfüllt diese klinischen Kriterien nicht. Hier stehen die Schmerzen im Vordergrund.

Die neurologische Form des TOS ist eine seltene Erkrankung. Genaue Zahlen zur Inzidenz und Prävalenz liegen nicht vor. Gilliatt schätzte die Inzidenz der klassischen Form des neurogenen TOS im Jahre 1984 in England auf 0,0001% pro Jahr. Armschmerzen mit oder ohne neurologische Ausfälle können nur bei einer kleinen Anzahl von Patienten mit einem TOS in Zusammenhang gebracht werden. In der Regel haben sie andere Ursachen.

Drei Ursachen wurden für die Entstehung eines TOS verantwortlich gemacht:
- Anatomische Fehlbildungen im Bereich der knöchernen Strukturen sowie fibromuskuläre Bandanomalien an der oberen Thoraxapertur,
- Traumen im Schulter- und Halsbereich,
- Haltungsanomalien.

Anatomische Fehlbildungen im Bereich der knöchernen Strukturen sowie fibromuskuläre Bandanomalien an der oberen Thoraxapertur ▶ Es herrscht keine Klarheit darüber, inwieweit es bei Varianten der normalen Anatomie der oberen Thoraxapertur überhaupt zu objektivierbaren Läsionen des Armplexus kommen kann. Nach Stallworth (1977) sind in 90% Anomalien der Weichteile Ursache der Kompression. Folgende knöcherne und bindegewebige Anomalien wurden als Ursache des TOS beschrieben:
- Halsrippen oder eine Verbreiterung des Processus transversus. Sie kommen in 0,5–1% der Bevölkerung vor. Davon haben jedoch nur 10% Beschwerden im Sinne eines TOS (Roos 1966).

- Lig. transversocostale (Abb. 10.6), ein straffes Band zwischen der Spitze der Halsrippe oder des verlängerten Processus transversus und dem Tuberculum scaleni der ersten Rippe (Gilliatt 1970),
- Sibson-Faszie (Membrana subpleuralis) zwischen Querfortsatz des 7. HWK und der 1. Rippe,
- Sehnenbogen zwischen M. scalenus anterior und medius,
- M. scalenus minimus.

Roos (1976) hat die Bandananomalien in neun Typen eingeteilt:
- Typ 1: Das Band verbindet eine kurze Halsrippe mit dem Oberrand der 1. Rippe und verläuft dabei unter der Wurzel Th1.
- Typ 2: Das Band zieht von einem langen Querfortsatz C7 unter dem Plexus hindurch zur hinteren Zirkumferenz der 1. Rippe.
- Typ 3 ist die häufigste anatomische Fehlbildung, die zum TOS führen kann. Dieses Band zieht vom dorsalen Ende der 1. Rippe zum Ansatz des M. scalenus anterior und komprimiert die Wurzeln C8 und Th1.
- Typ 4: Das Band bildet eine fibromuskuläre Schlinge um die A. subclavia und den Plexus brachialis zwischen M. scalenus medius und anterior.
- Typ 5 entspricht einem normalen M. scalenus minimus, der zwischen A. subclavia und Plexus brachialis von den Querfortsätzen C5 und C6 bis zur 1. Rippe zieht.
- Typ 6 ist gleichermaßen ein M. scalenus minimus, der allerdings nicht zur Rippe, sondern bis zur Sibson-Faszie über der Pleurakuppel reicht.
- Typ 7 ist ein Band, das vom M. scalenus medius quer durch die obere Thoraxapertur zum Sternum zieht.
- Typ 8: Hier zieht das Band vom M. scalenus anterior zum Manubrium sterni und ist häufig Ursache einer überwiegend venösen Kompression.
- Typ 9 stellt eine sichelförmige fibröse Platte mit scharfer Kante dar, die den dorsalen Bogen der 1. Rippe vollständig ausfüllt. Hinzu kommen Ansatzanomalien des M. subclavius des M. sternocleidomastoideus, die wiederum hauptsächlich für überwiegend venöse Kompressionen bedeutsam sind.

Traumen in Schulter- und Halsbereich ▶ Nach van Dongen (1985) tritt das TOS in 60–70% der Patienten nach Schleuder-, Schlag-, Stoß- oder Zerrungstraumen auf. Adäquate Traumen führen zu Muskelrissen und Hämatomen im Bereich der Mm. subclavius, scalenus anterior und medius. Diese Läsionen heilen unter Ausbildung narbiger fibröser Bindegewebsstränge aus. Die narbige Schrumpfung führt zu einer entsprechenden Verkürzung der Muskulatur und konsekutiver Verengung der Skalenuslücken (Gruss 1985).

Da nicht bekannt ist, wie häufig asymptomatische anormale Bandstrukturen an der oberen Thoraxapertur vorkommen, muss angenommen werden, dass erst durch ein adäquates Trauma eine TOS-Symptomatik in Gang gesetzt wird.

Haltungsanomalien ▶ TOS-Patienten weisen häufig ein charakteristisches äußeres Erscheinungsbild auf. Der weibliche Phänotyp ist asthenisch oder leptosom und imponiert durch schlaffe Körperhaltung mit nach vorne hängenden Schultern. Der männliche Phänotyp ist muskulös und häufig aktiver Sportler.

Charakteristisch ist, dass die Beschwerden im 3. Lebensjahrzehnt, d. h. zum Zeitpunkt der physiologischen Senkung des Schultergürtels, auftreten.

10.1.3
Symptome

Ähnlich wie bei anderen Engpasssyndromen finden sich anfangs meist Reizerscheinungen in Form von Parästhesien oder Schmerzen. Diese betreffen zunächst das Dermatom Th1, später auch das Dermatom C8. Die Armschmerzen treten hauptsächlich bei Überkopfarbeiten und beim Tragen schwerer Gegenstände mit herabhängenden Armen auf. In späteren Stadien kommt es zu Muskelatrophien und Paresen der kleinen Handmuskeln, vorzugsweise des M. abductor pollicis brevis. Hand- und Fingerbeuger sind in geringerem Maße betroffen. Die sensiblen Ausfälle finden sich am ulnaren Unterarm, der ulnaren Handkante und den Fingern D IV und V (Tackmann et al. 1989).

Von geringerer Bedeutung sind die durch eine Kompression der A. subclavia hervorgerufenen vaskulären Begleitsymptome, die häufiger isoliert und nur bei 1–10% der Patienten mit Armplexuskompression vorkommen.

Bei starker Einengung des Arterienlumens kommt es im Zusammenhang mit den genannten manuellen Beanspruchungen zu dumpfen diffusen Armschmerzen, Kribbelparästhesien und Kraftminderung, verbunden mit einer Blässe oder Zyanose der betroffenen Hand als Ausdruck einer Minderdurchblutung. Hierauf beruht auch der AER-Test (s. S. 105).

10.1.4 Diagnose

Wichtigster Provokationstest ist der sog. AER-Test (Abduktion und externe Rotation). Hierbei werden beide Arme rechtwinklig abduziert und im Ellenbogengelenk rechtwinklig gebeugt. Die Handflächen werden nach außen rotiert. In dieser Position muss der Patient über drei Minuten Faustschlussbewegungen ausführen. Kommt es dabei zu einer typischen Schmerzsymptomatik, zu einer massiven, lang anhaltenden Abblassung oder zu einer zunehmend blaulividen Verfärbung mit praller Venenfüllung der Hand, wird der Test als positiv angesehen (Abb. 10.1a,b).

Ein positives Hoffmann-Tinel-Zeichen supraklavikulär, d. h. über der Kompressionsstelle des Truncus inferior, ist bei über 90% der TOS-Patienten nachweisbar und für die Diagnosesicherung hilfreich.

Beim Adson-Manöver (forcierte Kopfwendung bei angehobenem Kinn zur symptomatischen Seite und Ziehen der Schulter bzw. des Arms nach dorsal und kaudal bei gleichzeitig tiefer Inspiration) ist größere Zurückhaltung geboten, weil dieses häufig auch bei Gesunden positiv sein kann.

Dasselbe gilt für die Ergebnisse der Doppler-Sonografie und Angiografie. Abbrüche der Kontrastmittelsäule in der A. subclavia bei abduziertem Arm haben keine große Beweiskraft für die Diagnose eines Thoracic-outlet-Syndroms, weil sie bei Gesunden ebenfalls vorkommen (Rainer 1975).

Eine Aortenbogenarteriografie ist bei klinischen und dopplersonografischen Hinweisen auf eine stärkere Einengung des Lumens der A. und V. subclavia

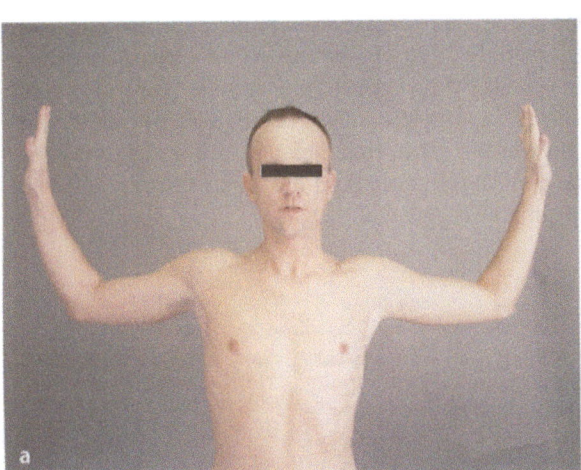
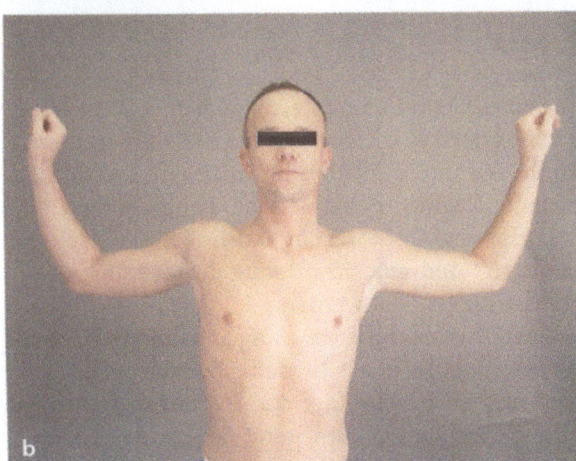

Abb. 10.1a,b. AER-Test bei TOS: Bei Abduktion und externer Rotation des Arms macht der Patient Faustschlussbewegungen für 3 Minuten

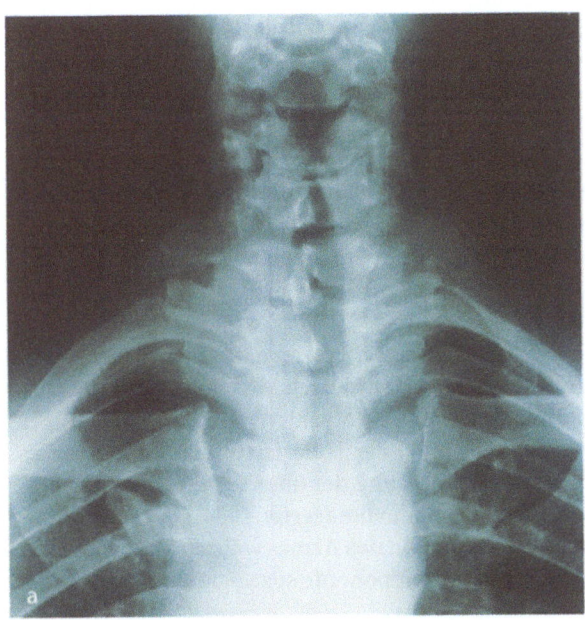
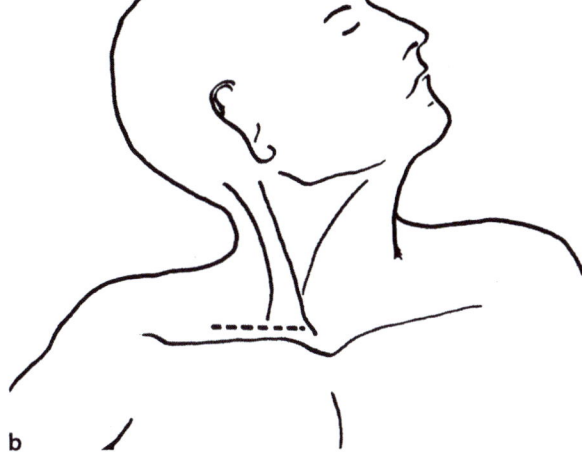

Abb. 10.2. a Röntgendiagnostik bei TOS mit steiler oberer Thoraxapertur, Halsrippe links und verbreitertem Querfortsatz rechts. **b** Hautinzision bei supraklavikulärem Zugang

indiziert. Eine kritische Würdigung des Befundes sollte nur in Zusammenhang mit dem klinischen Bild erfolgen.

Die apparativen Untersuchungen schließen eine Röntgen-Aufnahme des oberen Thorax ein. Außer einer Halsrippe oder einem verbreiterten Querfortsatz von HWK 7 kann hierdurch eine steile obere Thoraxapertur diagnostiziert werden (Abb. 10.2a).

Elektrophysiologische Untersuchungen ▶ Elektromyographische und -neurographische Untersuchungen können die klinische Verdachtsdiagnose einer Schädigung des unteren Armplexus stützen oder ausschließen (Tabelle 10.1).

Die maximale motorische Leitgeschwindigkeit der Nn. medianus und ulnaris im Bereich des Unterarmes sind normal oder grenzwertig. Lediglich die Amplitude der evozierten Muskelaktionspotentiale aus dem M. abductor pollicis brevis (Stimulation supraklavikulär) kann evtl. bei Vergleich mit der Gegenseite erniedrigt sein (Wilbourn 1982). Das sensible Nervenaktionspotential des N. ulnaris ist in Abhängigkeit vom Ausmaß der Degeneration sensibler Axone erniedrigt oder mit Oberflächenelektroden nicht mehr registrierbar. Auch das SNAP des N. cutaneus antebrachii medialis ist frühzeitig verändert (Stöhr 1998).

Die Untersuchung des somatosensorischen evozierten Potentials (SEP) nach Medianus- und Ulnarisstimulation stellt ein objektives und aussagefähiges Verfahren dar. Bei der Ulnarisstimulation kommt es zu einer Verlängerung der über dem Nacken abgeleiteten N13-Komponente (Jerret 1984). Bei Abduktion und Außenrotation des Armes während der Messung kann die N13-Komponente sogar ganz verschwinden (Chodoroff 1985).

Die F-Wellen-Latenzen im Hypothenar nach Stimulation des N. ulnaris können verlängert sein. Im Anfangsstadium der Erkrankung scheint diese Methode aber wenig aussagekräftig zu sein. Novak et al. (1996) beobachteten lediglich bei einem Fall aus 50 operierten Patienten eine pathologische Nervenleitung im Bereich des Armplexus.

Differenzialdiagnose ▶ Differenzialdiagnostisch sind andere Läsionen des Plexus brachialis abzugrenzen. Außer *Neurinomen* des Plexus brachialis können infiltrierende *metastatische Prozesse*, insbesondere ein Pancoast-Tumor, eine TOS-ähnliche Symptomatik auslösen. Auf eine *radiogene Spätlähmung* (z. B. nach Mammakarzinom) gibt die Anamnese Hinweise. Ein *Hämatom* kann computertomografisch und ein *Aneurysma spurium* angiografisch ausgeschlossen werden. Wurzelkompressionssyndrome, insbesondere C8-Syndrome, die in der Regel einen akuten Beginn zeigen, können größere differenzialdiagnostische Schwierigkeiten bereiten. Andere Krankheiten wie Halsmarkprozesse, eine progressive spinale Muskelatrophie (Typ Duchenne-Aran) ohne Schmerzen und Sensibilitätsstörungen, spinale Tumoren oder eine Syringomyelie sollten ebenfalls in Betracht gezogen werden. Hilfreich bei der differenzialdiagnostischen Abgrenzung sind die elektrophysiologischen Parameter (s. Tabelle 10.1).

> Die Diagnose eines TOS wird hauptsächlich klinisch gestellt. Sie ist im Wesentlichen eine Ausschlussdiagnose.

10.1.5
Therapie

Eine konservative Therapie, die sich über Wochen bis Monate erstrecken kann, ist dann indiziert, wenn nur Schmerzen und Parästhesien vorliegen. Durch konsequente krankengymnastische Behandlung sollte eine Haltungsverbesserung auch bei „hängenden Schultern" und eine Kräftigung der Schultergürtelmuskulatur erreicht werden.

Wenn therapieresistente lang anhaltende Schmerzen bestehen, die den Patienten erheblich beeinträchtigen und/oder neurologische Störungen vorliegen, sollte die Indikation zur Operation gestellt werden.

Drei operative Techniken werden vornehmlich angewandt:
▶ Der supraklavikuläre Zugang zur oberen Thoraxapertur,

Tabelle 10.1. Differenzialdiagnose der Armplexus- und Zervikalwurzelläsionen mit elektrophysiologischen Techniken. (Nach Stöhr 1998)

Verfahren	TOS Armplexusläsion	Zervikalwurzelläsion
Denervationspotentiale (EMG)	Faszikulärer Verteilungstyp	Radikulärer Verteilungstyp (inkl. Paraspinalmuskeln)
Sensibles Nervaktionspotential (SNAP)	Pathologisch (erniedrigt)	Normal
Somatosensibles Potential (SEP)	Pathologisch (erniedrigt)	Normal (N13-Komponente erniedrigt)

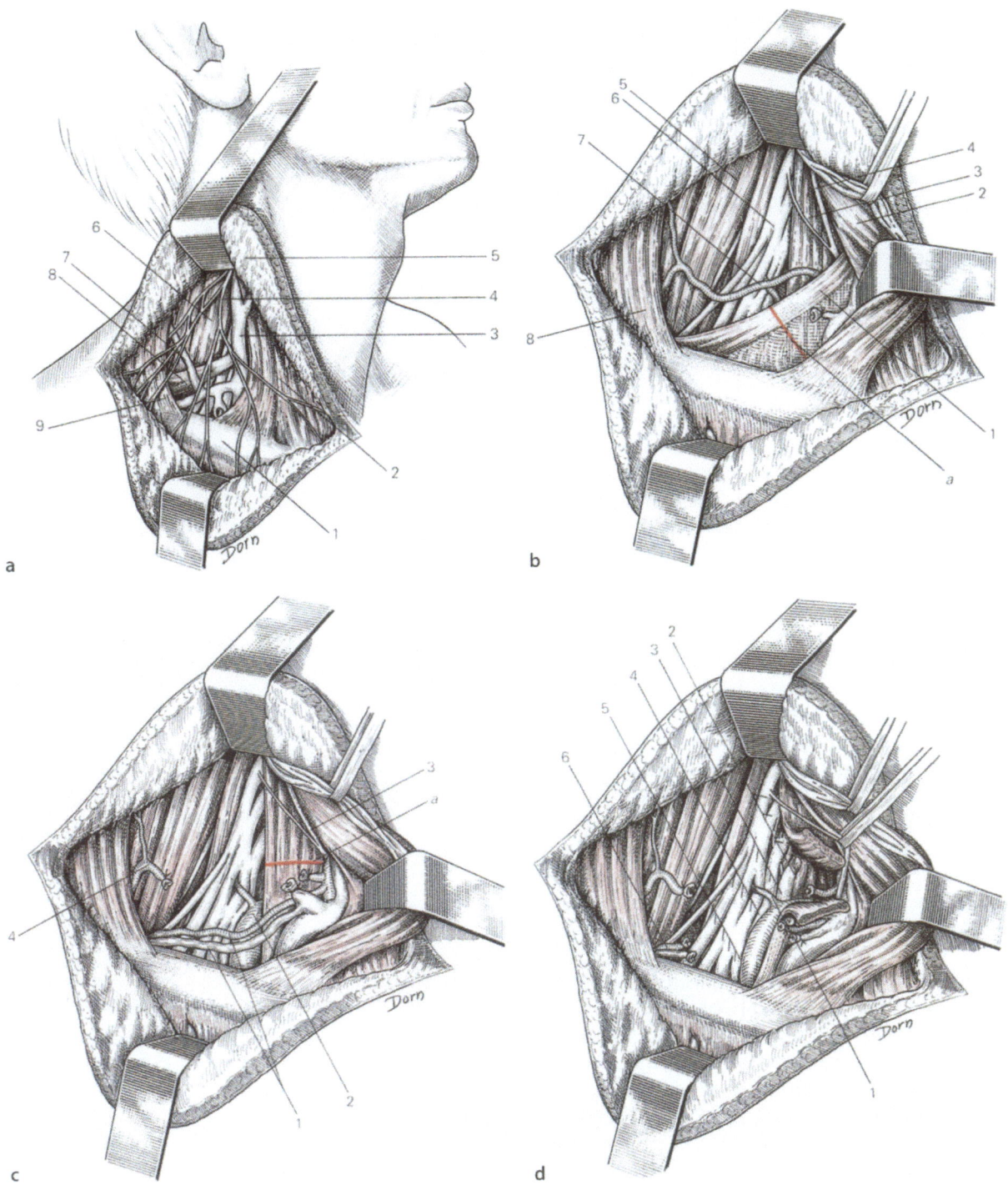

Abb. 10.3a–d. Anatomisches Schema des supraklavikulären Zugangs (Aus Tubiana et al. 1990) **a** Nach Durchtrennung des Platysma werden die supraklavikulären Nerven (4) identifiziert und erhalten. Die V. jugularis externa wird ligiert (3). 6 M. scalenus anterior; 9 M. trapezius. **b** Der M. sternocleidomastoideus (2) wird retrahiert. Der N. phrenicus (4), M. scalenus anterior (3) und die Zervikalarterie (7) werden sichtbar. **c** Unter Schutz des N. phrenicus (3) und Ligatur der Zervikalarterie (4) wird der M. scalenus anterior (a) durchtrennt. **d** Nach Durchtrennung des M. scalenus anterior liegt der Armplexus frei und kann mobilisiert werden, um eine eventuelle Halsrippe oder fibröse Bänder zwischen dem Querfortsatz von C7 und dem oberen Rand der ersten Rippe zu resezieren. Die A. subclavia liegt auf der suprapleuralen Membran (Sibson-Faszie). Supraklavikuläre Gefäße (6) können ligiert werden. *Cave*: Eröffnung der Pleura

- die von Roos 1966 eingeführte transaxilläre Resektion der 1. Rippe,
- der von Kline (1978) vorgeschlagene posteriore subskapuläre Zugang.

Wir (Antoniadis) bevorzugen den supraklavikulären Zugang, der nicht so komplikationsträchtig ist wie der transaxilläre Zugang. Außerdem ist die Übersicht über die relevanten neurovaskulären Strukturen besser als beim transaxillären Zugang. Bei Rezidiveingriffen sollte der hintere subskapuläre Zugang in Erwägung gezogen werden (Kline 1978).

Operative Technik ▸

Supraklavikulärer Zugang ▸ Der Eingriff erfolgt in Intubationsnarkose (ITN) und Rückenlagerung. Die anatomischen Verhältnisse des supraklavikulären Zugangs sind den Abb. 10.3a–d zu entnehmen. Die Hautinzision verläuft knapp oberhalb der Klavikula und ist etwa 5–8 cm lang (Abb. 10.2b). Der M. scalenus anterior wird aufgesucht und durchtrennt. Eine evtl. bestehende Halsrippe (Abb. 10.4), das Lig. transversocostale (Abb. 10.6) oder eine Sibson-Faszie, die der Pleurakuppel aufliegt, können problemlos erreicht und reseziert werden. Bei diesem Zugang ist es wichtig, sowohl den Truncus inferior als auch die C8- und Th1-Wurzeln bis zu den Foramina freizulegen. Die Dekompression der Nervenstrukturen wird am Ende der Operation durch Abduktion des Armes überprüft.

Seltene Komplikationen dieser Methode sind gelegentlich vorkommende Druckschäden der Nn. phrenicus und thoracicus longus und ein Pneumothorax.

Transaxillärer Zugang ▸ Beim transaxillären Zugang werden Armplexus und A. axillaris über eine quere Hautinzision in der Axilla aufgesucht (Abb. 10.5a). Über diesen Zugang kann die erste Rippe gut entfernt werden. Bindegewebige Strukturen wie das Lig. transversocostale und die Sibson-Faszie sind jedoch weniger gut zugänglich. Die an der ersten Rippe ansetzenden Bänder werden abgelöst, wodurch die Kompression der Nervenstrukturen indirekt beseitigt wird. Der Plexus brachialis kann nicht eingesehen werden. Auch eine Neurolyse der C8- und Th1-Wurzeln ist bei diesem Zugang, der vor allem bei einer Kompression der A. und V. subclavia indiziert ist, nicht möglich.

Die häufigsten Komplikationen sind neben einem Pneumothorax reversible oder irreversible Plexusschädigungen (Lord 1981; Dale 1975; Cherrington 1986).

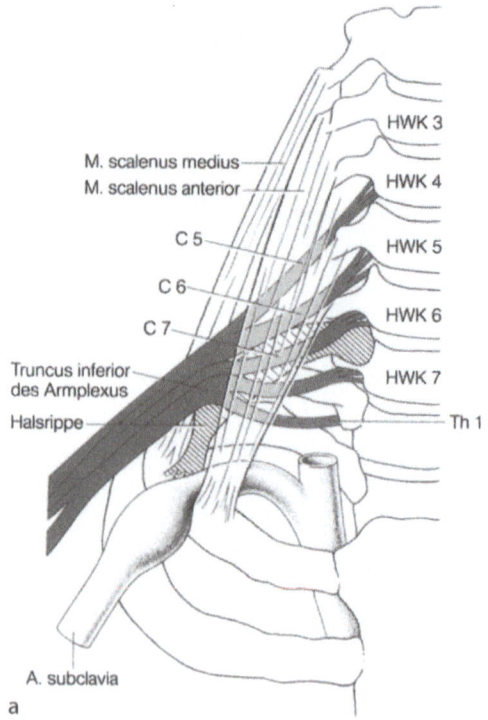

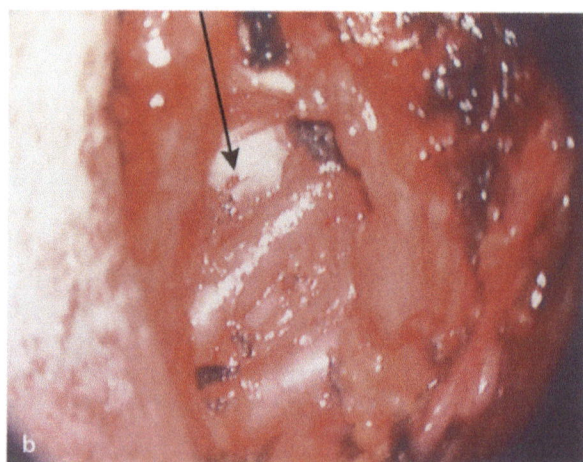

Abb. 10.4a,b. Neurogenes TOS mit Halsrippe. **a** Schema (Aus Tackmann et al. 1989); **b** intraoperativer Befund (*Pfeil* markiert Halsrippe)

Dorsaler subskapulärer Zugang ▸ Der hintere subskapuläre Zugang wird bei Rezidiveingriffen propagiert, wenn die Ursache der erneuten Kompression auf Narben zurückzuführen ist (Kline et al. 1978). Bei dem in Bauchlage gelagerten Patienten verläuft die Schnittführung zwischen Dornfortsätzen und Scapula (Abb. 10.5b). Die Mm. trapezius, levator scapulae, rhomboidei und scalenus posterior und medius werden schrittweise nacheinander durchtrennt. Dadurch wird eine optimale Dekompression von dorsal, sowohl der C8 und Th1-Wurzeln als auch des Trun-

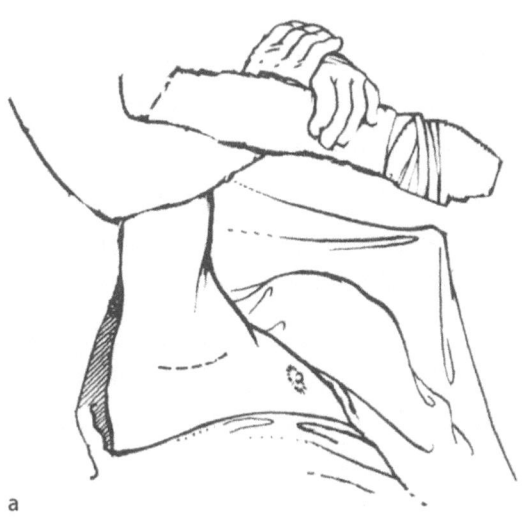

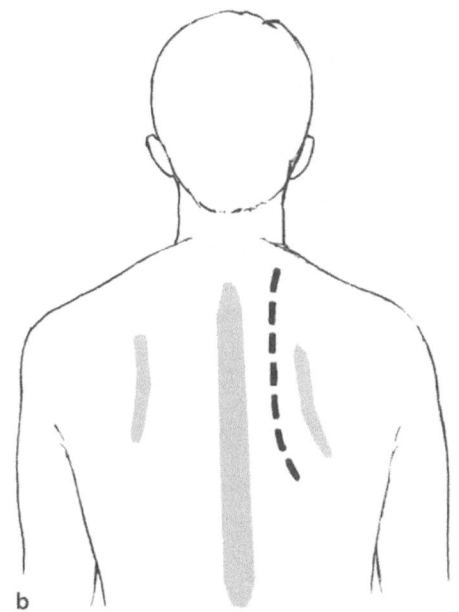

Abb. 10.5a,b. Hautinzision in der Axilla bei (a) transaxillärem und bei (b) posteriorem Zugang

cus inferior und der Gefäße erreicht. Wenn notwendig, kann die erste Rippe von dorsal ebenfalls reseziert werden. Am Ende des Eingriffs werden die Muskeln schichtweise reinseriert.

Die Patienten haben häufig postoperativ stärkere lokale Schmerzen und eine vorübergehende schmerzbedingte Schwäche der Schultergürtelmuskulatur.

Die operative Behandlung des TOS ist nicht unumstritten und wird noch lange ein kontroverses Thema bleiben. Wegen der häufig im Vordergrund stehenden Schmerzproblematik ist die Operationsindikation dann schwierig, wenn keine eindeutigen neurologischen Ausfälle erkennbar sind. Die Gefahr einer postoperativen narbigen Fibrose muss bei der Operationsindikation in Erwägung gezogen werden.

Gute Ergebnisse der operativen Behandlung des klassischen TOS mit einem längeren Follow-up von über zwei Jahren werden beim supraklavikulären Zugang mit 60–70% angegeben (Dongen 1985). Dieser ist daher als Standardzugang anzusehen.

Die sehr unterschiedlichen diagnostischen und pathogenetischen Vorstellungen sowie unterschiedliche Auffassungen zu einer Operationsindikation und über die Zugangswege zeigen, dass trotz diagnostischer Fortschritte noch viele Fragen offen sind. Narakas et al. (1986) weisen darauf hin, dass neben patientenbezogenen Faktoren sogar wirtschaftliche Interessen (!) des Operateurs bei der Indikationsstellung eine Rolle spielen können. Auch die Publikation von Cherrington (1986), der anhand eines Kranken-

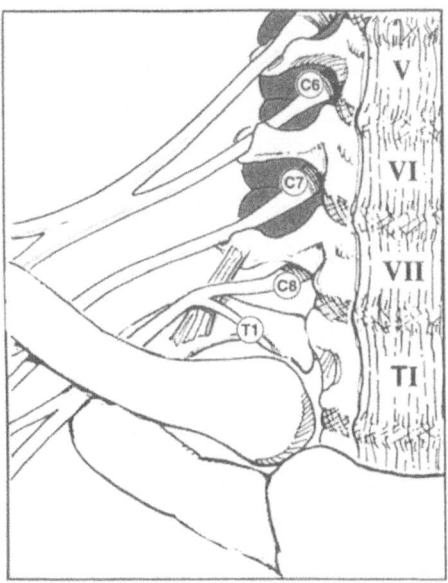

Abb. 10.6. Kompression des Truncus inferior bzw. der Wurzeln C8 und Th1 durch das Lig. transversocostale

gutes von 174 Patienten festgehalten hat, dass nur Patienten mit fester Versicherungsdeckung operiert wurden, deutet in diese Richtung.

> Die Indikation zur operativen Behandlung ist daher beim TOS kritisch zu stellen!

10.2 N. suprascapularis (Incisura-scapulae-Syndrom)

Das Engpasssyndrom des N. suprascapularis in Höhe der Incisura scapulae gehört zu den seltenen Kompressionssyndromen peripherer Nerven.

Im Jahre 1886 beschrieb Bernhardt den ersten Fall einer isolierten Lähmung des N. suprascapularis (Dörrien 1908). Erst seit einem Bericht von Kopell u. Thompson (1959) zählt man diese Läsion zu den Kompressionsneuropathien.

10.2.1 Anatomie

Der N. suprascapularis ist Teil des Truncus superior des Plexus brachialis und enthält Fasern aus den Nervenwurzeln C4–6. Er verläuft supraklavikulär nach dorsal und erreicht dann die Incisura scapulae. Unter dem Lig. transversum scapulae superius (LTSS) in der Fossa supraspinata teilt er sich in zwei Äste, die jeweils den M. supra- und infraspinatus innervieren. Der Ast zum M. infraspinatus zieht weiter unter dem

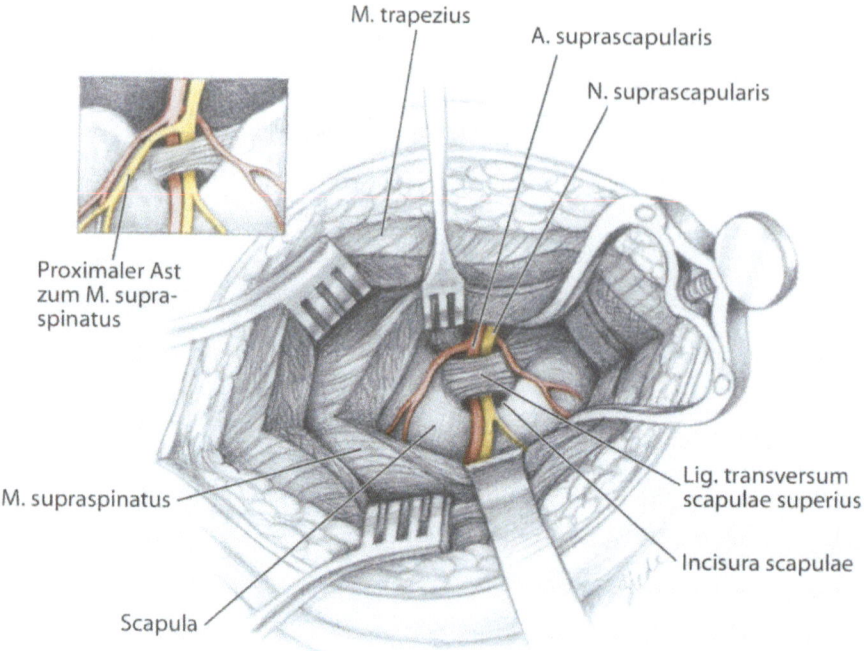

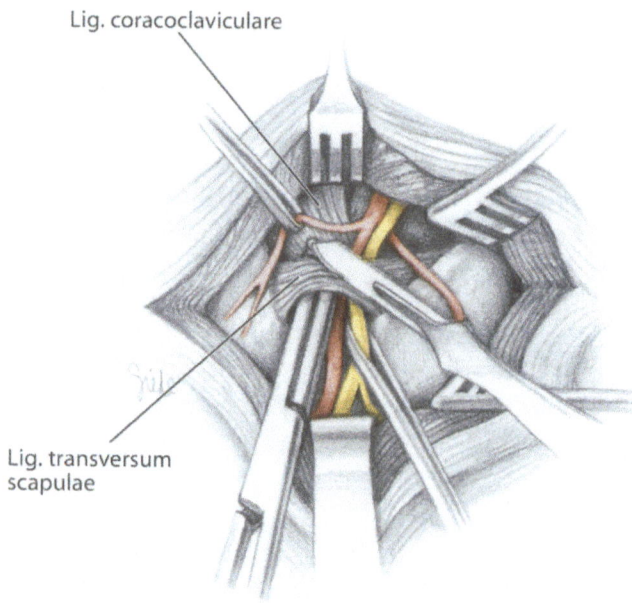

Abb. 10.7. Darstellung des N. suprascapularis und seines Verlaufs (zusammen mit der A. suprascapularis) unter dem Lig. transversum scapulae superius. (Nach Kline et al. 2001)

Lig. transversum scapulae inferius (LTSI) nach distal bis zur Fossa infraspinata (Abb. 10.7). Es ist ein vorwiegend motorischer Nerv. Nach den Untersuchungen von Murakami et al. (1977) versorgt der N. suprascapularis sensibel lediglich ein kleines Hautareal in der Nähe des Akromions.

Ursachen ▶ Der N. suprascapularis ist in dem osseofibrösen Kanal an der Incisura scapulae fest fixiert. Bei wiederholter Abduktion des Oberarmes oder Vorwärtsziehen der Schulter, wie dies beispielsweise bei Volleyball-, Handball-, Tennis-, und Basketballspielern der Fall ist, kann es zu einer chronischen Irritation des Nervs kommen (Antoniadis et al. 1996). Meist sind Hochleistungssportler betroffen. Auch bei Maurern und Bauarbeitern wurde dieses Syndrom beobachtet.

Außer traumatischen Ursachen (z. B. Frakturen des Schulterblattes mit Beteiligung der Incisura scapulae) können Ganglien, die von den benachbarten Gelenken ausgehen, den oberen und unteren Ast des N. suprascapularis komprimieren.

Symptome ▶ Im Anfangsstadium dieser Erkrankung werden lediglich tiefsitzende Schmerzen im Bereich der Schulter angegeben. Eine Schädigung des N. suprascapularis äußert sich in einer Außenrotationsschwäche im Schultergelenk und im fortgeschrittenen Stadium in einer Atrophie der Mm. spinati (Abb. 10.8). Nur ausnahmsweise besteht eine Hypästhesie über der dorsalen Schulter (Tackmann et al. 1989).

Die anfänglichen Schmerzen führen nur selten sofort zur korrekten Diagnose. Erst wenn Paresen und Atrophien auftreten, wird die Diagnose gestellt. Die Atrophie des M. supraspinatus wird häufig wegen des darüber liegenden kräftigen M. trapezius übersehen. Bei Lähmungen der Mm. spinati können deren Funktion von anderen Muskeln wie dem M. teres major und die pars spinata des M. deltoideus übernommen werden. Deswegen haben die Patienten in leichteren Fällen nur eine geringe Beeinträchtigung der motorischen Funktion.

Diagnose ▶ Rengachary et al. (1979) haben verschiedene anatomische Varianten der Incisura scapulae beschrieben. Zum Nachweis dieser Anomalien ist eine anterioposteriore Röntgenaufnahme der oberen lateralen Scapularegion mit einer nach 15–30° kaudalwärts gekippten Röhre erforderlich. Bei einem vorausgegangenen Trauma sollten Röntgenaufnahmen der Schulter und des gesamten Schulterblattes zum Ausschluss einer Fraktur oder sekundärer knöcherner Veränderungen angefertigt werden.

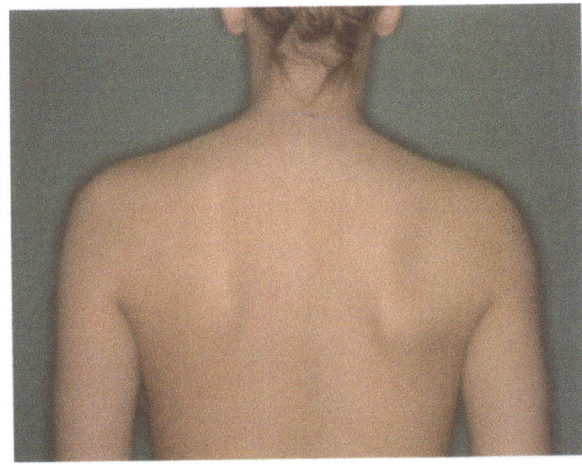

Abb. 10.8. Atrophie des M. infraspinatus und Fehlstellung des Schulterblatts infolge Läsion des N. suprascapularis

Neben der elektromyographischen Untersuchung aus den Mm. supra- und infraspinatus ist die elektroneurographische Abklärung – immer im Vergleich zur kontralateralen Seite – von entscheidender Bedeutung. Nach Stimulation des N. suprascapularis am Erb-Punkt wird die motorische Latenz zu den Mm. supraspinatus (Normwert: 3,3 ms) und M. infraspinatus (Normwert: 4,2 ms) bestimmt.

Differenzialdiagnostisch müssen ein C5-Wurzelreizsyndrom und andere Erkrankungen wie Sehnenrupturen im Bereich der Rotatorenmanschette, eine Periarthritis humeroscapularis, eine progressive Muskeldystrophie und eine spinale Muskelatrophie mit Schultergürtelbeteiligung ausgeschlossen werden. Auch reversible Druckläsionen durch Tragen schwerer Lasten auf der Schulter kommen vor.

Therapie ▶ Liegt nur eine Schmerzsymptomatik vor, so ist eine konservative krankengymnastische Behandlung der Schulterblattmuskeln angezeigt. Durch konservative Maßnahmen kann durchaus eine Schmerzfreiheit erreicht werden.

Bei bestehenden motorischen Störungen, insbesondere mit Atrophien der Mm. spinati, ist eine Dekompression des N. suprascapularis an der Incisura scapulae durch Spaltung des Lig. transversum scapulae superior (LTSS) indiziert (Abb. 10.7). Eine Dekompression des tiefen Astes zum M. infraspinatus und Durchtrennung des Lig. transversum scapulae inferior (LTSI) ist nur in seltenen Fällen erforderlich.

Operative Technik ▶ Der Eingriff wird über einen dorsalen Zugang in Bauchlage und Intubationsnar-

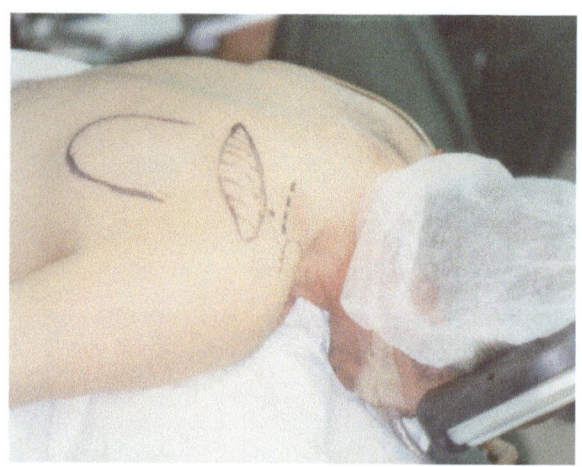

Abb. 10.9. Lagerung und Hautinzision (*gestrichelt*) zur Freilegung des N. suprascapularis

kose durchgeführt. Der Hautschnitt beträgt etwa 3 cm und wird etwa 2 cm oberhalb und parallel zur Spina scapulae angesetzt (Abb. 10.9). Durch stumpfes Vorgehen durch die Fasern des M. trapezius kann die Incisura scapulae und das LTSS identifiziert werden (Abb. 10.7). Oberhalb des LTSS verlaufen die A. und V. suprascapularis, unterhalb davon der N. suprascapularis. Die Operation wird zwecks besserer Sicht in der Tiefe mit dem Operationsmikroskop und langen selbsthaltenden Spateln durchgeführt. Aufgrund der verschiedenen anatomischen Varianten kann das Auffinden des Nervs Schwierigkeiten bereiten.

Kapitel 11
Kompressionssyndrome der Leistenregion

Anatomische Vorbemerkungen

Der NCFL entspringt in der Regel aus der 2. und 3. lumbalen Nervenwurzel. Er verläuft von medial oben nach lateral unten auf die Spina iliaca anterior superior (SIAS) zu. Distal des Leistenbands versorgt der Nerv, geteilt in einen ventralen und dorsalen Ast, die Haut im vorderen und lateralen Oberschenkel (Abb. 11.1).

Nach Ghent (1961) werden 4 verschiedene Verlaufsvarianten des Nervs unterschieden (Abb. 11.2):

- Typ I: Der Nerv tritt durch beide Zügel des Lig. inguinale, die auch die Kompressionsstelle des Nervs darstellen.
- Typ II: Er verläuft unterhalb des Leistenbandes, medial der Spina iliaca, und wird am scharfen Rand der Fascia iliaca bei aufrechter Körperhaltung komprimiert. Typ I und II sind die häufigsten Formen der MP.
- Typ III: Der Nerv verläuft durch den M. sartorius (sehr selten).
- Typ IV: Der Nerv liegt in einer Rinne der Spina iliaca und lateral des Ansatzes des Leistenbandes (sehr selten).

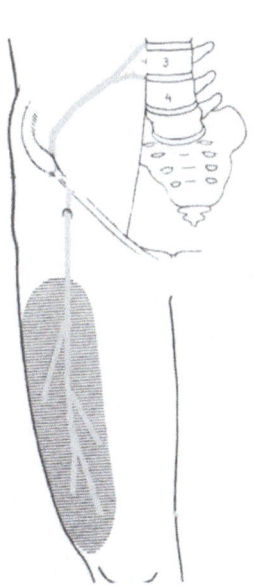

Abb. 11.1. Verlauf und Innervationsgebiet des N. cutaneus femoris lateralis

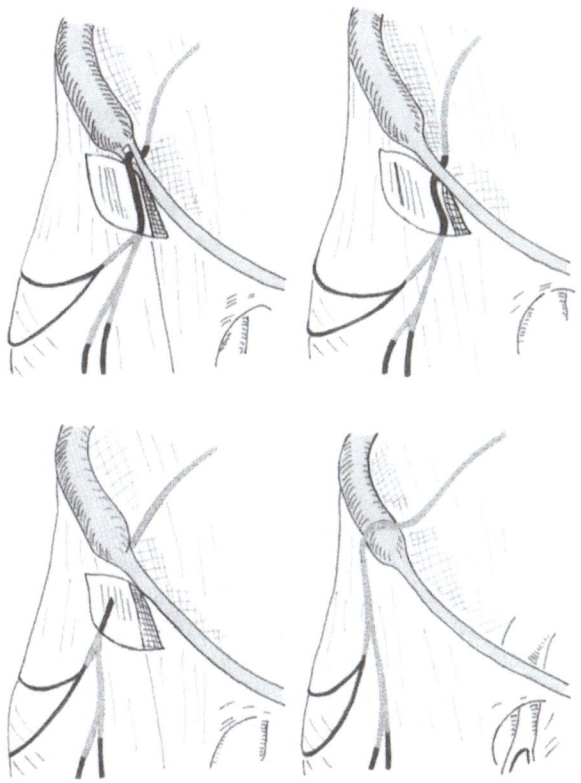

Abb. 11.2. Anatomische Verlaufsvarianten des N. cutaneus femoris lateralis. (Mod. nach Ghent 1961)

11.1
N. cutaneus femoris lateralis (Meralgia paraesthetica)

Die Kompressionsneuropathie des N. cutaneus femoris lateralis (NCFL), bekannt als Meralgia paraesthetica (MP), gehört zu den seltenen Kompressionssyndromen und betrifft einen rein sensiblen Nerv. Bereits im Jahre 1895 hatte Roth in einer Monographie über 15 Fälle dieses Kompressionssyndroms berichtet. Im gleichen Jahr erschienen die Mitteilung von Bernhardt (1895). Sigmund Freud (1895) diagnostizierte bei sich selbst eine Meralgie und vermutete eine Kompression des N. cutaneus femoris lateralis in der Leiste.

Bereits im Jahr 1885 resezierte Hager den NCFL zur Behandlung der MP. Im Jahr 1933 empfahl Learmonth die Dekompression und äußere Neurolyse des Nervs. Beide Methoden werden heute noch angewendet.

11.1.1
Pathogenese

Bei der Meralgia paraesthetica (MP) kommt es zu einer Einklemmung des NCFL in Höhe des lateralen Leistenbandes nahe der SIAS. Es sind mindestens 80 Ursachen für die Entstehung der MP beschrieben worden (Williams et al. 1991). Ursächlich wird zwischen den (seltenen) *symptomatischen* Formen (iatrogene posttraumatische Ursachen, Schwangerschaft, Adipositas, enge Kleider, diabetische Polyneuropathie) und den häufigeren *genuinen* (bei ungünstigen anatomischen Verläufen des Nervs) unterschieden (Benini 1992). Die frühere Annahme, dass die MP auf infektiös-toxischer Ursache beruht, wird von den meisten Autoren nicht geteilt (Sunderland 1978). Iatrogene Läsionen kommen hauptsächlich nach Eingriffen am Beckenkamm vor.

Die Affektion des Nervs tritt vorwiegend im Erwachsenenalter auf. Eine geschlechtliche Dominanz ist nicht erwiesen (Tackmann et al. 1989). Rund 7–10% der Patienten haben beidseitige Beschwerden, wobei beide Seiten gleich stark befallen sind (Kitchen 1972).

11.1.2
Klinisches Bild

Die häufigsten Symptome sind Parästhesien und sensible Störungen am ventralen und lateralen Oberschenkel, entsprechend dem Versorgungsgebiet des N. cutaneus femoris lateralis. Die Beschwerden treten akut oder schleichend auf. Alle Bewegungen, die Zug am Leistenband ausüben, wie langes Stehen, Gehen oder Liegen mit gestrecktem Bein, lösen brennende Schmerzen und Parästhesien am Oberschenkel aus. Ein umgekehrtes Lasègue-Zeichen mit Hyperextension im Hüftgelenk und gleichzeitiger Flexion im Kniegelenk provoziert Schmerzen im betroffenen Areal. Im weiteren Verlauf treten sensible Störungen in einem umschriebenen Gebiet am ventrolateralen Oberschenkel auf.

Bei der Mehrzahl der Patienten lässt sich ein Hoffmann-Tinel-Zeichen medial der Spina iliaca superior mit Missempfindungen am Oberschenkel feststellen (Tackmann et al. 1989).

11.1.3 Diagnostik

Die Verdachtsdiagnose wird in der Regel durch eine Blockade mit einem Lokalanästhetikum medial und unterhalb der SIAS bestätigt. Zur Diagnosesicherung wird von einigen Autoren die Ableitung des somatosensorischen evozierten Potentials (SEP) empfohlen (Flügel et al. 1984; Esteban 1998). Eine Latenzverzögerung oder Fehlen einer kortikalen Reizantwort wurde in den meisten Fällen beobachtet. Aufgrund der anatomischen Variabilität des NCFL empfiehlt Esteban (1998) multiple Skalpableitungen. Auch die Messung der sensiblen Nervenleitgeschwindigkeit des NCFL ist möglich (Butler 1974; Setor 1999). Butler (1974) hat eine Nervenleitgeschwindigkeit mit Werten über 40 m/s als normal angesehen. Die Messung gestaltet sich jedoch bei adipösen Patienten schwierig.

Differenzialdiagnostisch muss an ein Wurzelkompressionssyndrom L2 und L3 gedacht werden. Retroperitoneale Läsionen sind meistens tumorbedingt und verursachen selten eine isolierte Läsion des NCFL. Bei differenzialdiagnostischen Schwierigkeiten sollten computer- oder kernspintomographische Untersuchungen durchgeführt werden.

11.1.4
Therapie

Eine Behandlung ist nicht immer erforderlich, da sich bei 25% der Patienten die Symptome spontan zurückbilden (Mumenthaler 1987). Die konservative Behandlung ist in bis zu 50% der Fälle erfolgreich (Williams 1991). Die konservativen Maßnahmen bestehen in Infiltrationen mit Lokalanästhetika, ergänzt durch Kortikosteroide, wobei unter die Fascia lata medial und kaudal des SIAS infiltriert wird. Vermeidung von Kompressionen des Nervs durch Korsett oder enge Hosen und evtl. eine Gewichtsreduktion können ebenfalls zur Symptomfreiheit führen. Die operative Behandlung ist indiziert, wenn die Schmerzen hartnäckig und quälend sind und die konservativen Maßnahmen keine oder nur eine vorübergehende Besserung des klinischen Bildes herbeiführen (Benini 1982, Ivins 2000; Tackmann et al. 1989).

Es gibt zwei operative Techniken:
- Die Dekompression und Neurolyse des Nervs durch Beseitigung aller komprimierenden Strukturen und
- die Durchtrennung des Nervs mit Resektion eines Nervsegments (Abb. 11.3b).

Die frühen Publikationen favorisierten die Resektion des Nervs mit guten postoperativen Ergebnissen (King 1941). Wegen möglicher Deafferentierungsschmerzen nach Durchtrennung des Nervs wurde von späteren Autoren die externe Dekompression und Neurolyse bevorzugt (Benini 1992; Tackmann et al. 1989).

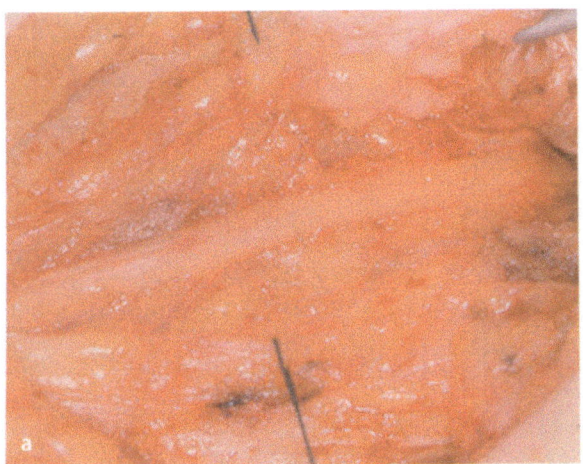

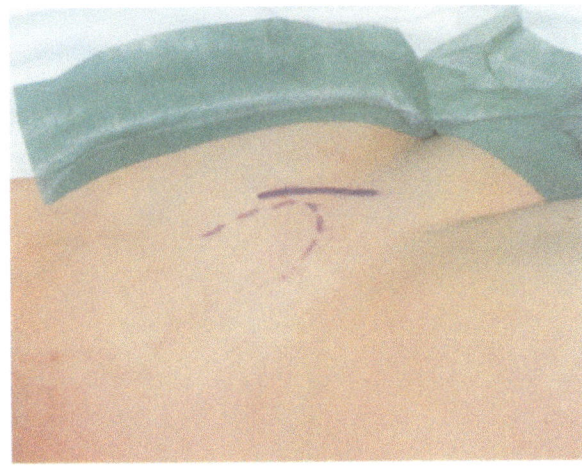

Abb. 11.4. Hautinzision zur Freilegung des N. cutaneus femoris lateralis

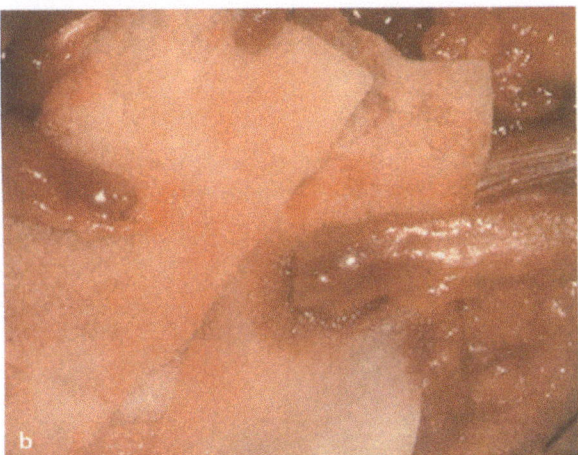

Abb. 11.3a,b. Operationssitus nach Freilegung des N. cutaneus femoris lateralis, (a) medial der Spinae iliaca anterior superior und (b) Resektion des Nervs

Williams et al. (1991) berichteten über eine erfolgreiche Therapie bei 23/24 Patienten nach Durchtrennung des NCFL. Ähnlich gut waren die Ergebnisse bei Van Eerten et al. (1995). Benini (1992) hatte diese Technik wieder verlassen, nachdem die ersten 4 Patienten im Anschluss an eine Exhairese des Nervs Deafferenzierungsschmerzen bekamen. Von 36 Patienten waren 32 nach einfacher Dekompression des Nervs beschwerdefrei.

Macnicol et al. (1990) berichteten über eine komplette Schmerzfreiheit bei 11/15 nach Neurolyse des Nervs (mittlerer Nachbeobachtungszeitraum 5,5 Jahre). Die besten Ergebnisse fand er bei Patienten, deren Symptome nicht länger als 18 Monate bestanden. Nahabedian u. Dellon (1995) erzielten bei 25/26 Patienten durch die Dekompression sehr gute Ergebnisse.

Inzwischen werden beide Methoden eingesetzt, wobei die Dekompression des Nervs die logischere Behandlung der Kompressionsneuropathie als seine Durchtrennung darstellt. Die Entscheidung für eine der beiden Techniken trifft der Operateur in den meisten Fällen intraoperativ. Die Indikation zur Durchtrennung des Nervs wird bei Fehlen einer eindeutigen Kompressionsstelle, bei iatrogener oder posttraumatischer Läsion des Nervs mit Neurombildung oder bei einem Rezidiv nach vorausgegangener Dekompression gestellt.

In der Literatur existieren noch keine prospektiven randomisierten Vergleichsstudien zwischen Neurolyse und Durchtrennung des NCFL. In einer eigenen Studie (Antoniadis et al. 1996) erreichten 72% der Patienten nach Neurolyse und 82% nach Durchtrennung eine Schmerzfreiheit oder Schmerzreduktion.

Operative Technik ▶ Der Eingriff wird in Allgemein- oder Lokalanästhesie durchgeführt. Der Patient wird auf dem Rücken gelagert. Über eine Längsinzision medial der SIAS von 5–6 cm Länge (Abb. 11.4) wird der NCFL auf dem Vorderrand des M. sartorius unter der Fascia lata aufgesucht und nach kranial verfolgt. Nach Spaltung der Muskelfasern der Mm. obliquus externus, internus und transversus abdominis kann die hintere abdominale Wand dargestellt werden. Hier ist auf den N. ilioinguinalis zu achten (Abb. 11.5). Der Hauptstamm des NCFL kann unterhalb der Fascia iliaca identifiziert werden. Der Nerv wird dann nach kaudal verfolgt und in seiner gesamten Länge dekomprimiert (Abb. 11.6a,b). Es genügt, wenn eines der beiden Blätter des Leistenbands gespalten wird.

Falls man sich zu einer Resektion des Nervs entschließt, muss diese weit proximal des Leistenbandes erfolgen. Dadurch können schmerzhafte Stumpfneurome vermieden werden.

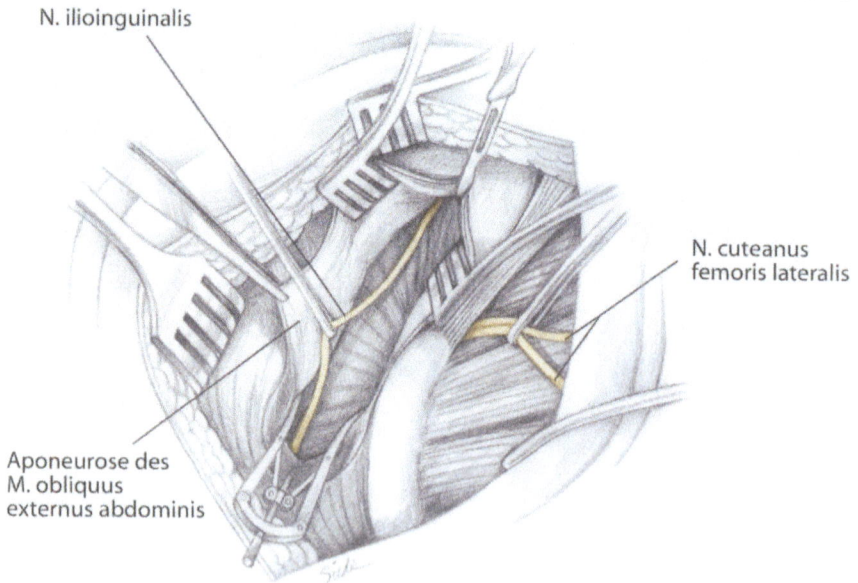

Abb. 11.5. Anatomieschema des N. cutaneus femoris lateralis (Meralgia parästhetica): Verlauf des hier bereits zweigeteilten N. cutaneus femoris lateralis durch bzw. unterhalb des Leistenbandes. Proximal der Spinae iliaca anterior superior erkennt man den N. ilioinguinalis. (Aus Kline et al. 2001)

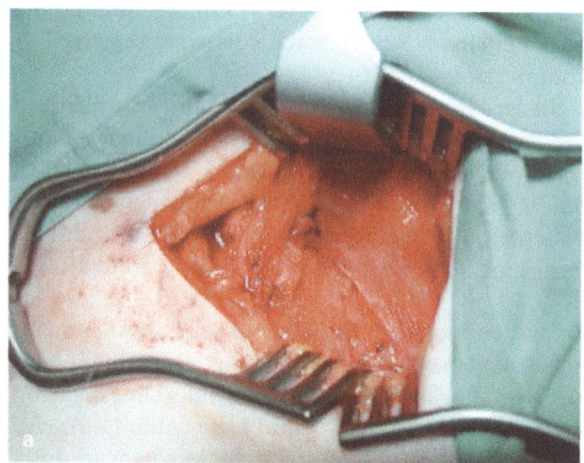
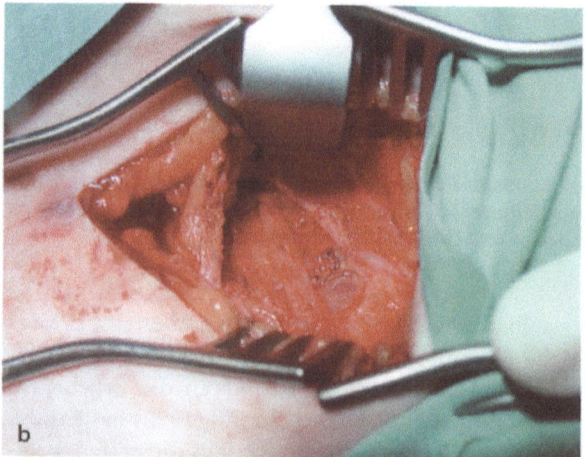

Abb. 11.6a,b. Operationssitus nach Freilegung des N. cutaneus femoris lateralis

Aldrich et al. (1988) berichteten über einen Zugang oberhalb des Lig. inguinale (suprainguinaler Zugang) mit einem 2 cm langen, horizontalen Hautschnitt. Dieser Zugang hat den Vorteil, dass der Nerv vom Hauptstamm bis in seine Äste verfolgt werden kann. Wegen der unterschiedlichen Verlaufsvarianten ist der NCFL außerdem im proximalen Bereich leichter zu identifizieren.

11.2
N. iliohypogastricus, N. ilioinguinalis

Die vorwiegend aus der 1., aber auch aus der 2. Lumbalwurzel sowie der 12. Thorakalwurzel hervorgehenden Nerven versorgen die unteren Bauchmuskeln motorisch, die laterale Hüftregion und die Leiste sensibel, wobei das Innervationsgebiet des N. ilioinguinalis bis zum Skrotum reicht. Allerdings ist die sensible Versorgung der Leistenregion sehr variabel und durch Überlappung einzelner Innervationsgebiete zum Teil schwer abgrenzbar. Bei Kompression und Schädigung der Nerven in der Leistenregion sind lediglich die *sensiblen* Innervationsgebiete der Leiste und der Genitalregion betroffen.

Eigentliche Kompressionssyndrome der beiden Nerven sind selten. Meist handelt es sich um iatrogene Läsionen nach Herniotomien oder urologischen Eingriffen, Gefäßpunktionen, Beckenkammbiopsien und Hämatombildungen. Kopell (1980) hat ein seltenes Engpasssyndrom des N. ilioinguinalis beim Druchtritt durch die Schichten der ventrolateralen Bauchwand beschrieben. Eine Infiltration mit einem Anästhetikum an der Durchtrittsstelle soll die Diagnose sichern und ein sofortiges Sistieren der Schmerzen bewirken.

Häufiger müssen funktionelle Schmerzsyndrome der Leistenregion, auch im Rahmen larvierter Depressionen, differenzialdiagnostisch abgegrenzt werden.

Die chirurgische Behandlung ist aufwändig, der Behandlungserfolg meist nicht voraussehbar. Mikrochirurgische Neurolysen im Narbengewebe nach vorangegangenen Eingriffen sind technisch schwierig. Rhizotomien garantieren keinen Behandlungserfolg und können, insbesondere bei funktionellen Beschwerden, eine zusätzliche psychische Fixierung zur Folge haben.

11.3
N. genitofemoralis

Der N. genitofemoralis entspringt aus den Wurzeln L1 und L2 und zieht am lateralen Rand des M. psoas major entlang in Begleitung der A. iliaca communis. Er verläuft relativ nahe an Urether und Kolon. Spätestens am Leistenband teilt er sich in den R. genitalis und R. femoralis, wobei ersterer den Samenstrang im Leistenkanal begleitet und motorisch den M. cremaster und sensibel das Skrotum bzw. die Labia innerviert. Das sensible Innervationsgebiet liegt etwas distal von dem des N. ilioinguinalis.

Die Symptomatik ist geprägt von mehr oder weniger diffusen Schmerzen im Leistenbereich, der Oberschenkelinnenseite und dem Skrotum. Umschriebene sensible Störungen finden sich selten, der Kremasterreflex kann in fortgeschrittenen Fällen fehlen.

Die Abgrenzung von Beschwerden, die durch die Nn. ilioinguinalis oder iliohypogasticus bedingt sind, ist oft schwierig; auch hier sind funktionelle Beschwerdebilder nicht ungewöhnlich. Läsionen des Nervs kommen häufig ebenso wie bei den anderen Leistennerven nach Herniotomien und urologischen Eingriffen vor. Ein eigentliches Kompressionssyndrom ist nicht erwiesen. Die chirurgische Behandlung ist problematisch und in den meisten Fällen nicht indiziert.

Idiopathische Kompressionssyndrome der Nn. femoralis und obturatorius kommen nicht vor. Ursächlich für die Affektion dieser Nerven sind meist Tumore oder ausgedehnte Hämatome der Beckenregion. Bei einer Affektion des N. obturatorius muss an eine Obturatoriushernie gedacht werden. Symptome sind Dysästhesien im Bereich der medialen Seite des distalen Oberschenkels, teilweise bis zum Knie. Bei Läsionen des N. femoralis in der Leistenregion finden sich Dyästhesien oder Hypästhesie auf der Oberschenkelvorder- und -innenseite sowie im Gebiet des N. saphenus (s. auch S. 131), dem sensiblen Endast des N. femoralis.

Eine operative Indikation ergibt sich allenfalls bei sehr großen Hämatomen in der Leistenbeuge mit schwerer Schädigung des N. femoralis. Bei Einblutungen in den Nerv ist die Prognose mit Zurückhaltung zu stellen.

Kompressionssyndrome des N. tibialis

Anatomische Vorbemerkungen

Der N. tibialis, dessen Wurzeln aus den Segmenten L4–S3 stammen, verlässt das Becken durch das Foramen infrapiriforme zusammen mit dem N. peronaeus meist noch gemeinsam als N. ischiadicus. Letzterer kann sich jedoch bereits hier in seine beiden Äste aufteilen. Verlaufsanomalien und vorausgegangene Traumen können Ursache eines (seltenen) *Piriformis-Syndroms* (s. S. 127) sein. Im mittleren und distalen Bereich des Oberschenkels sind beide Nerven räumlich getrennt, wobei der N. peronaeus (s. dort) lateral zur Kniekehle abbiegt, während der N. tibialis geradeaus zur Mitte der Kniekehle weiter verläuft. Der N. tibialis gibt hier u. a. den sensiblen N. cutaneus surae medialis ab, der im Bereich des Unterschenkels den N. suralis zusammen mit dem N. cutaneus surae laeralis aus dem N. peronaeus bildet (s. S. 129). Im distalen Unterschenkeldrittel verläuft der N. tibialis zusammen mit der A. und V. tibialis posterior als Nerv-Gefäß-Bündel relativ oberflächlich und tritt zwischen Innenknöchel und Fersenbein in den Tarsaltunnel ein. Das Dach dieses zunächst noch relativ weiten Tunnels wird vom Retinaculum flexorum oder Lig. laciniatum gebildet. Es geht fächerförmig vom Innenknöchel aus und strahlt nach proximal zur Unterschenkelfaszie, im mittleren Bereich zum Fersenbein und distal, wo es meist am dicksten ist, in die Plantaraponeurose aus. In dem Kanal verlaufen neben dem zunächst noch ungeteilten N. tibialis die Sehnen der Mm. tibialis posterior, flexor hallucis longus und digitorum longus sowie das Gefäßbündel. Letzteres setzt sich aus der A. und V. tibialis posterior zusammen, wobei häufig reteähnliche venöse Geflechte anzutreffen sind (Abb. 12.1). Innerhalb des Tarsaltunnels teilt sich der N. tibialis in den R. plantaris medialis und den R. plantaris lateralis auf. Proximal der Aufteilungsstelle geht der meist etwas variablere R. calcaneus ab. Letzterer ist ausschließlich sensibel. Der N. plantaris medialis zieht entlang des M. abductor hallucis nach distal. Er versorgt den M. flexor digitorum brevis, den M. abductor hallucis und teilweise den M. flexor hallucis brevis. Die sensiblen Endäste der Nn. plantaris medialis und lateralis treten lateral vom M. abductor hallucis in die Fußsohle ein. Sie liegen unter dem M. flexor digitorum brevis und treten an dessen medialen bzw. lateralen Rand unter die Plantaraponeurose. Hier erfolgt die Teilung in die Nn. digitales plantares communis. Zusammen mit den Gefäßen ziehen sie durch die Plantaraponeurose in die Subkutis und versorgen die Zehen sensibel. Der N. plantaris lateralis verläuft zwischen dem M. flexor digitorum brevis und dem M. quadratus plantae nach lateral und distal, wo er sich in die Äste teilt, die die Mm. abductor digiti quinti, extensor digitorum minimi und quadratus plantae versorgen. Der R. superficialis enthält die Hautnerven zur Kleinzehe und der lateralen Hälfte der 4. Zehe sowie der lateralen Hälfte der Fußsohle (mit Ausnahme der Ferse).

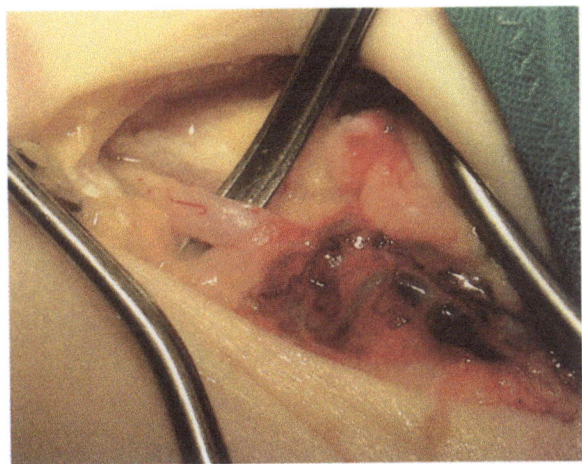

Abb. 12.1. Reteartiges venöses Konglomerat im proximalen Bereich des Tarsaltunnels, distal der noch ungeteilten N. tibialis

12.1 Hinteres (mediales) Tarsaltunnelsyndrom

Das Tarsaltunnelsyndrom ähnelt dem Karpaltunnelsyndrom (Sunderland 1978), ist jedoch unvergleichlich seltener als jenes und wird außerdem viel zu häufig diagnostiziert. Von Pisani (1998) wird auch der Begriff des medialen Tarsaltunnelsyndroms gebraucht. Die ersten Publikationen über das Tarsaltunnelsyndrom stammen von Martin (1946) und Keck (1962, zit. nach Sunderland 1978). In der Gebührenordnung wird es trotz seiner geringen Bedeutung gleichrangig neben dem KTS genannt.

12.1.1 Pathogenese

Ein idiopathisches hinteres Tarsaltunnelsyndrom ist selten. Neben Fußdeformitäten als auslösende Ursache kommen posttraumatische Zustände wie Innenbandläsionen oder Innenknöchelfrakturen in Frage.

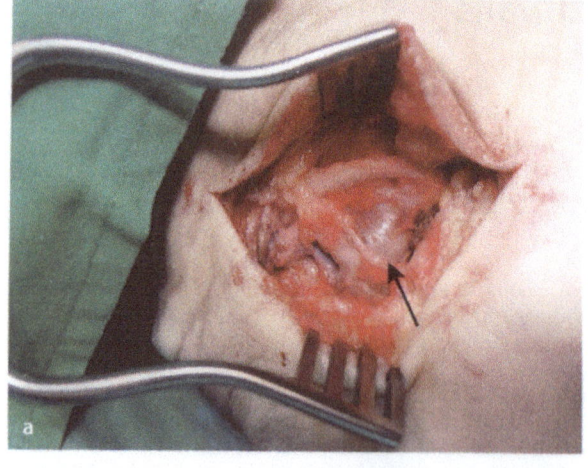
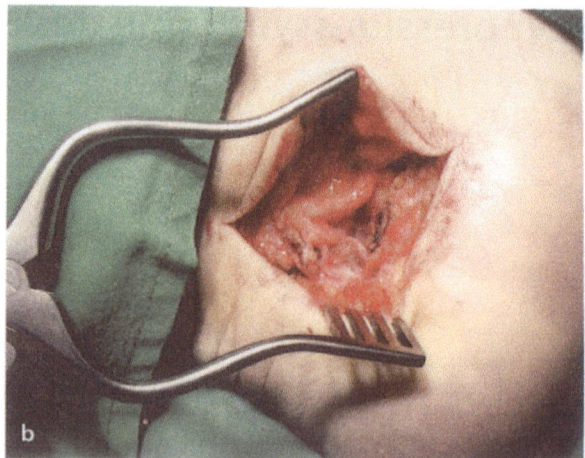
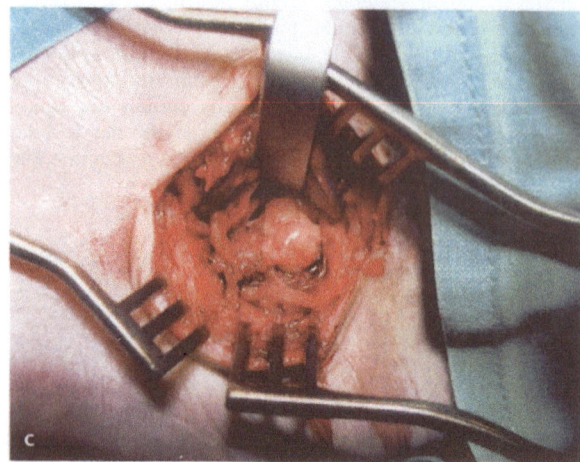
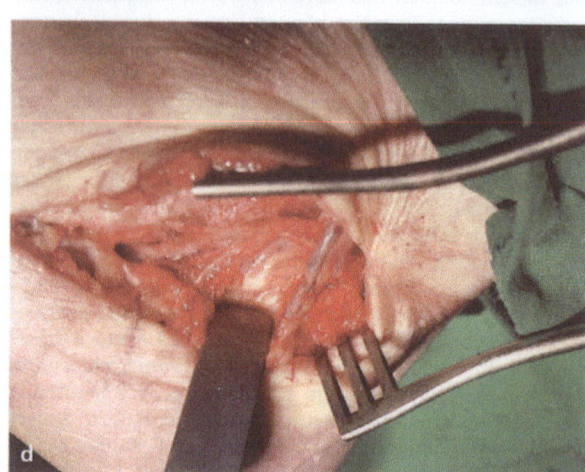
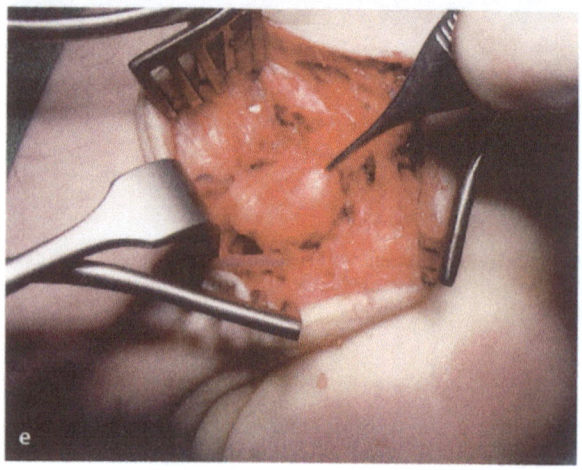

Abb. 12.2a–e. Intraoperative Befunde beim Tarsaltunnelsyndrom. **a** Ganglion im Tarsaltunnel (nach Resektion des Retinaculum flexorum). Oberhalb des Ganglions sind der N. tibialis, am linken Rand der R. calcaneus (*Pfeil*) erkennbar. **b** Situs nach Teilresektion des Ganglions. **c** Lipom als Ursache eines Tarsaltunnelsyndroms (das Nervgefäßbündel ist nach oben durch den Retraktor weggehalten). **d** Unterhalb des Lipoms erkennt man den R. calcaneus, eine den N. tibialis rechtwinklig kreuzende Arterie als mögliche Ursache eines Tarsaltunnelsyndroms. **e** Traumatisches Neurom des N. tibialis im Tarsaltunnel nach iatrogener Teilläsion des Nervs. Das Retinaculum extensorum wurde gespalten, das Neurom wurde belassen, da noch eine gute Restfunktion bestand

Die ausgeprägtesten Kompressionen konnten wir bei Ganglien, die von den Mittelfußgelenken ausgingen, beobachten (Abb. 12.2a). Lipome kommen hier ebenfalls vor (Abb. 12.2c). Auch Nervtumore wie Neurofibrome oder Schwannome, und traumatische Neurome im Bereich des Tarsaltunnels können zu einer Kompression des N. tibialis führen. Als weitere seltene Ursachen eines Tarsaltunnelsyndroms können spondylarthrotische und entzündliche Gelenkveränderungen, anatomische Normvarianten (ein akzessorischer M. abductor hallucis, akzessorische Sehnen) oder eine den Nerv überkreuzende Arterie (Abb. 12.2d) beobachtet werden (Tackmann et al. 1989). Auch nach Schwellungszuständen bei exzessiven sportlichen Betätigungen (Joggen, Marathonlauf) kann es zu einer Tarsaltunnelsymptomatik kommen (Rask 1978). Bei einem Fall eines Teilnehmers am „iron man" sahen wir eine massive Nervschädigung, die sich trotz operativer Dekompression nicht mehr erholte. Bei Eintritt in die Plantarmuskulatur können auch isolierte Kompressionen der Nn. plantaris medialis und lateralis vorkommen. Für diesen Bereich wurde von Heimkes et al. (1984) der Begriff des distalen Tarsaltunnels geprägt.

12.1.2
Symptomatik und Diagnose

Das hintere Tarsaltunnelsyndrom wird zu häufig diagnostiziert (Mumenthaler 1974). Dies hängt mit den häufig uncharakteristischen Beschwerden zusammen, wie sie auch bei Polyneuropathien, die im Bereich der unteren Extremitäten beginnen und dort ihre stärkste Ausprägung haben, vorkommen. Es handelt sich in erster Linie um Parästhesien, teilweise auch Brennschmerzen im Bereich des Vorfußes und der Zehen, gelegentlich auch ausschließlich der Ferse, die nach proximal ausstrahlen können. Sie verstärken sich unter Belastung, treten jedoch auch in Ruhe bzw. während der Nacht auf.

Der klinische Befund ist gekennzeichnet durch eine Druckdolenz und ein Hoffmann-Tinel-Zeichen im Verlauf des noch ungeteilen N. tibialis meist in Höhe des Innenknöchels oder etwas weiter distal nach Aufteilung in die Nn. plantaris medialis und lateralis. Die Hypästhesie hält sich an das Gebiet des N. tibialis, kann jedoch sowohl den N. plantaris medialis als auch lateralis betreffen oder ausschließlich den R. calcaneus. In fortgeschrittenen Fällen können muskuläre Atrophien im Bereich des Fußgewölbes vorkommen, die mit einer Abspreizschwäche und einer Krallenstellung der Kleinzehen einhergehen.

Die *elektrophysiologische Untersuchung* ist beweisend für ein Tarsaltunnelsyndrom, negative Befunde schließen jedoch ein solches nicht aus. Findet sich eine stark verzögerte Latenz der Nn. plantaris medialis und lateralis sowie gleichzeitig eine Denervationsschädigung der Kennmuskeln, ist die Diagnose hinreichend gesichert. In allen anderen Fällen, bei denen der Nachweis einer Leitungsverzögerung oder eines Leitungsblocks nicht gelingt, muss die Diagnose fraglich bleiben. Auch der Ninhydrintest nach Moberg ist wenig verlässlich. Zur Diagnosesicherung kann eine probatorische Injektion eines Lokalanästhetikums in den Tarsaltunnel erfolgen, die allerdings nicht immer eindeutig ist.

Differenzialdiagnostisch ist in erster Linie eine Polyneuropathie, aber auch ein radikuläres L5- oder S1-Syndrom, abzugrenzen. Außerdem sollte auf eine eventuelle Morton-Metatarsalgie geachtet werden. Gelegentlich können auch arterielle Durchblutungsstörungen ähnliche Beschwerden machen.

Bei gesicherter Diagnose ist die Behandlung operativ. Der Eingriff kann in Lokalanästhesie oder i. v.-Regionalanästhesie und Unterschenkelblutsperre vorgenommen werden. Wegen der in der Knöchelregion häufig vorkommenden Varikosis ist jedoch ein Eingriff in Spinal- oder Allgemeinanästhesie vorzuziehen.

12.1.3
Operative Technik

Der Patient wird auf den Rücken gelagert, der Fuß leicht nach außen rotiert. Die Inzision erfolgt bogenförmig um den medialen Epikondylus in Richtung auf das Fußgewölbe bis zum medialen Fußrand (Abb. 12.3a). Nach Durchtrennen des Subkutangewebes wird ein großer Wundspreizer eingesetzt. Das Nervgefäßbündel wird zwischen Innenknöchel und Achillessehne möglichst weit proximal aufgesucht und das Retinaculum flexorum dargestellt und vollständig gespalten. Es finden sich mehr oder weniger ausgeprägte retartige venöse Strukturen. Auf den zum Fersenbein abgehenden R. calcaneus ist zu achten. Nach der Teilungsstelle in die Nn. plantaris medialis und laterales werden diese bis in die Plantarmuskulatur freigelegt und einengende Strukturen durchtrennt (Abb. 12.4). Eingriffe am Nerv selbst (interfaszikuläre Neurolyse) sind überflüssig bzw. schädlich. Findet sich ein Lipom oder Ganglion (Abb. 12.2a–c), wird dieses vollständig und einschließlich des Gelenksstiels exstirpiert. Nach sorgfältiger Blutstillung wird eine Drainage eingelegt und die Wunde durch Einzelnähte verschlossen. Postoperativ ist eine Teilbelastung des Fußes möglich, eine Hochlagerung für 2 bis 3 Tage erwünscht.

Wundheilungsstörungen sind nicht ungewöhnlich, insbesondere bei diabetischen und variкösen Veränderungen (Mackinnon 1988). Postoperativ können auch noch für einige Wochen Dysästhesien vorkommen.

Die Prognose ist in typischen posttraumatischen Fällen oder nach Exstirpation eines Lipoms oder Ganglions günstig. Bei letzterem können allerdings Rezidive vorkommen. Einzelne Autoren haben jedoch nur eine Erfolgsquote von 50% (Linscheid et al. 1970) berichtet. Hier spielt möglicherweise die präoperative Auswahl der operierten Fälle bzw. die zu großzügige Indikationsstellung eine Rolle.

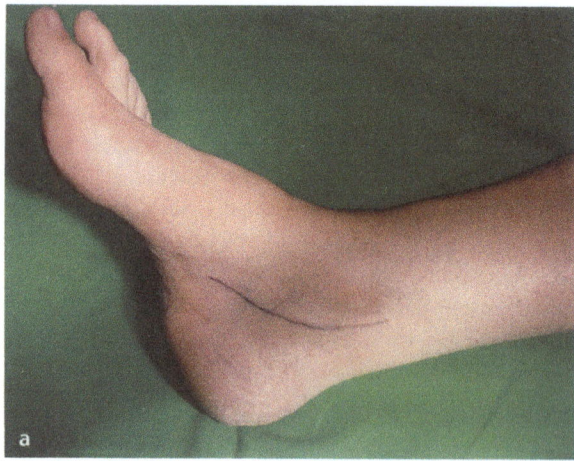
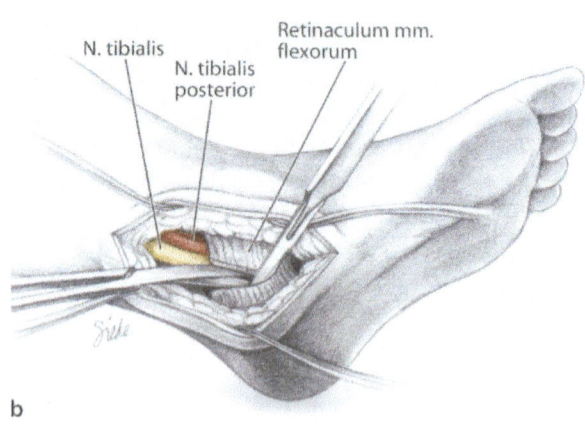

Abb. 12.3a,b. Operation des Tarsaltunnelsyndroms. **a** Hautinzision; **b** Eröffnung des Tarsaltunnels durch Spaltung des Retinaculum flexorum und Darstellung der einzelnen Äste des N. tibialis. (Aus Kline et al. 2001)

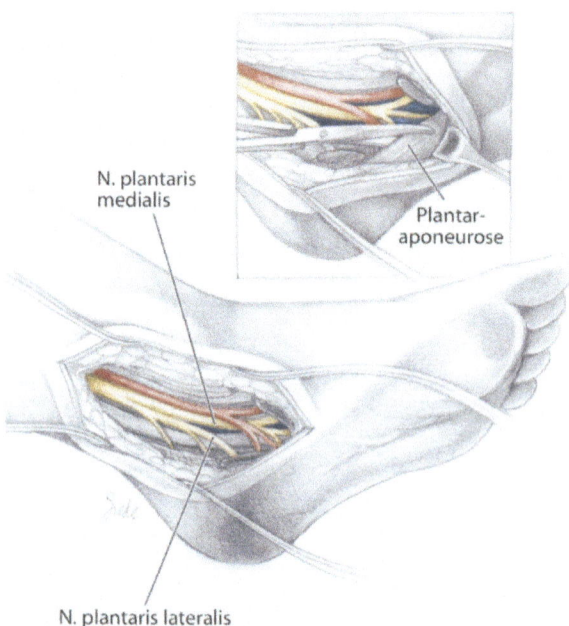

Abb. 12.4. Zur kompletten Dekompression muss die Plantaraponeurose etwas inzidiert werden. (Aus Kline et al. 2001)

> Wenn die Diagnose zweifelhaft ist und keine eindeutige Latenzverzögerung des N. plantaris medialis oder lateralis nachgewiesen wurde, erscheint hinsichtlich der operativen Indikation Zurückhaltung angezeigt.

12.2 Morton-Metatarsalgie

Die Morton-Metartarsalgie wurde als erstes Engpasssyndrom eines peripheren Nervs 1876 von Morton beschrieben. Es ist ein relativ seltenes oder selten erkanntes Krankheitsbild, das in etwa 1,6% der nicht unmittelbar traumatischen Nervenläsionen und bei 3% der Patienten mit Vorfußschmerzen beobachtet wurde (Claustre u. Simon 1978; Mumenthaler 1974). Das Syndrom tritt vorzugsweise im Interdigitalraum 3/4 und seltener bei 2/3 auf, während es in den übrigen Interdigitalräumen praktisch nicht vorkommt. Es findet sich bei Frauen mehr als 4-mal so häufig wie bei Männern (Assmus 1994).

12.2.1 Pathogenese

Seit der Erstbeschreibung durch Morton, der eine Affektion des Metatarsalgelenks der 4. Zehe annahm, wurden zahlreiche und unterschiedlichste pathogenetische Vorstellungen entwickelt. Eine Übersicht über die wichtigsten ist der Tabelle 12.1 zu entnehmen. Neben einer chronisch rezidivierenden mechanischen Irritation wurde von den meisten Autoren eine Kompression im Metatarsaltunnel (Morris 1977) der dorsal vom Lig. metatarseum transversum und plantar von den Querfasern der Plantaraponeurose gebildet wird (Abb. 12.5). Einige Autoren vertreten die Meinung, dass der Traktion und dem Abknicken der Digitalnerven am Vorderrand des Lig. intermetatarsale eine größere Bedeutung zukommt. Begünstigend soll sich hierbei die Tatsache auswirken, dass

12.2.1 Pathogenese

Tabelle 12.1. Unterschiedliche pathogenetische Vorstellungen und operative Ansätze bei der Morton-Metatarsalgie

Autor	Jahr	Fälle	Pathogenetische Hypothese	Zugang und Operation
Morton	1876	11	Kompression durch abnorm. Beweglichkeit der Metatarsalköpfchen	Resektion der Metatarsalköpfchen (und des Nervs?)
Nissen	1948		Vaskuläre Veränderung	Plantar, längs, Resektion
Mulder	1951	11	Kompression und Bursitis	Plantar, längs, Resektion
Gilmores	1973	32		Nervtransposition
Gauthier	1979	>200	Kompression	Spaltung des Lig. intermetatarsale und Neurolyse
Kopell	1980		Traktion	Interdigital, dorsal, Resektion
Richter	1986		Traktion	Plantar, längs, Resektion
Mackinnon u. Dellon	1988			Dorsal und plantar, Dekompression/Resektion
Dellon	1992	5	Kompression zwischen Metatarsalköpfchen	Dorsal, Durchtrennung des Lig. intermetatarsale, Neurolyse
Assmus	1994	54	Kompression zwischen Metatarsalköpfchen	Dorsal interdigital, Resektion
Nashi	1997	52		Dorsal und plantar, Resektion
Pisani	1998		Traktion, Kompression im Metatarsaltunnel	Plantar, quer, Resektion
Assmus (unveröffentlicht)	2002	42	Kompression zwischen Metatarsalköpfchen und Bursitis	Dorsal intermetatarsal, Resektion einschließlich Bursektomie

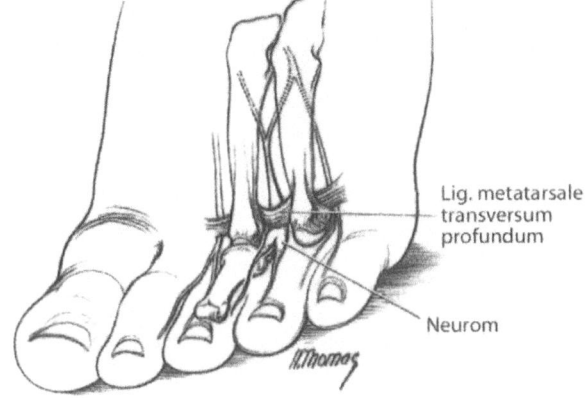

Abb. 12.5. Schematische Darstellung des Morton-Neuroms und seine Beziehung zum Lig. metatarsale transversum. (Nach Kopell 1980)

die Nerven der 3. und 4. Zehe aus beiden Plantarnerven (medialis und lateralis) gebildet werden und deswegen relativ unbeweglich sind (Tackmann et al. 1989).

Logischer erscheint uns jedoch ein anderer pathogenetischer Mechanismus. Distal des Lig. metatarseum transversum profundum verlaufen die Zehennerven zusammen mit den begleitenden Gefäßen nach dorsal, jedoch normalerweise nicht im Metatarsalspalt. Dieser wird von der Bursa intermetatarsophalangea, die häufig chronisch-entzündliche Veränderungen und Verdickungen (Abb. 12.6a,b) aufweist, ausgefüllt. Mulder (1951) hat erstmals darauf hingewiesen, dass diese voluminöse Bursa und ein relativ lockeres Intermetatarsalband zwischen 3. und 4. Zehe die Verlagerung des plantaren Nervgefäßbündels in den Metatarsalspalt begünstigen.

> Die in den Intermetatarsalspalt verlagerten Digitalnerven erfahren zwischen den Metatarsalköpfchen eine chronische Irritation, die zur Pseudoneurombildung und einem Konglomerat mit der entzündlich veränderten Bursa führt. Dies scheint in den meisten Fällen die Ursache der Morton-Metatarsalgie zu sein.

Die histologischen Befunde am Nerv entsprechen einer bindegewebigen Sklerose des Endoneuriums (Lassmann 1968). Außerdem finden sich Gefäßveränderungen, die andere Autoren eine ischämische Ursache der Morton-Neuralgie vermuten ließen (Nissen 1951).

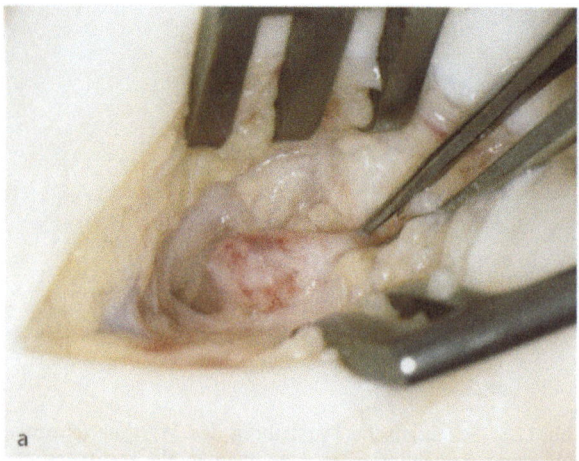

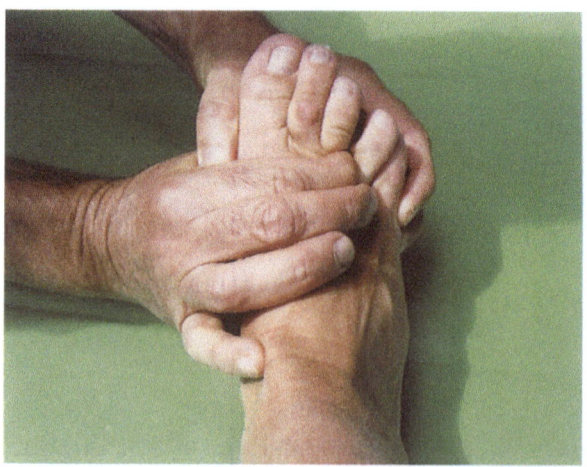

Abb. 12.7. Palpationstest bei Morton-Metatarsalgie: Es wird abwechselnd eine seitliche Kompression des Vorfußes (*linke Hand*) und ein Zangengriff des Intermetatarsalraums 3/4 ausgeübt. Hierbei kann man das sich zwischen den Metatarsalköpfchen verschiebende Pseudoneurom tasten

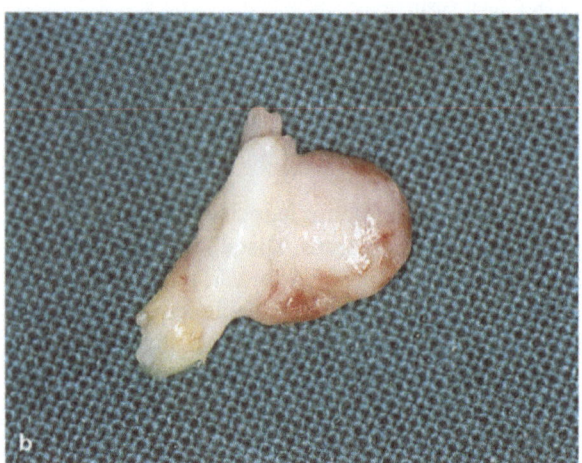

Abb. 12.6. a Operationssitus nach Freilegung eines Morton-Neuroms im Interdigitalraum 3/4, über einen dorsalen Zugang. **b** Das exzidierte Morton-Neurom mit der fest anhaftenden, entzündlich veränderten und verdickten Bursa intermetatarsale

12.2.2
Symptome und Diagnose

Typische Symptome sind belastungsabhängige Schmerzen im Vorfuß mit Ausstrahlung in die mittleren Zehen, besonders beim Tragen enger Schuhe. Die Beschwerden werden oft jahrelang verkannt und als Spreizfußbeschwerden missdeutet, zumal gleichzeitig eine Spreizfußdeformität vorkommen kann. Die Schmerzen können blitz- und attackenartig sein und sistieren häufig nach Ende der Belastung nicht, sondern werden weiter in Form eines eher dumpfen Dauerschmerzes empfunden. Sie können auch in der Nacht auftreten. Bei der klinischen Untersuchung zeigt sich eine umschriebene Druckdolenz zwischen der 3. und 4., selten auch der 2. und 3. Zehe, unmittelbar distal oder zwischen den Metatarsalköpfchen. Bei Palpation des Interdigitalraums mit Daumen und Zeigefinger einer Hand unter gleichzeitiger seitlicher Kompression des Vorfußes mit der anderen Hand kann man nicht nur den typischen Schmerz auslösen, sondern auch gleichzeitig eine Krepitation des Pseudoneuroms („Klick-Phänomen") tasten (Abb. 12.7). Mulder (1951) beschrieb einen ähnlichen Test, wobei er mit dem rechten Daumen lediglich von plantar einen leichten Druck ausübte, während linker Daumen und Zeigefinger die Metatarsalköpfchen seitlich zusammenpressen. In vielen Fällen finden sich auch sensible Störungen der lateralen Hälfte der 3. und/oder der medialen Hälfte der 4. Zehe.

Differenzialdiagnostisch sind in erster Linie Spreizfußbeschwerden abzugrenzen, bei denen nicht der Interdigitalraum, sondern die Metatarsalköpfchen druckdolent sind. Auch eine Tendinitis mit ausgeprägter Druckdolenz der Strecksehnen kann für belastungsabhängige Vorfußschmerzen in Frage kommen. Die häufig empfohlene diagnostische Abklärung mittels Infiltration eines Lokalanästhetikums (MU) ist nach unserer Erfahrung weniger hilfreich, da neben dem Nerv auch die angrenzenden Strukturen (Periost und Sehnen) anästhesiert werden.

Die *elektrophysiologische Untersuchung* der Interdigitalnerven ist technisch aufwändig und wird mit speziellen Elektroden zur Stimulation der gegenüberliegenden Zehenhälften durchgeführt. Das orthodrome SNAP kann mit dieser Technik hinter dem Innenknöchel vom N. tibialis abgeleitet werden (Oh et al. 1984).

MRT-Untersuchungen sind trotz neuer hochauflösender Oberflächenspulen bisher noch wenig verlässlich.

> Wenn eine Patientin (nur selten ein Patient) über Vorfußschmerzen klagt, die sich nach Verordnung von Einlagen noch verschlimmern und das Tragen enger Schuhe zu unerträglichen Schmerzen führt, liegt mit hoher Wahrscheinlichkeit eine Morton-Metatarsalgie vor!

12.2.3
Operative Behandlung und Indikationsstellung

Konservative Behandlung mit Infiltration von Lokalanästhetika oder Kortikoidpräparaten führt nur selten zu einem anhaltenden Erfolg, obwohl einzelne Autoren über positive Ergebnisse berichten (Tackmann et al. 1989).

Die Therapie der Wahl ist die chirurgische Behandlung. Hier wurden zahlreiche auch ungewöhnliche Verfahren angegeben. Morton, der die Ursache in einer Affektion des 4. Metatarsalgelenks vermutete, führte eine Resektion des Gelenks und der angrenzenden Weichteile, somit wahrscheinlich auch der Zehennerven bzw. des später nach ihm benannten Neuroms durch.

Es wurden verschiedene operative Zugänge beschrieben (Miller 1981, Abb. 12.8). Von den meisten Autoren wird der plantare Zugang gewählt, so auch von Betts (1940), der erstmals auf diese Weise ein Morton-Neurom resezierte. Neben der üblichen plantaren Längsinzision ist auch eine plantare Querinzision gebräuchlich, die eine gleichzeitige Inspektion der benachbarten Interdigitalräume erlaubt.

Während die meisten Autoren die Resektion des Pseudoneuroms für erforderlich halten, gibt es auch Befürworter einer Neurolyse mit (Gauthier 1979) oder ohne (Mackinnon u. Dellon 1988) Spaltung des Lig. intermetatarseum. Da die Narbe an der Fußsohle bei Belastung des Fußes stört und postoperativ eine stationäre Behandlung erforderlich ist, findet der dorsale Zugang zunehmend Verbreitung. Auch wir bevorzugen den dorsalen Zugang, der technisch keine besonderen Probleme bereitet. Während wir früher die Zehennerven vom distalen Interdigitalraum, d. h. zwischen den Zehen aufsuchten, favorisieren wir jetzt einen direkteren, etwas mehr proximalen Zugang unmittelbar über dem Gelenkspalt zwischen den Metatarsalköpfchen. Man stößt hier zunächst auf die Bursa, die verdickt und mit dem Pseudoneurom fest verbacken ist. Beide werden enbloc reseziert. Der Eingriff kann problemlos ambulant durchgeführt werden.

Alternativ wurde von Gauthier 1979 eine Spaltung des Intermetatarsalbandes ohne Neuromresektion empfohlen, die wir gelegentlich durchgeführt haben,

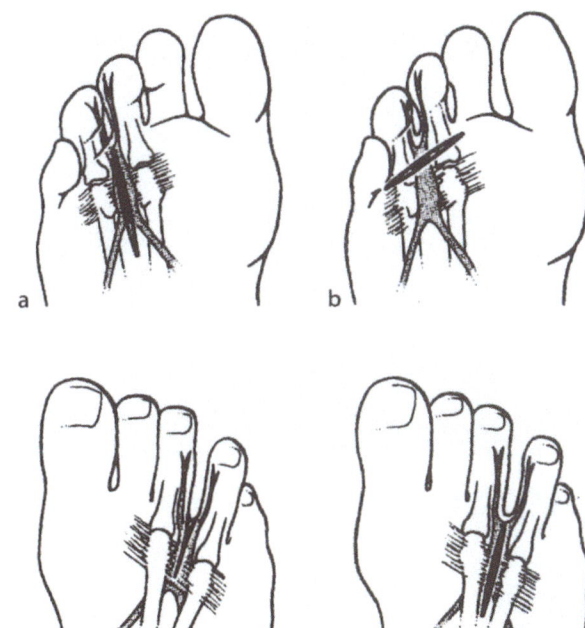

Abb. 12.8a–d. Verschiedene operative Zugänge zur Behandlung der Morton-Metatarsalgie. **a** Plantare Längs- und **b** plantare Querinzision; **c** dorsale interdigitale und **d** intermetatarsale Inzision. (Nach Miller 1981)

wenn kein eindeutiges Morton-Neurom abgrenzbar war. Die nur mäßigen Ergebnisse lassen jedoch keine Empfehlung der Methode zu.

12.2.4
Operative Technik (dorsaler Zugang)

Die Anästhesie erfolgt durch Infiltration eines 1%-igen Lokalanästhetikums ohne Adrenalin am distalen Fußrücken und interdigital (Abb. 12.9a). Eine Blutsperre ist obligat. Hierzu wird der Fuß ausgewickelt und eine Druckmanschette im distalen Drittel des Unterschenkels angelegt. Die Inzision beginnt an der Basis der Zehen bzw. am Interdigitalraum und wird nach proximal auf eine Länge von 4–5 cm fortgeführt (Abb. 12.9). Nach Einsetzen eines Wundspreizers werden die Metatarsalköpfchen identifiziert. Im Intermetatarsalspalt erkennt man problemlos die in den meisten Fällen vergrößerte interdigitale Bursa, die mit dem Morton-Neurom fest verhaftet ist (Abb. 12.9). Das Konglomerat wird mit einer kräftigen Pinzette ergriffen und nach dorsal gezogen (Abb. 12.9). Vor der Resektion wird nochmals eine lokale Infiltration des Neuroms und der Bursa vorgenommen. Beide werden dann möglichst weit proximal mit der Schere abgetrennt. Zu achten ist auf die

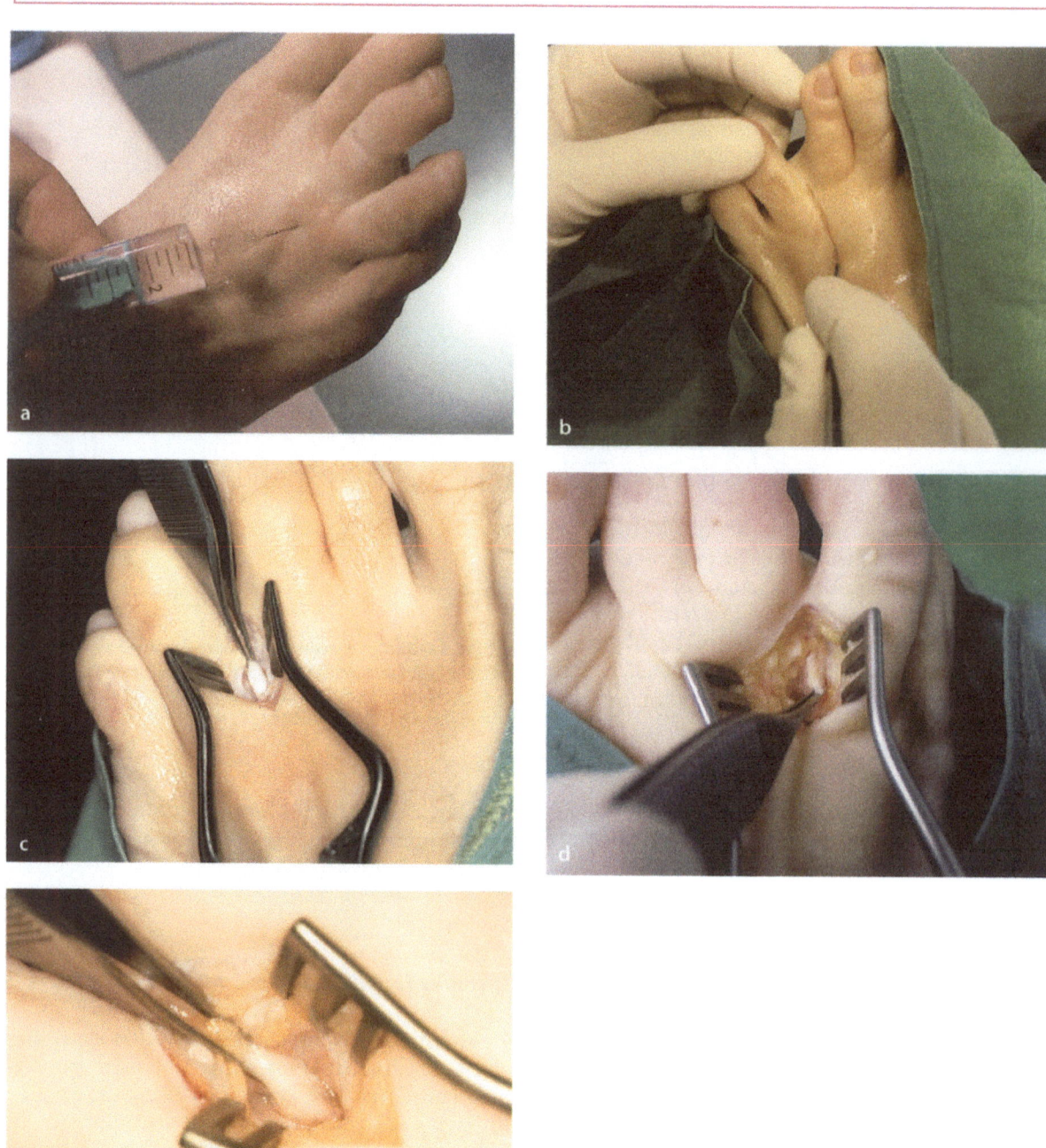

Abb. 12.9a–e. Operation der Morton-Metatarsalgie über einen dorsalen Zugang. **a** Lokale Infiltrationsanästhesie; **b** Hautinzision; **c–e** Fallbeispiele ausgeprägter Pseudoneurome zusammen mit der Bursa intermetatarsale. **f–i** s. S. 127

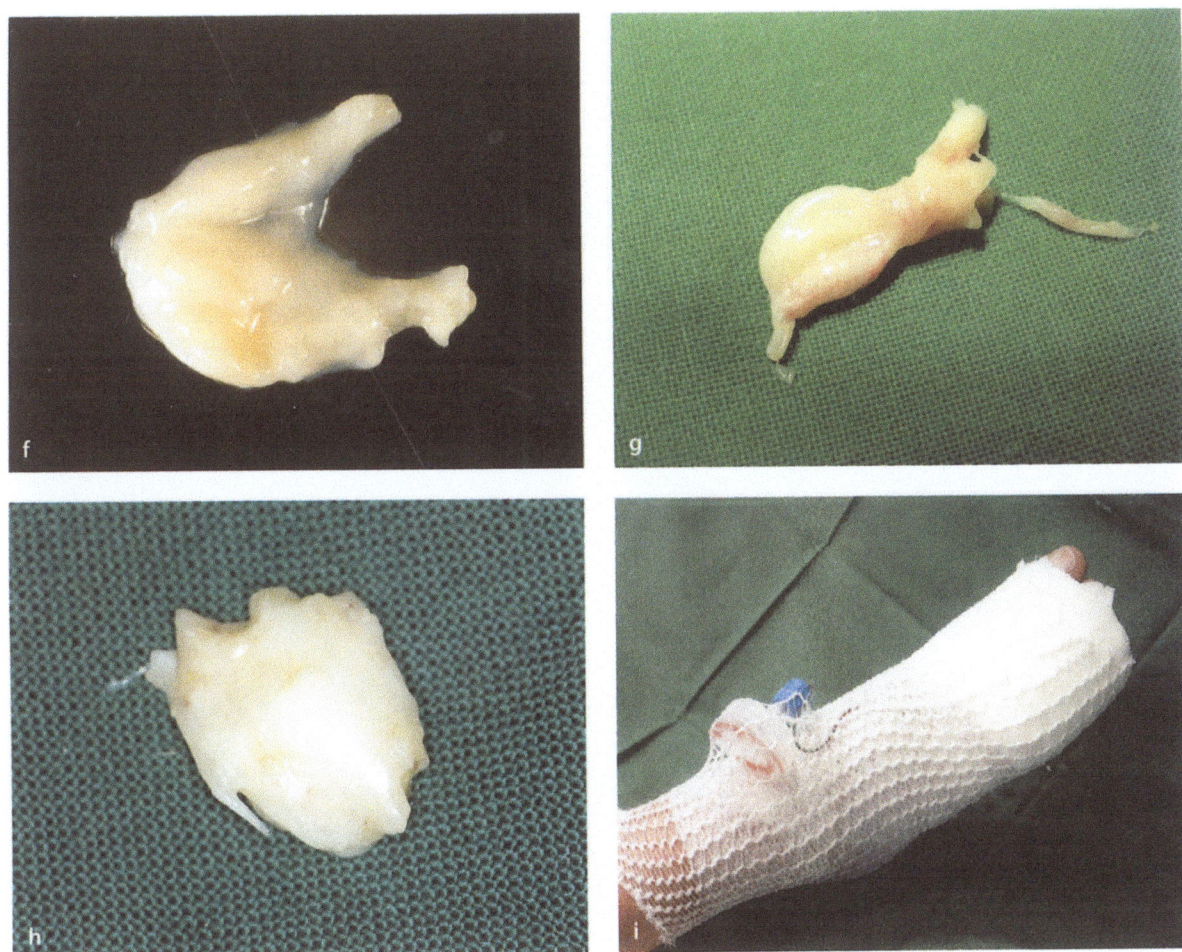

Abb. 12.9 (*Fortsetzung*). **f–h** Operationspräparate der „Morton-Neurome" mit anhaftender Bursa; **i** Drainage und Verband

Interdigitalgefäße, deren Verletzung zu stärkeren Blutungen führen kann. Bei den exstirpierten Konglomeraten ist das Pseudoneurom oft nur schwer von der bindegewebig verdickten Bursa abzugrenzen (Abb. 12.9f–h). Nach Einlegen eines Mini-Redovac wird die Wunde mit 3–4 Einzelknopfnähten verschlossen und ein Kompressionsverband bis oberhalb der Knöchelregion angelegt (Abb. 12.9).

Die Drainage wird am Folgetag zusammen mit dem Verband entfernt. Die Fäden werden nach 10 Tagen gezogen. Der Fuß wird in den folgenden Tagen so oft wie möglich hochgelagert, kann jedoch ab dem 1. Tag nach dem Eingriff in langsam zunehmendem Umfang wieder belastet werden.

Postoperativ kann ein mehr oder weniger ausgeprägter Wundschmerz oder auch *Neurektomieschmerz* bestehen, der in der Regel innerhalb von 4 bis 8 Wochen abklingt. Ein protrahiertes Postneurektomiesyndrom (Milgram 1980) konnten wir nicht beobachten. In einzelnen Fällen kann jedoch eine längere postoperative Schmerzsymptomatik bestehen bleiben.

Die operative Heilungsquote liegt zwischen 70 und 90% (Assmus 1994). Rezidive des operierten Interdigitalraums kommen praktisch nicht vor. Wenn Patienten mit gleicher oder ähnlicher Symptomatik wiederkommen, findet sich meist eine Affektion des Interdigitalraums 2/3 (bzw. umgekehrt).

12.3 Piriformis-Syndrom

Bei diesem sehr seltenen Krankheitsbild handelt es sich um eine proximale Kompression des N. ischiadicus im Foramen piriforme. Da der N. ischiadicus bereits hier in den tibialen und peronäalen Anteil getrennt sein kann (Pecina 1979), wird das klinisch diagnostizierte Krankheitsbild an dieser Stelle erwähnt. Auch bei der Differenzialdiagnose des Tarsaltunnelsyndroms muss an das Piriformis-Syndrom gedacht werden.

Als Ursache werden vorausgegangene Traumen oder Verlaufsanomalien (Abb. 12.10) diskutiert (Tackmann et al. 1989).

Klinisch bestehen Parästhesien der Fußsohle und teilweise heftige, besonders beim Sitzen auftretende Schmerzen der Gesäßregion mit Ausstrahlung zum Unterschenkel. Differenzialdiagnostisch sind vor allem radikuläre Syndrome oder eine Irritation des N. ischiadicus durch Tumoren im Bereich des kleinen Beckens (Tackmann et al. 1989) auszuschließen.

Bei Therapieresistenz kann eine operative Exploration in Erwägung gezogen werde. Hierbei wird der M. piriformis durchtrennt.

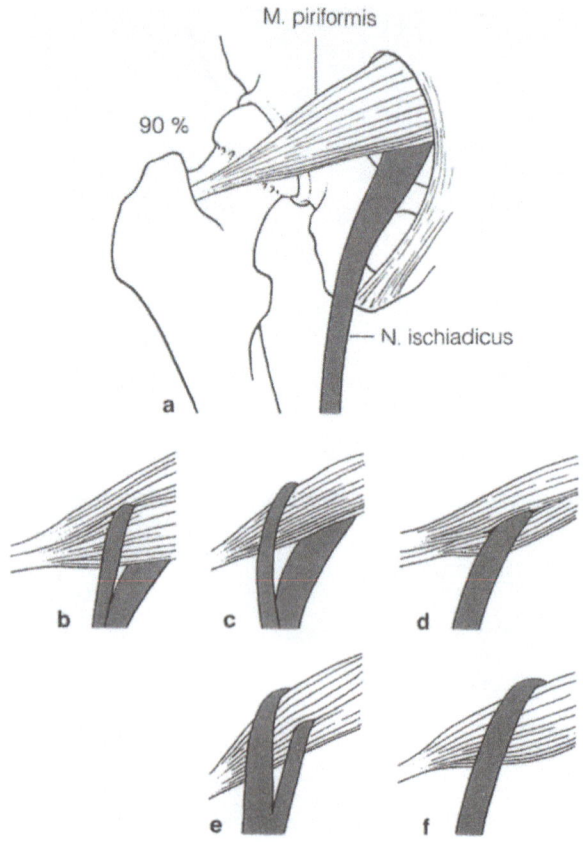

Abb. 12.10a–f. Schema des Piriformis-Syndroms und der verschiedenen Varianten. (Aus Tackmann 1989)

Seltene Kompressionssyndrome der unteren Extremitäten

13.1
N. peronaeus

Eigentliche Kompressionssyndrome des Nervs in Kniehöhe sind selten. Wegen des exponierten Verlaufs in der lateralen Kniekehle, insbesondere des R. profundus hinter dem Fibulaköpfchen, kommt es hier eher zu externen Druckschäden. Eine häufige Ursache ist das Übereinanderschlagen der Beine besonders bei abgemagerten Patienten. Auch lagerungsbedingte Druckschäden in Narkose oder bei Bettlägerigen sind nicht ungewöhnlich. Häufig kommen durch Gipsverbände bedingte Druckschäden vor.

Eigentliche Kompressionssyndrome kommen bei Eintritt des N. peronaeus communis in die Muskelloge zwischen den beiden Köpfen des M. peronaeus longus vor (Mumenthaler et al. 1998, Abb. 13.1). Sie wurden bei Arbeiten in hockender Stellung beschrieben. Kompressionen können auch durch eine Verdickung des Nervs bedingt sein. Hier sind in erster Linie die seltenen intraneuralen Ganglien des N. peronaeus zu nennen (s. S. 133). Diese gehen mit einem dünnen Stiel vom Tibiofibulargelenk aus und können belastungsabhängig intermittierende Schmerzen und Paresen verursachen. Differenzialdiagnostisch ist ein Tibialis-anterior-Syndrom abzugrenzen.

13.1.1
Symptome und klinischer Befund

Anfangs stehen Schmerzen im Vordergrund, die am Knie beginnend in den Unterschenkel und Fußrücken ausstrahlen. Eine Fußheber- und Großzehenstreckerschwäche kann sich rasch anschließen. Intermittierende Symptome sprechen für eine Ganglienzyste, die meist im Bereich des Fibulaköpfchens getastet werden kann. Beidseitiges Vorkommen einer druck- bzw. kompressionsbedingten Schädigung ist möglich (Mumenthaler et al. 1998).

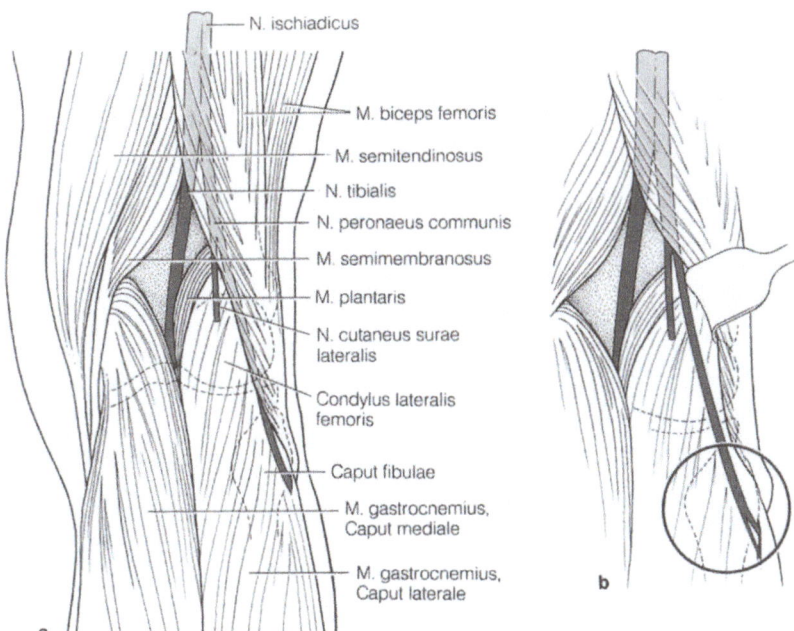

Abb. 13.1a,b. Schema der Kompression des N. peronaeus in der Kniekehle. (Aus Tackmann 1989)

13.1.2
Elektroneurographie

Der N. peronaeus wird proximal und distal des Fibulaköpfches stimuliert und die Muskelantwort vom M. extensor digitorum brevis abgeleitet. Hiermit lässt sich eine Schädigung des Nervs zuverlässig lokalisieren. Neben einer Leitungsverzögerung oder einem Leitungsblock findet sich eine deutliche Amplitudenreduktion bei proximaler, jedoch nur geringe oder fehlende Veränderung der Amplitude bei Stimulation distal der Kompressionsstelle. Wenn von den kleinen Zehenstreckern keine Muskelantwort erhältlich ist, kann auch vom M. tibialis anterior abgeleitet werden.

Die wichtigsten Differenzialdiagnosen sind die weitaus häufigeren, bereits erwähnten Druckläsionen des Nervs und das L5-Syndrom. Für letzteres spricht ein normales sensibles NAP des N. peronaeus superficialis (Stöhr 1998).

13.1.3
Operative Behandlung

Die operative Exploration des N. peronaeus ist bei anhaltender Schmerzsymptomatik und progredienter Parese indiziert. Auch bei ausbleibender Bsserung einer elektroneurographisch kontrollierten posttraumatischen Parese (stumpfes Trauma!) ist eine Freilegung des Nervs in Erwägung zu ziehen (Mackinnon u. Dellon 1988). Intraneurale Zysten erfordern eine sorgfältige Präparation, die immer in Blutsperre (und Spinalanästhesie oder Vollnarkose) durchgeführt werden sollte (s. auch S. 133).

13.1.4
Operative Technik

Der Eingriff erfolgt in Spinalanästhesie oder Vollnarkose und Oberschenkelblutsperre. Eine einfache Dekompression ist für den versierten Operator auch in Lokalanästhesie und Blutsperre möglich.

In Rückenlagerung wird das Knie angebeugt und etwas innenrotiert. Die Inzision erfolgt leicht s-förmig hinter dem Fibulaköpfchen nach proximal bis in Höhe der Ansatzstelle des M. biceps femoris. Nach Durchtrennung des Subkutangewebes stößt man auf variable Hautnerven, die den lateralen Unterschenkel versorgen oder Zuflüsse des N. suralis darstellen. Der N. peronaeus wird nach Spaltung der bandartigen Faszie des lateralen M. gastrocnemius in der lateralen Kniekehle dargestellt und bis zur Aufteilungsstelle verfolgt (Abb. 13.2). Hierbei wird der sehnige Rand der Mm. peronaeus longus und extensor digitorum longus und auch die beiden Muskeln soweit gespalten bzw. inzidiert, bis der tastende Finger dem Verlauf des Nervs nach distal folgen kann. Stößt man auf ein Ganglion oder ein Schwannom, werden diese exstirpiert. Nach Einlegen einer Drainage wird die Wunde verschlossen und für maximal 1 Tag ein leicht komprimierender Verband angelegt. Eine besondere Ruhigstellung ist postoperativ nicht erforderlich.

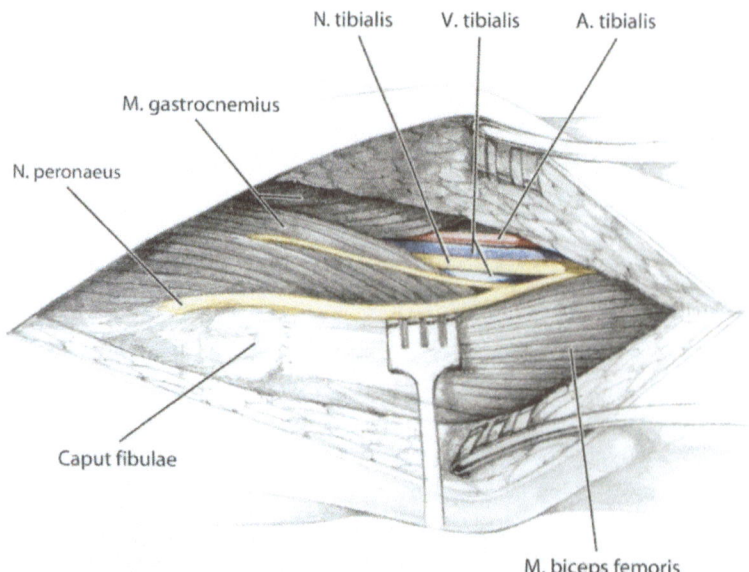

Abb. 13.2. Exploration des N. peronaeus in der Kniekehle. (Aus Kline et al. 2001)

13.2
Vorderes Tarsaltunnelsyndrom

Beim vorderen Tarsaltunnelssyndrom – der Begriff wurde erstmals von Marinacci (1968) verwendet – handelt sich um ein seltenes idiopathisches Kompressionssyndrom des Endastes des N. peronaeus profundus (Antoniadis u. Richter 1992; Mumenthaler et al. 1998). unter dem Lig. cruciforme bzw. weiter distal unter der Sehne des M. extensor hallucis brevis (Abb. 13.3).

13.2.1
Symptome und klinischer Befund

Der Patient klagt über ein Taubheitsgefühl zwischen 1. und 2. Zehe und Schmerzen am Fußrücken bei Belastung, aber auch in Ruhestellung.

Bei der klinischen Untersuchung findet sich eine Hypästhesie im Innervationsgebiet des N. peronaeus profundus und meist eine relativ umschriebene Druckdolenz und ein Hoffmann-Tinel-Zeichen des Nervs in Höhe der Kompressionsstelle. Weiterhin kann es zu einer Atrophie des M. extensor hallucis brevis kommen.

Elektroneurographisch können im M. extensor digitorum brevis Denervationszeichen nachgewiesen werden. Die distale motorische Latenz zum M. extensor digitorum brevis ist verzögert. Ein Seitenvergleich kann hier nützlich sein. Differenzialdiagnostisch sind einfache Druckschäden, z. B. durch enge Schnürstiefel (beispielsweise Schlittschuhstiefel) auszuschließen.

Bei länger bestehenden Beschwerden und erfolgloser lokaler Kortikoidinfiltration ist die operative Exploration indiziert.

13.2.2
Operative Technik

Der Eingriff kann in Lokalanästhesie, i. v.-Regionalanästhesie oder Spinalanästhesie und Unterschenkelblutsperre durchgeführt werden. Über eine Längsinzision am Fußrücken wird vorsichtig das Subkutangewebe durchtrennt und ein evtl. atypisch verlaufender sensibler Endast des N. peronaeus superficialis geschont. Nach Spaltung des Retinaculum extensorum kann proximal der N. peronaeus profundus dargestellt und nach distal präpariert werden. Alle einschnürenden Strukturen werden entfernt, einschließlich eines öfters hier vorkommenden Ganglions. Liegt die Kompression weiter distal (wenn der M. extensor digitorum brevis ausgespart ist), wird die Inzision s-förmig zwischen 1. und 2. Metatarsalraum gelegt und die Sehne des M. extensor digitorum brevis dargestellt und mit einem Haken vorgezogen. Darunter kann der Endast des M. peronaeus profundus aufgefunden werden. Die Sehne wird exstirpiert.

Eine isolierte Kompression des sensiblen N. peronaeus superficialis im Verlauf des lateralen Unterschenkels bzw. beim Durchtritt durch die Fascia cruris ist außerordentlich selten. Meist handelt es sich um traumatische Läsionen bei der operativen Versorgung von Außenknöchelfrakturen oder Bänderrissen.

13.3
N. saphenus, R. infrapatellaris

Idiopathische Kompressionssyndrome des N. saphenus sind für den Hauptstamm im distalen Oberschenkeldrittel und für einen Seitenast, den R. infrapatellaris beschrieben worden (Tackmann et al. 1989; Mumenthaler et al. 1998). Am häufigsten wird der Nerv allerdings im Rahmen von venenchirurgischen Eingriffen lädiert, insbesondere nach Venenstripping am Unterschenkel.

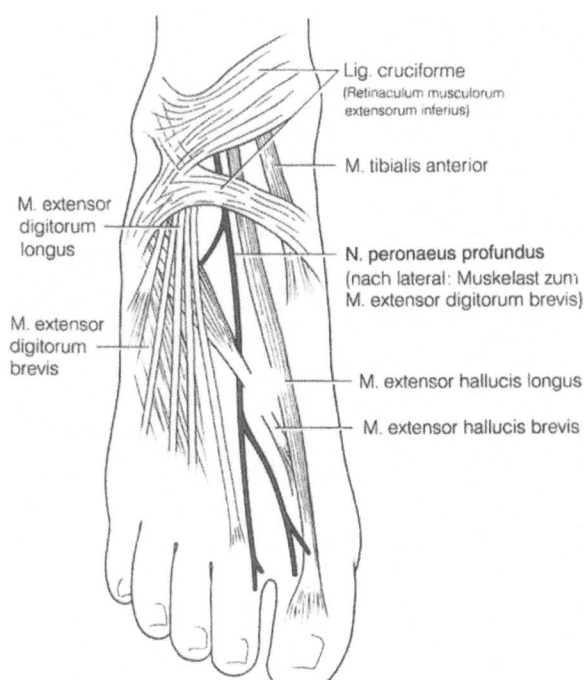

Abb. 13.3. Schematische Darstellung des vorderen Tarsaltunnelsyndroms. Der sensible Endast des N. peronaeus profundus kann an zwei Stellen komprimiert werden. a Unter dem Retinaculum extensorum; b unter der Sehne des M. extensor hallucis brevis. (Aus Tackmann et al. 1989)

13.3.1
Symptome und klinischer Befund

Die Patienten klagen über Par- und Dysästhesien im Innervationsgebiet des Nervs an der Unterschenkelinnenseite.

Bei der Untersuchung findet sich eine Druckdolenz im Verlauf des Nervs in Höhe der Kompression. Beim Saphenus-Hauptstamm ist dies der Austritt aus dem Hunter-Kanal, beim R. infrapatellaris die Durchtrittsstelle zwischen dem M. sartorius und dem Condylus medialis des Femur.

13.3.2
Diagnose und Therapie

Die diagnostische Sicherung gelingt gelegentlich durch die sensible Neurographie (Stöhr 1998). Bei der antidromen Untersuchung wird der N. saphenus in Unterschenkelmitte unmittelbar hinter der medialen Tibiakante stimuliert und das Nervaktionspotential mit Oberflächenelektroden über der Ventralseite des Innenknöchels abgeleitet.

Therapeutisch kommen lokale Kortikoidinfiltrationen in Frage. Nur selten ist eine operative Exploration angezeigt.

In den Fällen einer Läsion nach Venenstripping kann eine Resektion des schmerzhaften Neuroms und Kürzung des Nervs bis in gesundes Gewebe dem Patienten Erleichterung bringen. Lagerungsbedingte Druckschäden bedürfen keiner chirurgischen Behandlung.

Das Kompressionssyndrom des variablen R. infrapatellaris des N. saphenus – auch als *Gonyalgia paraesthetica* bezeichnet (Wartenberg 1954) – kann verschiedene Ursachen haben. Meistens liegt die Irritation, die mit einem belastungsabhängigen intermittierenden, auch nachts auftretenden Knieschmerz einhergeht, unter dem M. sartorius oder dessen Sehne (Abb. 13.4).

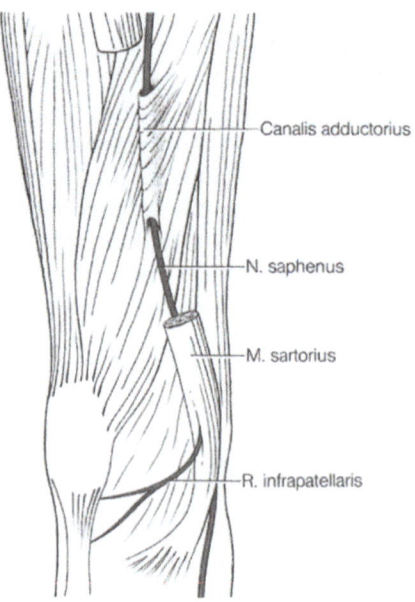

Abb. 13.4. Schema der Gonyalgia paraesthetica (Wartenberg-Syndrom). (Aus Tackmann et al. 1989)

Falls eine lokale Kortikoidinfiltration erfolglos ist, wird eine Neurektomie empfohlen (Worth et al. 1984).

13.4
N. suralis

Kompressionssyndrome des N. suralis sind außerordentlich selten. Meist handelt es sich – wie beim N. saphenus – um traumatisch bedingte Läsionen. Der Nerv ist bei Eingriffen im Bereich der Achillessehne oder des Außenknöchels und der Außenbänder besonders gefährdet.

Für eine Kompression des Nervs wurden Ganglien, Lipome und Narbengewebe verantwortlich gemacht. Exogene Druckschäden durch zu eng geschnürte Kampfstiefel kommen vor (Tackmann et al. 1989). Nach traumatischen Läsionen ist meist die Resektion des Neuroms im Gesunden angezeigt.

Atypische Nervenkompressionssyndrome und verwandte Krankheitsbilder

14.1 Nervenkompressionen durch endoneurale Volumenvermehrung (intraneurale Ganglien, Neurofibrome und Hamartome)

Nerventumoren, z. B. Neurofibrome und Schwannome, führen in der Regel zu keiner Funktionsstörung des befallenen Nervs. Es besteht lediglich eine mehr oder weniger ausgeprägte Druckdolenz oder gelegentlich auch eine spontane Schmerzsymptomatik. Erst wenn sich der Nerv bzw. der Tumor innerhalb einer straffen Hülle (Faszienloge) oder eines bindegewebigen oder ossären Kanals entwickelt, kommt es durch Druckwirkung auf die Nervenfaszikel zu Funktionsstörungen mit sensiblen, motorischen und vegetativen Ausfällen. Dies gilt auch für *intraneurale Ganglien*, die ausschließlich in der Nähe von Gelenken vorkommen. Beim N. peronaeus liegt die zystische Auftreibung im Bereich der Teilungsstelle in den N. peronaeus profundus und superficialis mit einer stielförmigen Verbindung zum Gelenk. Die Patienten klagen über belastungsabhängige Schmerzen im Kniebereich mit Ausstrahlung in Unterschenkel und Fußrücken. Nicht immer können die zystischen Verdickungen des Nervs in der lateralen Kniekehle bzw. am Fibulaköpfchen getastet werden. Unter Ruhigstellung bilden sich die Symptome meist vorübergehend zurück. In fortgeschrittenen Fällen finden sich hochgradige Paresen der vom N. peronaeus profundus versorgten Muskeln (M. tibialis anterior und extensor digitorum brevis), während die Mm. peronaeus longus nicht oder nur gering betroffen sind (Assmus et al. 1975). Selten kommen an der Teilungsstelle auch externe Ganglien vor, die eine bessere Prognose haben. Bei multilokulären Zysten ist unter Zuhilfenahme einer Vergrößerungstechnik und in Blutsperre eine sorgfältige Exzision aller Ganglienanteile einschließlich des Gelenkstiels erforderlich (Abb. 14.1a,b).

Die Lipomatose des N. medianus (Mackinnon u. Dellon 1988) kann zu einer massiven Auftreibung des gesamten N. medianus einschließlich der Fingernerven führen. Dies hat eine starke Kompression der Faszikel innerhalb des Karpaltunnels zur Folge (Abb. 7.22k). Die Behandlung besteht in der Regel in der Spaltung des Retinaculum flexorum. Eingriffe am lipomatös veränderten Nerv selbst sind technisch schwierig, riskant und zunächst nicht erforderlich (s. S. 59 u. 60).

Einen ungewöhnlicher Schädigungsmechanismus stellt die Torsion einzelner Nervenfaszikel dar, wobei hier vorwiegend der N. interosseus anterior und

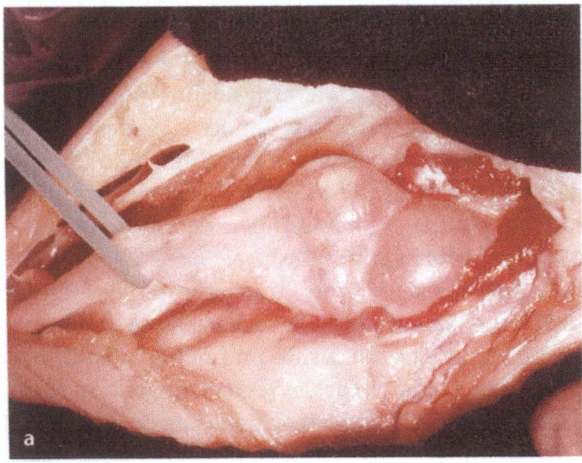
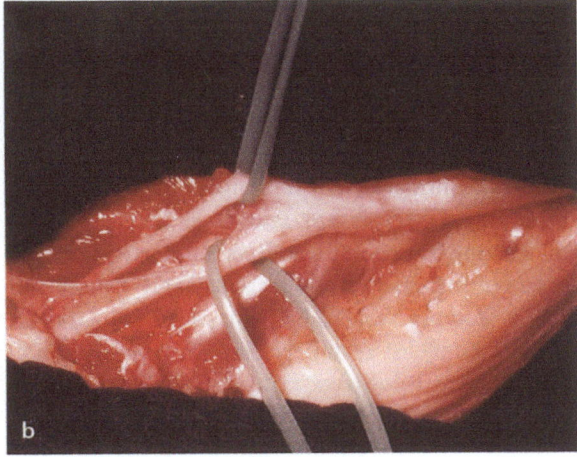

Abb. 14.1a,b. Multilokuläre Ganglienzyste des N. peronaeus. **a** Zyste an der Teilungsstelle in Höhe des Kniegelenks, der N. peronaeus profundus ist angeschlungen. **b** Nach kompletter Exstirpation der Ganglienzyste, *oben* ist der N. peronaeus superficialis, *unten* der N. peronaeus profundus angeschlungen

selten auch der N. radialis betroffen sind (s. S. 74; vgl. Haußmann 1993; Fernandez 2001; Vispo Seara et al. 1994).

14.2 Externe Kompression von Nerven durch Ganglienzysten, Lipome und ischämische Muskelkontrakturen innerhalb anatomischer Engpässe

Entwickelt sich ein Ganglion, ein Lipom oder ein anderer Tumor in der Nähe oder unmittelbar an einem Nerv, führt dies meist nicht zu einer Beeinträchtigung desselben. Der Nerv kann zwar von diesem raumfordernden Prozess verdrängt werden und einen bogigen Verlauf um den Tumor nehmen, ohne dass er in seiner Funktion beeinträchtigt wird. Nur wenn der Nerv fixiert ist und nicht ausweichen kann, insbesondere wenn er in einem fibroossären Kanal oder einer Faszienloge verläuft, kann es zu einer Druckschädigung kommen.

Die häufigen Handgelenksganglien verursachen somit in aller Regel keine neurogene Kompression. Bei einem relativ weit medial gelegenen radialen Handgelenksganglion kann es jedoch zu einer isolierten Kompression des an dieser Stelle ziemlich fixierten R. palmaris mit entsprechender Reiz- und Schmerzsymptomatik kommen (Abb. 7.41a,b).

Während ein Karpaltunnelsyndrom nur selten durch ein Ganglion verursacht wird, stellt dieses die häufigste Ursache für eine distale Ulnariskompression dar (s. S. 92). Auch im Tarsaltunnel kommen Ganglien vor, die zu einer Kompression der Nn. plantaris medialis und lateralis führen (s. S. 120).

Nervenkompressionen im Rahmen massiver Schwellungszustände und ischämischer Kontrakturen kommen vorwiegend am Unterarm und Unterschenkel vor. Vorzugsweise sind die Nn. medianus und peronaeus profundus betroffen. Durch Erhöhung des Kompartmentdrucks aus den verschiedensten Ursachen (posttraumatisch, toxisch durch versehentliche intraarterielle Injektion, Gefäßverschluss, Einblutung, Überlastung), kommt es zu einer venösen Stauung mit nachfolgend verminderter Gewebsdurchblutung (Lanz u. Felderhoff 2000). Ödem und venöse Stauung verstärken sich zu einem Circulus vitiosus. Zunächst resultiert eine ischämische Muskelläsion (Muskelnekrose mit interstitieller Fibrose). Die im Kompartment verlaufenden Nerven werden einmal primär durch die Anoxie geschädigt, was

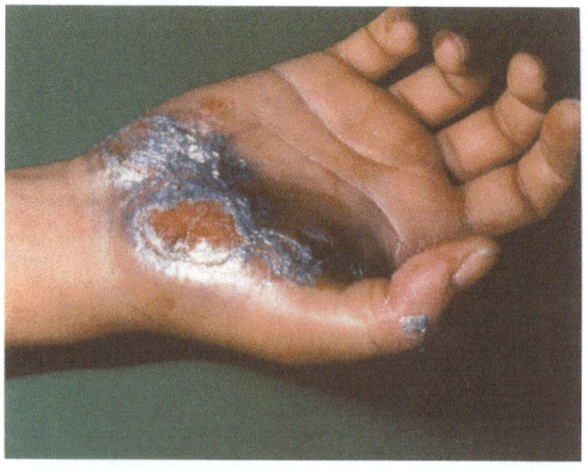

Abb. 14.2. Schwere ischämische Schädigung der Hand mit begleitendem KTS nach Barbituratkoma

eine Waller-Degeneration, Verfettung und vereinzelt auch Kalkablagerungen im Nerv zur Folge hat, zum anderen durch die sich anschließende Fibrosierung der Muskulatur. Wir sahen ein schweres KTS bei einem Patienten, der im Barbituratkoma auf dem Arm gelegen war (Abb. 14.2). Eine möglichst frühzeitige Druckentlastung durch ausgiebige Faszienspaltung ist für den Erfolg ausschlaggebend. Wird dieser allerdings zu spät durchgeführt, kann nur noch mit einer Defektheilung gerechnet werden. Bei einem Kompartmentsyndrom des Unterarms wird (ohne Blutsperre) eine ausgedehnte Spaltung der streck- und beugeseitigen Logen durchgeführt sowie gleichzeitig eine Spaltung des Karpaltunnels (Lanz u. Felderhoff 2000). Im Stadium der Volkmann-Kontraktur erfolgt außerdem eine Neurolyse der Nn. medianus und ulnaris, wobei besonders auf die natürlichen Engstellen zu achten ist (Lacertus fibrosus, Passage des Pronator und Supinator, Karpaltunnel). Hentz u. Chase (2001) beschrieben nach einer massiven Einblutung in die Unterarmweichteile eine Kompression des N. medianus im Bereich des physiologischen Engpass zwischen den Köpfen des M. pronator. Bei dem Vollbild einer Volkmann-Kontraktur mit oder ohne Nervenläsionen kommen verschiedene Eingriffe in Frage: Desinsertion der Beuger und Verlängerungstenotomie, Transposition des Flexor digitorum superficialis auf den Flexor digitorum profundus, Nekroseexzision und motorische Ersatzplastiken, freie Muskelverpflanzungen, Arthrodese und Muskeltranspositionen (Lanz u. Felderhoff (2000).

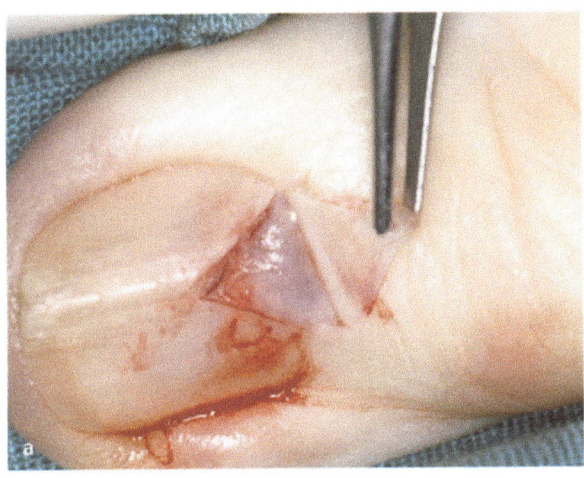 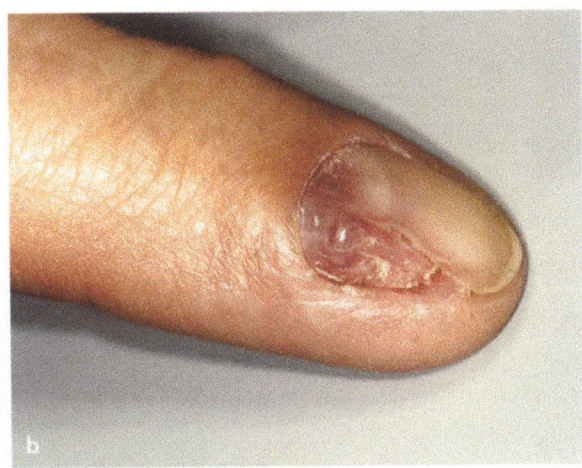

Abb. 14.3. a Subunguale Glomustumore des Daumens nach Keilinzision des Nagels. **b** Großer subungualer Tumor des Zeigefingers mit Destruktion des Nagelbetts und des Nagels

14.3 Subunguale Glomustumoren

Die neurovaskulären Glomustumoren der Extremitäten kommen bei Frauen fast ausschließlich subungual vor (Assmus u. Dombert 2002). Ihre raumfordernde Wirkung kann man an der knöchernen Druckusur der Endphalangen erkennen. Sie führen bei dieser Lokalisation häufig zu einer stärkeren Schmerzsymptomatik (Spontan- und kälteinduzierte Schmerzen) als bei Lokalisation innerhalb von Weichteilgewebe. Fehlinterpretationen als Karpaltunnelsyndrom oder Verkennung als psychogene Störung kommen vor.

Typisch ist ein sehr umschriebener Druckschmerz, der sich – auch subungual – durch eine Bleistiftspitze auslösen lässt. Öfters findet man eine umschriebene livide Verfärbung unter dem Fingernagel. Glomustumoren können auch zu Destruktionen des Fingernagels führen (Abb. 14.3b). Wenn der klinische Befund nicht eindeutig ist, erlaubt ein hochauflösendes MRT die Diagnose.

Die *vollständige* Entfernung des Tumors, die über eine keilförmige Inzision (Abb. 14.3) oder über ein laterales Anheben des Nagels durchgeführt wird, führt zur Beschwerdefreiheit.

Literatur

AAEM (1992) Guidelines in electrodiagnostic medicine. Muscle Nerve 15: 229–253

AAEM Quality Assurance Comittee, Jablecki CK et al. (1993) Literature review of the usefulness of nerve conduction studies and electromyography for the evaluation of patients with carpal tunnel syndrome. Muscle Nerve 16: 1392–1414

Agee JM, McCaroll Jr. HR, Tortosa RD, Berry DA, Szabo RM, Peimer CA (1992) Endoscopic release of the carpal tunnel: A randomized prospective multicenter study. J Hand Surg 17A: 987–995

Agee JM, Mc Caroll HR, North ER (1994) Endoscopic carpal tunnel release using the single proximal incision technique. Hand Clinics 10: 647–659

Agnew DH (1963) Bursal tumour producing loss of power of forearm. Amer J Med Sci 46: 404–405

Albers JW, Morton B, Brown PhD et al. (1996) Frequency of median mononeuropathy in patients with mild diabetic neuropathy in the early diabetes intervention trial. (Ed.) Muscle Nerve 19: 140–146

Aldrich EF, Med M, Mauritz van den Heever C (1988) Suprainguinal ligament approach for surgical treatment of meralgia paresthetica. J Neurosurg 70: 492–494

Alnot JY, Frajman JM (1992) Syndrome de compression chronique du nerf cubital au niveau du coude. A propos de 74 cas. Ann Chir Main Memb Super 11: 5–13

Al Qattan MM, Manktelow RT, Bowen CV (1994 a) Outcome of carpal tunnel release in diabetic patients. J Hand Surg (Br) 19: 626–629

Al Quattan MM, Manktelow RT, Bowen CV (1994 b) Pregnancy-induced carpal tunnel syndrome requiring surgical release longer than two years after delivery. Obstet Gynecol 84: 249–251

Amako M, Nemuto K, Kawaguchi M et al. (2000) Comparison between partial and minimal medial epicondylectomy combined with decompression for the treatment of cubital tunnel syndrome. J Hand Surg 25: 1043–1050

Angerer M, Kleutgen S, Grigo B, Bogdhan U (2000) Hochauflösende Sonographie des N. medianus – neue sonomorphologische Untersuchungstechnik peripherer Nerven. Klin Neurophysiol 31: 53–58

Antoniadis G, Richter HP (1992) The anterior tarsal tunnel syndrome: case report. Neurons III: 65–68

Antoniadis G, Braun V, Rath S et al. (1995) Die Meralgia paraesthetica und ihre operative Behandlung. Nervenarzt 66: 614–617

Antoniadis G, Richter HP, Rath S, Braun V, Moese G (1996) Suprascapular nerve entrapment: experience with 28 cases. J Neurosurg 85: 1020–1025

Antoniadis G, Richter HP (1997) Pain after surgery for ulnar neuropathy at the elbow: A continuing challenge. Neurosurgery 41: 585–591

Antoniadis G, Rath SA, Mir-Ali L, Oberle J, Richter HP (1998) Erfahrungen mit der endoskopischen Operation des Karpaltunnelsyndroms. Vorläufige Ergebnisse einer prospektiven Studie. Nervenarzt 68: 503–508

Apfelberg DB, Larson SJ (1973) Dynamic anatomy of the ulnar nerve at the elbow. Plast Reconstr Surg 51: 76–81

Arner M, Hagberg L, Rosen B (1994) Sensory disturbances after two-portal endoscopic carpal tunnel release: A preliminary report. J Hand Surg 19: 548–551

Assmus H (1972) Das Elektromyogramm bei muskelatrophischen Erkrankungen. Nervenarzt 43: 451–457

Assmus H (1978) Elektroneurographie peripherer Nervenläsionen. Thieme, Stuttgart New York

Assmus H (1980) Somatosensory evoked potentials in peripheral nerve lesions. In: Barber C (ed) Evoked potentials. MTB Press limited, Lancaster, S 437–442

Assmus H (1981) New aspects of pathogenesis and therapy of the cubital tunnel syndrome. Adv Neurosurg 9: 391–395

Assmus H (1984) Die operative Behandlung des Kubitaltunnelsyndroms und der Ulnarisspätparese durch einfache Dekompression. Neurochirurgia 27: 181–185

Assmus H (1985a) Operative Therapie von Engpass-Syndromen: Indikationen, Methoden, Erfolgsaussichten. In: Homann D, Kügelgen B, Liebig K (Hrsg) Neuroorthopädie 3. Springer, Berlin Heidelberg New York, S 295–303

Assmus H (1985b) Die operative Dekompression des Kubitaltunnelsyndroms und der Ulnaris-Spätparese ohne Ulnarisverlagerung – Ergebnisse bei 139 Patienten. In: Homann D, Kügelgen B, Liebig K (Hrsg) Neuroorthopädie 3. Springer, Berlin Heidelberg New York, S 362–367

Assmus H (1993) Ist das Karpaltunnelsyndrom erblich? Akt Neurol 20: 138–141

Assmus H (1994a) Die Morton-Metatarsalgie. Ergebnisse der operativen Behandlung bei 54 Fällen. Nervenarzt 65: 238–240

Assmus H (1994b) Die einfache Dekompression des N. ulnaris beim Kubitaltunnelsyndrom mit und ohne morphologische Veränderungen. Erfahrungsbericht anhand von 523 Fällen. Nervenarzt 65: 846–853

Assmus H (1996) Korrektur- und Rezideiveingriffe beim Karpaltunnelsyndrom. Nervenarzt 67: 998–1002

Assmus H (2000a) Tendovaginitis stenosans. Eine häufige Begleiterkrankung des Karpaltunnelsyndroms. Nervenarzt 71: 474–476

Assmus H (2000b) Kritische Bemerkungen zur Behandlung neurologischer Krankheiten in einer handchirurgischen Zeitschrift. Handchir Mikrochir Plast Chir 32: 353–362

Assmus H (2002a) Neurologische Untersuchungstechniken der Hand. In: Kongressband Chirurgie 2002. Springer Berlin Heidelberg New York, S 513–518

Assmus H (2002b) Elektrophysiologie. In: Martini AK et al. (Hrsg) Handbuch der Orthopädie. Thieme Stuttgart New York (im Druck)

Assmus H, Dombert T (2002) Zur Lokalisation und operativen Behandlung der Glomustumoren der Extremitäten.

Bericht über 36 Fälle. Handchir Mikrochir Plast Chir 34: 103–107

Assmus H, Frobenius H (1983) Karpaltunnelsyndrom und schnellende Sehnen. Handchirurgie 15 (Suppl): 33–34

Assmus H, Frobenius H (1987) Das posttraumatische Karpaltunnelsyndrom. Chirurg 58:163–165

Assmus H, Hamer J (1977) Die distale Nervus-ulnaris-Kompression. Syndrom der „Loge de Guyon" und des Ramus prof. Nn. ulnaris. Neurochirurgia 20: 139–144

Assmus H, Hashemi B (2000) Die operative Behandlung des Karpaltunnelsyndroms in der Schwangerschaft. Erfahrungsbericht anhand von 314 Fällen. Nervenarzt 71: 470–473

Assmus H, Penzholz H (1976) Das Karpaltunnelsyndrom. Diagnostik und Therapie. Dtsch Ärztebl 73: 1665–1671

Assmus H, Klug N, Kontopoulus B, Penzholz H (1974) Das Sulcus ulnaris Syndrom. Elektroneurographische Untersuchungen und Behandlungsergebnisse. J Neurol 208: 109–122

Assmus H, Hamer J, Martin K (1975a) Das Nervus-interosseus-anterior-Syndrom. Nervenarzt 46: 659–661

Assmus H, Kühner A, Hagenlocher U (1975b) Periphere Nervenläsionen durch Ganglienzysten. J Neurol 209: 131–137

Assmus H, Mischkowsky T, Kröger M (1975c) Ischämische Muskelkontrakturen und Nervenläsionen. Z Orthop 113: 1057–1064

Bande S, De-Smet L, Fabry G (1994) The results of carpal tunnel release: Open versus endoscopic technique. J Hand Surg Br 19: 14–17

Barnum M, Mastey RD, Weiss AP et al. (1996) Radial tunnel syndrome. Hand Clin 12: 679–689

Baron R, Binder A, Ulrich W, Maier C (2002) Komplexe regionale Schmerzsyndrome. Sympathische Reflexdystrophie und Kausalgie. Nervenarzt 73: 1293–1294

Barrios C, Ganoza C, de Pablos J et al. (1991) Posttraumatic ulnar neuropathy versus non-traumatic cubital tunnel syndrome: clinical features and response to surgery. Acta Neurochir 110: 44–48

Bartels RHMA, Menovsky T, Van Overbeeke JJ, Verhagen WIM (1998) Surgical management of ulnar nerve compression at the elbow: an analysis of the literature. J Neurosurg 89: 722–727

Bauch J, Halsband H, Hempel M et al. (1998) Manual Ambulante Chirurgie. Gustav Fischer, Ulm Stuttgart Jena Lübeck

Bauer H, Welsch KH (1978) Schwangerschaftsödem als Ursache eines Karpaltunnelsyndroms. MMW 120: 701–702

Bednar MS, Blair SJ, Light TR (1994) Complications of the treatment of cubital tunnel syndrome. Hand Clin 10: 83–92

Behse F, Masuhr F (2002) Zur elektrophysiologischen Diagnostik des Karpaltunnelsyndroms: Eigene Untersuchungen bei 124 Kontrollpersonen und eine Literaturübersicht. Klin Neurophysiol 33: 25–33

Benini A (1992) Die Meralgia paraesthetica. Pathogenese, Klinik und Therapie der Kompression des N. cutaneus femoris lateralis. Schweiz Rundsch Med 81: 215–221

Bernhardt M (1895) Über isolirt im Gebiet des N. cutaneus femoris externus vorkommende Parästhesien. Neurol Zentralbl 14: 242–244

Betts LO (1940) Morton's metatarsalgia: neuritis of the fourth digital nerve. Med J Aust 1: 514–515

Bimmler DR (1992) Ergebnisse der operativen Therapie des Sulcus ulnaris Syndromes. Submuskuläre Vorverlagerung versus einfache Dekompression des N. ulnaris. Dissertation, University of Zürich

Birch R, Bonney G, Wynn Parry CB (1998) Surgical disorders of the peripheral nerves. Churchill Livingstone, London

Biyani A, Downes EM (1993) An open twin incision technique of carpal tunnel decompression with reduced incidence of scar tenderness. J Hand Surg 18 B: 331–334

Black BT, Barron OA, Townsend PT u. Mitarb. (2000) Stabilized subcutaneous ulnar nerve transposition with immediate range of motion. Long-term follow-up. J Bone Jt Surg 82-A: 1544–1551

Bossley CJ, Cairney PC (1980) The intermetatarsophalangeal bursa – its significance in Morton's metatarsalgia. J Bone Jt Surg 62-B: 184–187

Bozentka DJ (1998) Cubital tunnel syndrome pathology. Clin Orthop 351: 90–94

Breier S (1997) Sympathische Reflexdystrophie (M. Sudeck). In: Waldner-Nilsson B (Hrsg) Springer, Berlin Heidelberg New York, S 328–352

Brock M, Iprenburg M, Janz C (1994) Die endoskopische Behandlung des Karpaltunnelsyndroms. Dtsch Ärzteblatt 91: B2111–2114

Broudy AS, Leffert RD, Smith RJ (1978) Technical problems with ulnar nerve transposition at the elbow: findings and results of reoperation. J Hand Surg 3: 85–89

Brown EA, Arnold JR, Gower PE (1986) Dialysis arthropathy: complication of long-term treatment with haemodialysis. Brit Med J 292: 163–166

Brown RA, Gerbermann RH, Seiler JG et al. (1993a) Carpal tunnel release. J Bone Joint Surg 75: 1265–1275

Brown RA, Gerbermann RH, Seiler JG et al. (1993b) Carpal tunnel release. J Bone Joint Surg 75: 1265–1275

Bruck E, Rieger H, Strobel M (1994) Ambulante Chirurgie. Lehrbuch und Atlas für das ambulante Operieren. 2. Aufl. Deutscher Ärzteverlag, Köln

Brüser P (1996) Das Problem der Behandlung des Karpaltunnelsyndroms. Editorial. Handchir Mikrochir Plast Chir 28 (1996)

Brug E (1994) Erkrankungen des Bewegungsapparates. In: Brug E, Rieger H, Strobel M (Hrsg) Ambulante Chirurgie. Lehrbuch und Atlas für das ambulante Operieren. Deutscher Ärzteverlag, Köln

Buck-Gramcko D (1967) Allgemeine Operationstechnik und postoperative Behandlung. Chir Praxis 11: 419–427

Buck-Gramcko D (1988) Functional anatomy. In: Nigst H et al. (eds) Hand surgery, vol 1. Thieme, Stuttgart New York

Buck-Gramcko D, Hoffmann R, Neumann R (1989) Die handchirurgische Sprechstunde. Hippokrates, Stuttgart

Buckup K, Roth P (1998) Ambulantes Operieren in Orthopädie und Unfallchirurgie. Prämissen, Praktiken, Perspektiven. Thieme, Stuttgart New York

Butler ET, Johnson EW, Kaye ZA (1974) Normal conduction velocity in the lateral femoral cutaneous nerve. Arch Phys Med Rehabil 55: 31–32

Caccia MR, Galimberti V, Valla PL et al. (1993) Peripheral autonomic involvement in the carpal tunnel syndrome. Acta Neurol Scand 88: 47–50

Caputo AE, Watson HK (2000) Subcutaneous anterior transposition of the ulnar nerve for failed decompression. J Hand Surg (Am) 25: 544–551

Chalmers J (1978) Unusual causes of peripheral nerve compression. Hand 10: 168–175

Chan RC, Paine KWE, Varughese G (1980) Ulnar neuropathy at the elbow: comparison of simple decompression and anterior transposition. Neurosurgery 7: 545–550

Chang B, Dellon AL (1993) Surgical Management of recurrent carpal tunnel syndrome. J Hand Surg (Br) 18B: 467–470

Chang Ch, Lien I (1991) Comparison of sensory nerve conduction in the palmar cutaneus branch and first digital branch of the median nerve: a new diagnostic method for carpal tunnel syndrome. Muscle Nerve 14: 1173–1176

Chang MH, Liao KK, Chang SP, King KW, Cheung SC (1993) Proximal slowing in carpal tunnel syndrome resulting from either conduction block or retrograde degeneration. J Neurol 240: 287–290

Chang MH, Wei SJ, Chiang MT, Wang MT, Hsieh, PF, Huang SY (2002) Comparison of motor conduction techniques in the diagnosis of carpal tunnel syndrome. Neurology 58: 1603–1607

Cherington M, Happer I, Machanic B, Parry L (1986) Surgery for thoracic outlet syndrome may be hazardous to your health. Muscle Nerve 9: 632–634

Chodoroff G, Dong WL, Honet JC (1985) Dynamic approach in the diagnosis of thoracic outlet syndrome using somatosensory evoked responses. Arch Phys Med Rehabil 66: 3–6

Chow JCY (1994) Endoscopic carpal tunnel release. Two-portal technique. Hand Clin 10: 637–646

Chow JCY (1993) The Chow technique of endoscopic release of the carpal ligament for carpal tunnel syndrome: Four years of clinical results. Arthroscopy 9: 301–314

Chow JCY (1990) Endoscopic release of the carpal ligament for carpal tunnel syndrome: 22-month clinical result. Arthroscopy 6: 288–296

Claustre J, Simon L (1978) La maladie de Thomas Morton. Syndrome canalair. Rheumatologie 45: 283–287

Conrad B, Benecke R (1987) Diagnostische Entscheidungsprozesse mit dem EMG. VCH, Weinheim

Cooper A (1818) On exostosis. In: Surgical essays. 1st edn. David Hannah, Philadelphia, p 171

Craven PR, Green DP (1980) Cubital tunnel syndrome, treatment by medial epicondylectomy. J Bone Joint Surg (Am) 62: 986–989

Cseuz KA, Thomas JE, Lambert EH et al. (1966) Long-term results of operation for carpal tunnel syndrome. Majo Clin Proc 41: 232

Dale WA, Lewis MR (1975) Management of thoracic outlet syndrome. Ann Surg 181: 575–585

Davies MA, Vonau M, Blum PW et al. (1991) Results of ulnar neuropathy at the elbow treated by decompression or anterior transposition. Aust NZ J Surg 61: 929–934

Dawson DM, Hallett M, Millender LH (1983) Entrapment neuropathies. Little Brown, London Boston Toronto

Dawson GD, Scott JW (1949) The recording of nerve action potentials through skin. J Neurol Neurosurg Psychiat 12: 259–267

Dekel S, Coates R (1979) Primary carpal stenosis as a cause of „idiopathic" carpal tunnel syndrome. Lancet II: 1024

De Krom MCTFM, Knippschild PG, Käster ADM et al. (1990) Efficacy of provocative tests for diagnosis of carpal tunnel syndrome. Lancet 335: 393–395

Dellon AL (1981) Evaluation of sensibility and re-education of sensibility in the hand. Williams & Williams, Baltimore London

Dellon AL (1992) Treatment of Morton's neuroma as a nerve compression. The role for neurolysis. J Am Podiatr Med Assoc 82: 594–595

Dellon AL, Mackinnnon (1986) Radial sensory nerve entrapment in the forearm. J Hand Surg (Am) 11: 199–205

Dick W, Nixt H (1981) Medianuskompressionssyndrome am proximalen Unterarm. Orthop Prax 7: 557–563

Dick W, Mohler J, Morschner E, Ulrich J (1977) Zur Klinik und Pathogenese der Morton'schen Krankheit. Arch Orthop Unfallchir 88: 113–125

Diday-Nolle AP (1997a) Nervenkompressionssyndrome. In: Waltner-Nilsson B (Hrsg) Ergotherapie in der Handrehabilitation. Ein Praxisleitfaden. Springer, Berlin Heidelberg New York Tokio, S 98–327

Diday-Nolle AP (1997b) Behandlungsgrundlagen der Ergotherapien in der Handchirurgie. In: Waltner-Nilsson B (Hrsg) Ergotherapie in der Handrehabilitation. Ein Praxisleitfaden. Springer, Berlin Heidelberg New York Tokio, S 87–137

Diday-Nolle AP (1997c) Ödem und Ödembehandlung. In: Waltner-Nilsson B (Hrsg) Ergotherapie in der Handrehabilitation. Ein Praxisleitfaden. Springer, Berlin Heidelberg New York Tokio, S 158–176

Doench K (1997) Ambulantes Operieren in Klinik und Praxis. Hippokrates, Stuttgart

Dongen RJAM van (1985) Klinische Diagnostik und operative Erfahrung mit dem transaxillären Zugang beim TOS. In: Hase U, Reulen HJ (Hrsg) Läsionen des Plexus brachialis. de Gruyter, Berlin New York, S 177–192

Dörrien (1908) Über Lähmung des N. suprascapularis. Dtsch Med Wochenschr 31: 1341–1347

Dyck PJ, Kratz JM, Wilson DM et al. (1993) The prevalence by staged severity of various types of diabetes neuropathy, retinopathy and nephropathy in a population-based cohort: The Rochester Diabetic Neuropathy Study. Neurology 43: 817–824

Ehren S, Brüser P, Meyer-Clement M (1983) Ergebnisse bei der Behandlung des N. interosseus anterior-Kompressionssyndromes. Handchirurgie 15: 221–222

Esteban A (1998) Lateral femoral cutaneous neuropathy: paresthetic meralgia. Neurophysiological diagnosis. Rev Neurol 26(151): 414–415

Eisen A, Danon J (1974) The mild cubital tunnel syndrome. Its natural history and indication for surgical intervention. Neurology (Minneapolis) 24: 608–613

Ekmann-Ordeberg G, Sälgeback S, Ordeberg G (1987) Carpal tunnel syndrome in pregnancy: a prospective study. Acta Obstet Gynecol Scand 66: 233–235

Eversmann WW (1982) Entrapment and compression neuropathies. In: Green DP (ed) Operative Hand Surgery vol 2. Churchill Livingstone, New York Edinburgh London Melbourne, pp 957–1009

Falck B, Hurme M, Hakkarainen S, Aarmio P (1984) Sensory conduction velocity of plantar digital nerves in Morton's metatarsalgia. Neurology (Minneapolis) 34: 698–701

Fannin TF (1978) Local decompression in the treatment of ulnar nerve entrapment at the elbow. J R Coll Surg (Edinburgh) 23: 362–366

Fansa H, Feistner H, Schneider H (1996) Operative Dekompression einer bilateralen kompressionsbedingten Schädigung des N. interosseus posterior. Ein Fallbericht. Handchir Mikrochir Plast Chir 29: 335–338

Feindel W, Stratford J (1958) The role of the cubital tunnel in tardy ulnar palsy. Can J Surg 1: 287–300

Feinstein PA (1992–1993) Endoscopic carpal tunnel release: Results and complications in a large community-based series of procedures. Orthopedics Transactions 16: 685

Fernandez E, Di Rienzo A, Marchese E et al. (2001) Radial nerve palsy caused by spontaneously occuring nerve torsion. Case report. J Neurosurg 94: 627–629

Filler AG, Kliot FA, Howe et al. (1996) Application of magnet resonance neurography in the evaluation of patients with peripheral nerve pathology J Neurosurg 85: 299–309

Fischer K (1997) Ambulantes Operieren aus der Sicht der Handchirurgie. Handchir Mikrochir Plast Chir 29: 164–165

Flügel KA, Sturm U, Skiba N (1984) Somatosensibel evozierte Potentiale nach Stimulation des N. cutaneus femoris lateralis bei Normalpersonen und Patienten mit Meralgia paresthetica. EEG EMG 15: 88–93

Foster RF, Edshage S (1981) Factors related to the outcome of surgically managed compressive ulnar neuropathy at the elbow level. J Hand Surg 6: 181–192

Frank U, Giunta R, Krimmer H, Lanz U (1999) Neueinbettung des N. medianus nach Vernarbung im Karpalkanal mit der Hypothenar-Fettgewebslappenplastik. Handchir Mikrochir Plast Chir 31:317–322

Freud S (1985) Über die Bernhardtsche Sensibilitätsstörung am Oberschenkel. Neurologisches Centralblatt (Leipzig) 14: 491

Friol JP, Chaise F, Gaisne E, Bellemere P (1994) Décompression endoscopique du nerf médian au canal carpien. A propos de 1400 cas. Ann Chir Main 13: 162–171

Frohse F, Fränkel M (1908) Die Muskeln des menschlichen Armes. In: Bardeleben's Handbuch der Anatomie des Menschen. Fischer, Jena

Froimson AI, Zahrawi F (1980) Treatment of compression of the ulnar nerve at the elbow by epicondylectomy and neurolysis. J Hand Surg 5: 391–395

Froimson AI, Anouchi YS, Seitz WH jr et al. (1991) Ulnar nerve decompression with medial epicondylectomy for neuropathy at the elbow. Clin Orthop 265: 200–206

Gauthier G (1979) Thomas Morton's disease: a nerve entrapment syndrome. A new surgical technique. Clin Orthop 142: 90–92

Ghent WR (1961) Further studies on meralgia paresthetica. Can Med Assoc J 85: 871–875

Gerhardt S (1984) Zur Genese und Therapie des postpartalen Karpaltunnelsyndroms. Psychiatr Neurol Med Psychol (Leipz) 46: 733–736

Gerl A, Schlüter R (1980) Postoperative Kompression und Regeneration nach Ulnarisverlagerung. Zentralbl Neurochir 41: 149–166

Gessini L, Jandolo B, Pietrangeli A, Occhipinti E (1981) Ulnar nerve entrapment at the elbow by persistent epitrochleoanconeus muscle. Case report. J Neurosurg 55: 830–831

Gessini L, Jandolo B, Pietrangeli A, Senase A (1983) Compression of the palmar cutaneous nerve by ganglion of the wrist. J Neurosurg Sci 60: 1263–1268

Geutjens GG, Langstaff RJ, Smith NJ et al. (1996) Medial epicondylectomy of ulnar-nerve transposition for ulnar neuropathy at the elbow? J Bone Joint Surg (Br) 78: 777–779

Ghent WR (1961) Further studies on meralgia paresthetica. Can Med Assoc J 85: 871–875

Gilliatt RW, LeQuesne PM, Logue V, Summer AJ (1970) Wasting of the hand associated with a cervical rib or band. J Neurol Neurosurg Psychiatry 33: 615–624

Gilliatt RW, Sears TA (1958) Sensory nerve action potentials in patients with peripheral nerve lesions. J Neurol Neurosurg Psychiat 21: 109–118

Goodman HW, Gilliat R (1961) The effect of treatment on median nerve conduction in patients with the carpal tunnel syndrome. Am Phys Med 6: 137

Gonschorek AS, Awiszus F, Vielhaber S, Feistner H (1999) Quantifizierung des Verlustes motorischer Einheiten beim Karpaltunnelsyndrom mittels der „motor-unit-estimation". Klin Neurophysiol 30: 22–25

Graf P, Hawe W, Biemer E (1986) Gefäßversorgung des N. ulnaris nach Neurolyse im Ellenbogenbereich. Handchirurgie 18: 204–206

Greenfield J, Rea J, Ilfeld L (1984) Morton's interdigital neuroma. Indications for treatment by local injections versus surgery. Clin Orthop 185: 142–144

Gruss JD, Hiemer W, Bartels D (1987) Klinik, Diagnostik und Therapie des Thoracic-outlet-Syndroms. VASA 16: 337–344

Guiloff RJ, Scadding JW, Klenerman L (1984) Morton's metatarsalgia. Clinical, electrophysiological and histological obersvations. J Bone Joint Surg (B) 66: 586–591

Hager W (1885) Neuralgia femoris. Resection des N. cutaneus femoris anterior externus. Heilung. Dtsch Med Wochenschr 11: 218–219

Hansson S (1995) Segmental median nerve conduction measurements discriminate carpal tunnel syndrome from diabetic polyneuropathy. Muscle Nerve 18: 445–453

Hartz CR, Linscheid LR, Gramse RR, Daube JR (1981) The pronator teres syndrome: compressive neuropathy of the median nerve. J Bone Joint Surg 63/A: 885–890

Hashizume H, Nishida K, Nanba Y et al. (1996) Non-traumatic paralysis of the posterior interosseus nerve. J Bone Joint Surg (Br) 78: 771–776

Haußmann P (1982) Intratrunkuläre faszikuläre Kompression des N. interosseus anterior. Handchirurgie 14: 183–185

Heimkes B, Stotz S, Wolf K, Posel P (1984) Das Tarsaltunnelsyndrom. Z Orthop: 221–224

Heithoff SJ, Millender LH, Nalebuff EA et al. (1990) Medial epicondylectomy for the treatment of ulnar nerve compression at the elbow. J Hand Surg (Am) 15: 22–29

Hentz VR, Chase RA (2001) Hand surgery. A clinical atlas. WB Saunders, Philadelphia London New York St Louis Sydney Toronto

Hirasawa Y, Ogura T (2000) Carpal tunnel syndrome in patients on long-term haemodialysis. Scand J Plast Reconstr Surg Hand Surg 34: 373–381

Höllerhage HG, Stolke D (1985) Ergebnisse der volaren Transposition des N. ulnaris bei Sulcus-ulnaris-Syndrom. Neurochirurgia 28: 64–67

Hoffmann R (1997) Handchirurgie. Thieme Stuttgart New York

Hohmann G (1966) Über die Mortonsche Neuralgie am Fuß. Beitr Orthop Traumatol 13: 649

Hongll A, Mattsson HS (1971) Neurographic studies before, after and during operation for median nerve compression in the carpal tunnel. Scand J Plast Reconstr Surg 5: 103–109

Huracek J, Heising T, Wanner M et al. (2001) – Arch Orthop Trauma Surg 121: 368–370

Ikegaya N, Hishida A, Sawada K et al. (1995) Ultrasonographic evaluation of the carpal tunnel syndrome in haemodialysis. Clin Nephrol 44: 231–237

Ivin GK (2000) Meralgia paraesthetica, the elusive diagnosis: clinical experience with 14 adult patients. Ann Surg 232: 281–286

Janz D (1962) Über das Karpaltunnelsyndrom als Grundlage von Schwangerschaftsparästhesien. Dtsch Med Wschr 87: 1454–1457

Jarvik JG, Yuen E (2001) Diagnosis of carpal tunnel syndrome: electrodiagnostic and magnetic resonance evaluation. Neurosurg Clin N Am 12: 241–253

Jarvik JG, Yuen E, Haynor DR Bradley CM, Fulton Kehoe D, Smith Weller T. (2002) MR nerve imaging in a prospective cohort of patients with suspected carpal tunnel syndrome. Neurology 58: 1597–1602

Jerret SA, Cuzzone LJ, Pasternak BM (1984) Thoracic outlet syndrome. Arch Neurol 41: 960–968

Johnson EW (1993) Electrodiagnosis of diabetic neuropathy: Entrapments Sixteenth annual AAEM Edward H. Lambert lecture.. Muscle Nerve 16: 127–134

Johnson EW, Kukla RD, Vogsam PE et al. (1981) Sensory latencies to the ringfinger: normal values and relation to carpal tunnel syndrome. Arch Phys Med Rehab 62: 602

Kalb K, Gruber P, Landsleitner B (2000) Die nicht traumatisch bedingte Parese des Ramus profundus Nn. radialis. Aspekt eines seltenen Krankheitsbildes. Handchir Mikrochir Plast Chir 32: 26–32

Katz JN, Gelbermann RH, Wright EA, Abrahamsson SO, Lew RA (1994) A preliminary scoring system for assessing the outcome of carpal tunnel release. J Hand Surg 19: 531–538

Kaul MP, Pagel KJ, Dryden JD (2001) When to use the combined sensory index. Muscle Nerve 24: 1078–1082

Kiloh LG, Nevin S (1952) Isolated neuritis of the anterior interosseus nerve. Br Med J 1: 850–851

Kimura J (1979) The carpal tunnel syndrome. Localisation of conduction abnormalities within the distal segment of the median nerve. Brain 102: 619–635

Kimura J (1997) Facts, fallacies, and fancies of nerve conduction studies: Twenty-first annual Edward H. Lambert lecture. Muscle Nerve 20: 777–787

King BB (1941) Meralgia paresthetica. Report of five cases. Am J Surg 52: 364–368

King T, Morgan FP (1950) Treatment of traumatic ulnar neuritis; mobilization of ulnar nerve at the elbow by removal of medial epicondyle and adjacent bone. Aust. N Z J Surg 20: 33–40

Kinugasa K, Hashizume H, Nishida K, Shigeyama Y, Inoue H (1997) Histopathology and clinical results of carpal tunnel syndrome in idiopathic cases and hemodialysis patients. Acta med Okayama 51: 63–70

Kitchen Ch, Simpson J (1972) Meralgia paresthetica. A review of 67 Patients. Acta Neurol Scandinav 48: 547–555

Kleinmann WB (1999) Cubital tunnel syndrome: anterior transposition as a logical approach to complete nerve decompression. J Hand Surg (Am) 24: 886–897

Kline DG, Kott J, Barnes G, Bryant L (1978) Exploration of selected brachial plexus lesions by the posterior subscapular approach. J Neurosurg 49: 872–880

Kline DG, Hudson AR (1995) Nerve injuries. Operative results for major nerve injuries, entrapments and tumors. Saunders, Philadelphia

Kline DG, Hudson AR, Kim DH (2001) Atlas of peripheral nerve surgery. WD Saunders, Philadelphia London New York St. Louis Sidney Toronto

Koeve A, Koeve D (1998) Juristische Aspekte In: Buckup K, Roth P (Hrsg) Ambulantes Operieren in Orthopädie und Unfallchirurgie. Thieme Stuttgart New York

Kohut GN, Della Santa DR, Chamay A (1996) Le syndrome de compression du nerf cubital au coude. Analyse de 50 cas opérés. Ann Chir Main Memb Super 15: 138–147

Kojima T, Kukurihara K, Nagano T (1979) A study on operative findings and pathogenic factors in ulnar neuropathy at the elbow. Handchirurgie 11: 99–104

Komar J (1978) Die Entstehung mechanischer Tunnelsyndrome während der Schwangerschaft. Nervenarzt 49: 71–75

Kopell HP (1980) Lower extremity lesions. In: Omer GE, Spinner M (ed) Management of peripheral nerve problems. Saunders, Philadelphia London Toronto, pp 626–638

Kopell HP, Thompson WAL (1976) Peripheral entrapment neuropathies. Krieger Huntington New York

Kotani H, Miki T, Senzoku F, Nakagawa Y, Uev T (1995) Posterior interosseous paralysis with multiple constrictions. J Hand Surg 20A: 15–17

Kuhlmann KA, Hennessey WJ (1997) Sensitivity and specivity of carpal tunnel syndrome signs. Am J Phys Med Rehab 76: 451–457

Lanz U (1974) Lähmung des tiefen Hohlhandastes des N. ulnaris bedingt durch eine anatomische Variante. Handchirurgie 6: 83–86

Lanz U (1977) Anatomical variations of the median nerve in the carpal tunnel. J Hand Surg 2: 44–53

Lanz U, Felderhoff J (2000) Ischämische Kontrakturen an Unterarm und Hand. Handchir Mikrochir Plast Chir 32: 2–25

Larsen CL, Peulen V, Olson JD (1993) Endoscopic carpal tunnel release: A comparison of two techniques with open release. J Arthroscopic Rel Surg 9: 498–508

Lassmann G (1968) Die Mortonsche Metatarsalgie, ein Neurom? Dtsch Z Nervenheilk 192: 338

Lassmann G, Lassmann H, Stockinger L (1976) Morton's metatarsalgia. Light and electron microscopic observations and their relation to entrapment neuropathies. Virchows Arch (A) 370: 307–321

Lavyne MH, Bell WO (1982) Simple decompression and occasional microsurgical epineurolysis under local anesthesia as treatment for ulnar neuropathy at the elbow. Neurosurgery 11: 6–11

Learmonth JR (1933) The principle of decompression in the treatment of certain diseases of peripheral nerves. Surg Clin North Am 13: 905–913

Lee DH, Masear VR, Meyer RD Stevens DM, Colgin S (1992) Endoscopic carpal tunnel release: A cadaveric study. J Hand Surg 17A: 1003–1008

Lee WPA, Plancher KD, Strickland JW (1996) Carpal tunnel release with a small palmar incision. Hand Clinics 12: 271–284

Lenz O, Fansa H, Schneider H, Feistner H (2001) Der Einsatz elektrophysiologischer Verfahren bei der Diagnostik peripherer Nervkompressionssyndrome. Handchir Mikrochir Plast Chir 33: 342–348

Leone J, Bhandari M, Thoma A (2001) Anterior intramuscular transposition with ulnar nerve decompression at the elbow. Clin Orthop 387: 132–139

Le Roux PD, Ensign TD, Burchiel KJ (1990) Surgical decompression without transposition for ulnar neuropathy: factors determining outcome. Neurosurgery 27: 709–714

Lesser EA, Venkatesh S, Preston DC, Logigian EL (1995) Stimulation distal to the nerve lesion in patients with carpal tunnel syndrome. Muscle Nerve 18: 503–507

Lister G (1977) The hand: diagnosis and indications. Churchill Livingstone, Edinburgh London New York

Loong SC, Seah CS (1971) Comparison of median and ulnar sensory nerve action potentials in the diagnosis of the carpal tunnel syndrome. J Neurol Neurosurg Psychiat 34: 750–754

Lord JW (1981) Thoracic outlet syndromes. NY State J Med 81: 1488–1489

Lowe JB, Novak CB, Mackinnon SE (2001) Current approach to cubital tunnel syndrome. Neurosurg Clin N Am 12: 267–284

Lucas GL (1984) Irritative neuritis of the dorsal sensory branch of the ulnar nerve from underlying ganglion. Clin Orthop 186: 218–219

Lugnegard H, Juhlin L, Nilsson BY (1982) Ulnar neuropathy at the elbow treated with decompression. Scand J Plast Reconstr Surg 16: 195–200

Mackinnon SE, Dellon AL (1988) Surgery of the peripheral Nerve. Thieme, Stuttgart New York

Mackinnon SE, McCabe S, Murray JF et al. (1991) Internal neurolysis fails to improve the results of primary carpal tunnel decompression. J Hand Surg (Am) 16A: 211–218

Macnicol MF (1979) The results of operation for ulnar neuritis. J Bone Joint Surg 61/B: 159–164

Macnicol MF, Thompson WJ (1990) Idiopathic meralgia paresthetica. Clin Orthop 254: 270–274

Manske PR, Johnston R, Pruitt DL et al. (1950) Ulnar nerve decompression at the cubital tunnel. Clin Orthop 274: 231–237

Marinacci AA (1968) Neurological syndromes of the tarsal tunnels. Bull Los Angeles Neurol Soc 33: 90–100

Martini AK, Solz H (1983) Die interfaszikuläre Neurolyse: Indikation, Effekt und Gewebsreaktion klinische und tierexperimentelle Studie. Handchirurgie 15 (Suppl): 29–32

Massey EW (1978) Carpal tunnel syndrome in pregnancy. Obstet Gynecol Surv 33: 145–148

Mauer UM (1992) Eine retrospektive Analyse von 1500 Operationen beim Karpaltunnelsyndrom. Med Dissertation, Universität Ulm

Melvin JL, Johnson EW, Duran R (1968) Electrodiagnosis after surgery for the carpal tunnel syndrome. Arch Phys Med Rehab 49: 502–507

Melvin JL, Burnett CN, Johnson EW (1969) Median nerve conduction in pregnancy. Arch Phys Med Rehabil 50: 75–80

Menon J (1994) Endoscopic carpal tunnel release: Preliminary report. J Arthroscopic Related Surg 10: 31–38

Messina A, Messina JC (1995) Tranposition of the ulnar nerve and its vascular bundle for the entrapment syndrome at the elbow. J Hand Surg (Br) 20: 638–648

Milgram JE (1980) Morton's neuritis and management of post-neurectomy pain. In: Omer GE, Spinner M (eds) Management of peripheral nerve problems. Saunders, Philadelphia

Miller RG, Hummel EE (1980) The cubital tunnel syndrome: treatment with simple decompression. Ann Neurol 7: 567–569

Miller SJ (1981) Surgical technique for resection of Morton's neuroma. J Am Podiat Assoc 71: 181–187

Moberg E (1958) Objective methods for determining the functional value of sensibility in the hand. J Bone Jt Surg 40-B: 454–476

Mondinelli M, Passero S, Giannini F (2001) Provocative tests in different stages of carpal tunnel syndrome. Clin Neurol Neurosurg 103: 178–183

Morton TG (1876) A peculiar and painfull affection about the fourth metatarsophalangeal articulation. Am J Med Sci 71: 37–45

Morris HH, Peters BH (1976) Pronator syndrome: Clinical and electrophysiological features in seven cases. J Neurol Neurosurg Psychiat 39: 461–464

Morris MA (1977) Morton's metatarsalgia. Clin Orthop 127: 203–207

Mowlar A, Andrews K, Lille S et al. (2000) The management of cubital tunnel syndrome: analysis of clinical studies. Plast Reconstr Surg 106: 327–334

Mulder JD (1951) The causative mechanism in Morton's metatarsalgia. J Bone Joint Surg 33B: 94–95

Mumenthaler A (1974) Nervenkompressionssyndrome am Fuß. Ther Umsch 31: 34–39

Mumenthaler M (1961) Die Ulnarisparesen. Thieme Stuttgart

Mumenthaler M, Schliack H, Stöhr M (1998) Läsionen peripherer Nerven und radikuläre Syndrome. Thieme, Stuttgart New York

Murakami T, Ohtani O, Outi H (1977) Suprascapular nerve with cutaneous branch to the upper arm. Acta Anat Nipponica 52: 96

Murase T, Kawai H (1993) Carpal tunnel syndrome in haemodialysis. Syndrome diagnosed in 8 of 60 patients. Acta Orthop Scand 64: 475–478

Murphy RX, Jennings JF, Wukich DK (1994) Major neurovascular complications of endoscopic carpal tunnel release. J Hand Surg 19A: 114–118

Nahabedian MY, Dellon AL (1995) Meralgia paraesthetica: etiology, diagnosis, and outcome of surgical decompression. Ann Plast surg 35: 590–594

Narakas A, Bonnard C, Egloff DV (1986) The cervico-thoracic outlet compression syndrome. Analysis of surgical treatment. Ann Surg Hand 5: 195–207

Narakas AO (1990) The role of thoracic outlet syndrome in the double crush syndrome. Ann Hand Surg 9: 331–340

Nathan PA, Keniston RC, Meadows KD (1995) Outcome study of ulnar nerve compression at the elbow treated with simple decompression and an early programme of physical therapy. J Hand Surg (Br) 20: 628–637

Neary D, Ochoa J, Gilliatt RW (1975) Subclinical neuropathy in man. J Neurol Sci 24: 283–298

Neumann A (1994) Die endoskopische Operation des Karpaltunnelsyndroms. Manuskript bei dem 8. Chirurgentag, Mannheim

Neundörfer B, Kröger M (1976) The anterior interosseus nerve syndrome. J Neurol 213: 347–352

Nigst H (1983) Ergebnisse der operativen Behandlung der Neuropathie des N. ulnaris. Handchirurgie 15: 212–220

Nigst H, Buck-Gramcko D, Millesi H, Lister GD (eds) (1988) Hand Surgery. Thieme, Stuttgart New York

Nissen KI (1951) The etiology of Morton's metatarsalgia. J Bone Jt Surg (Br) 33: 293–294

Nomoto Y, Kawaguchi Y, Ohira S et al. (1995) Carpal tunnel syndrome in patients undergoing CAPD: a collaborative study in 143 centers. Am J Nephrol 15: 2595–299

Novak CB, Mackinnon SE (1996) Thoracic outlet syndrome. Orthop Clin North Am 27/4: 747–762

Novak CB, Mackinnon SE, Brownlee R et al. (1992) Provocative sensory testing in carpal tunnel syndrome. J Hand Surg 17/B: 204–208

Oberle JW, Rath SA, Richter HP (1994) Intraoperative elektrisch evozierte Nervenaktionspotentiale beim Ulnarisrinnensyndrom. Zentralbl Neurochir 55: 102–109

Ochoa DN, Gilliatt RW (1975) Sub-clinical entrapment neuropathy. J Neurol Sci 24: 283–298

Oh SI, Kim HS, Ahmad K (1984) Electrophysiological diagnosis of interdigital neuropathy of the foot. Muscle Nerve 7: 218–225

Okamoto M, Abe M, Shirai H, Ueda N (2000) Diagnostic ultrasonography of the ulnar nerve in cubital tunnel syndrome. J Hand Surg 25: 499–502

Okutsu I, Ninomiya S, Takatori Y, Ugawa Y (1989) Endoscopic management of carpal tunnel syndrome. Arthroscopy 5: 11–18

Okutsu I, Hamanaka I, Tanabe T et al. (1996) Complete endoscopic carpal tunnel release in long-term haemodialysis patients. J Hand Surg (Br) 21: 668–671

Osborne GV (1957) The surgical treatment of tardy ulnar neuritis. J Bone Joint Surg (Br) 39: 782

Osborne GV (1970) Compression neuritis of the ulnar nerve at the elbow. The Hand 2: 10–13

Pagnanelli DM, Barrer SJ (1991) Carpal tunnel syndrome: surgical treatment using the Paine retinaculatome. J Neurosurg 75: 77–81

Paine KWE, Polyzoidis KS (1983) Carpal tunnel syndrome decompression using the Paine retinaculatome. J Neurosurg 59: 1031–1036

Parsonage MJ, Turner AW (1948) Neuralgic amyotrophy. The shoulder girdle syndrome. Lancet I: 973–978

Pasque CB, Rayan GM (1995) Anterior submuscular transposition of the ulnar nerve for cubital tunnel syndrome. J Hand Surg (Br) 20: 447–453

Patsalis Th, Gravill N (1998) Die Wertigkeiten neurophysiologischer Untersuchungen zur Diagnosesicherung des Karpaltunnelsyndroms. Handchir Mikrochir Plast Chir 30: 258–262

Pechan J, Julius J (1975) The pressure measurement in the ulnar nerve. A contribution to the pathophysiology of the cubital tunnel syndrome. J Biochem 8: 75–79

Pechlaner S, Hussl H, Kerschbaumer F (1998) Operationsatlas Handchirurgie. Thieme, Stuttgart New York

Pecina M (1979) Contribution to the etiological explanation of the piriformis syndrome. Acta Anat 105: 181–187

Peet RM, Hendricksen JD, Gundrson TP, Martin GM (1956) Thoracic outlet syndrome. Evaluation of a therapeutic exercise program. Proc Mayo Clin 31: 281–287

Penkert G (1983) Interosseus-anterior-Syndrom. Handchirurgie 15: 223–226

Penkert G (1998) Periphere Neurochirurgie. In: Bauch J et al. (Hrsg) Manual Ambulante Chirurgie Bd. 2. Gustav Fischer Ulm Stuttgart Jena Lübeck

Phalen GS (1951) Spontaneous compression of the median nerve at the wrist. JAMA 145: 1128–1133

Phalen GS (1966) The carpal tunnel syndrome: Seventeen years' experience in diagnosis and treatment of 654 hands. J Bone Joint Surg 48A: 211–228

Phalen GS (1970) Reflexions on 21 years' experience with the carpal tunnel syndrome. JAMA 212: 1365–1367

Pisani G (1993) Fußchirurgie. Thieme, Stuttgart New York

Portila Molina AE, Bour C, Oberlin C, Nzeusseu A, Vanwijk R (1998) The posterior interosseous nerve and the radial tunnel syndrome – An anatomiacal study. Int Orthop 22: 102–106

Preißler P (1996) Die palmar-dorsale endoskopische Karpalbandspaltung. Arthroskopie 9: 11–16

Rainer GW, Sadler TR (1975) Thoracic outlet compression. Application of positional arteriographic and nerve conduction studies. J Surg 130: 704

Rask MR (1978) Medial plantar neurapraxia (jogger's foot). Report of 3 cases. Clin Orthop 134: 193–195

Rath T, Meissel G, Millesi H (1989) Ist die intraneurale Neurolyse beim Sulcus nervi ulnaris-Syndrom gerechtfertigt. Handchir Mikrochir Plast Chir 21: 294–298

Rengachary SS, Neff JP, Singer PA, Brackett CE (1979) Suprascapular entrapment neuropathy: A Clinical, Anatomical and Comparative study. I. Anatomical study. Neurosurg 5: 447–451

Reiners K (1997) Neurophysiologische und morphologische Aspekte der Nervenleitung. I Grundlagen und Problematik des Nervenblocks. Z EEG-EMG 28: 96–102

Resnick CT, Miller BW (1991) Endoscopic carpal tunnel release using the subligamentous two-portal technique. Contemporary Orthopaedics 22: 269–277

Richter HP (1996) Entfernung der 1. Rippe beim Thoracic-outlet-Syndrom. Ist sie sinnvoll? Ist sie ungefährlich? Nervenarzt 67: 1034–1037

Richter HP, Antoniadis G (1990): Pitfalls in surgery for carpal tunnel syndrome. In: Samii M (ed) Peripheral nerve lesions. Springer, Berlin Heidelberg New York London Paris Tokyo, pp 288–290

Richter HP, Thoden U (1977) Zur elektroneurographischen Frühdiagnostik des Karpaltunnelsyndroms. EEG EMG 8: 187–191

Richter M, Brüser P (1996 a) Die operative Behandlung des Karpaltunnelsyndroms: Ein Vergleich zwischen langer und kurzer Schnittführung sowie endoskopischer Spaltung. Handchir Mikrochir Plast Chir 28: 160–166

Richter M, Brüser P (1998 b) Die Wertigkeit der klinischen Diagnostik beim Karpaltunnelsyndrom. Hanchir Plast Chir 31: 373–376

Robinson D, Aghasi MK, Halperin N (1992) Medial epicondylectomy in cubital tunnel syndrome: an electrodiagnostic study. J Hand Surg (Br) 17: 255–256

Rogers MR, Bergfield TG, Aulicino PL (1991) The failed ulnar nerve transposition. Etiology and treatment. Clin Orthop 269: 193–200

Roles NC, Maudsley RH (1972) Radial tunnel syndrome. Resistant tennis elbow as a nerve entrapment. J Bone Jt Surg (Br) 54: 499–508

Roos DB (1966) Transaxillary approach for first rib transection to relieve thoracic outlet syndrome. Ann Surg 163: 354–358

Roos DB (1976) Congenital anomalies associated with thoracic outlet syndrome Am J Surg 132: 771–778

Rosenbaum R (1999) Disputed radial tunnel syndrome. Muscle Nerve 22: 960–967

Rosenberg ZS, Beltran J, Cheung Y et al. (1995) MR imaging of the elbow: normal variant and potential diagnostics pitfalls of the trochlear groove and cubital tunnel. AJR 164: 415–418

Rosenberger K, Musavi G (1978) Antidrome sensible Leitgeschwindigkeiten des N. medianus im Karpaltunnel. Normwerte und Befunde beim Karpaltunnelsyndrom. Z EEG-EMG 9: 161–166

Roth WK (1895) Meralgia paraesthetica. Karger, Berlin

Rudigier J (1997) Kurzgefaßte Handchirurgie. Klinik und Praxis. Hippokrates, Stuttgart

Rudigier J, Bohl J (1985) N. medianus-Kompressionssyndrom durch einen atypischen Hohlhandmuskel. Handchir Mikrochir Plast Chir 17: 27–30

Rüden H, Weist K (1998) Hygiene beim ambulanten Operieren. In: Buckup K, Roth P (Hrsg) Ambulantes Operieren in Orthopädie und Unfallchirurgie. Thieme Stuttgart New York

Ruebeck DF, DeHaan MR (1996) Safety and efficacy of single portal endoscopic carpal tunnel release: Review of 322 cases. Contemporary orthopaedics 32: 37–39

Sander KE, Schäfer W (1995) The endoscopic surgery of the carpal tunnel syndrome using the Agee method. Beitrag, 6th Congress of the international Federation of Societies for Surgery of the hand (IFSSA), Helsinki

Sauerbier M, Krimmer H, Müller L et al. (1998) Kompression des N. ulnaris in der Loge de Guyon durch ein traumatisches Aneurysma. Ein Fallbericht. Handchir Mikrochir Plast Chir 30: 303–305

Schäfer W, Sander KE, Walter A, Weitbrecht WU (1995) Endoskopische Operation des Karpaltunnelsyndroms nach Agee im Vergleich mit der offenen Operationstechnik. Handchir Mikrochir Plast Chir 28: 143–146

Scharizer E (1988) Clinical examination. In: Nigst H, Buck-Gramcko D, Millesi H, Lister GD (eds) Hand Surgery. Vol 1. Thieme Stuttgart New York

Schenck RR (1995) The role of endoscopic surgery in the treatment of carpal tunnel syndrome. Adv Plast Reconstr Surg 11: 17–43

Schlagenhauff RE, Glasauer FE (1971) Pre- and postoperative electromyographic evaluations in the carpal tunnel syndrome. J Neurosurg 35: 314–319

Schmidt W, Gruber AAJ, Hammer R (2000) Ergebnisse verschiedener Schnittführungen bei der Behandlung des Karpaltunnelsyndroms. Handchir Mikrochir Plast Chir 32: 67–69

Schultze F (1893) Über Akroparästhesien. Dtsch Z Nervenheilk 3: 300–318

Schwarz A, Keller F, Seyfert F, Molzahn M, Distler A (1982) Carpal tunnel syndrome: a major complication in long-term haemodialysis patients. Clin Nephrol 22: 133–137

Seddon H (1972) Surgical disorders of the peripheral nerves. Churchill Livingstone, Edingburgh London

Seror P (1998) Pregnancy-related carpal tunnel syndrome. J Hand Surg Br 23: 98–101

Setor P (1999) Lateral femoral cutaneous nerve conduction v. somatosensory evoked potentials for electrodiagnosis of meralgia paresthetica. Am J Phys Med Rehabil 78(4): 313–316

Shepard E (1974) Intermetatarso-phalangeal bursitis in the causation of Morton's metatarsalgia. J Bone Jt Surg (Br) 57: 115–116

Simpson JA (1956) Electrical signs in diagnosis of carpal tunnel and related syndromes. J Neurol Neurosurg Psychiat 19: 275

Sivri A, Celiker R, Sungur C, Kutsal YG (1994) Carpal tunnel syndrome: a major complication in haemodialysis patients. Scand J Rheumatol 23: 287–290

Spinner M (1972) Injuries to the major branches of peripheral nerves of the forearm. Saunders, Philadelphia London Toronto

Stahl S, Blumenfeld Z, Yarnitsky D (1996) Carpal tunnel syndrome in pregnancy: indications für early surgery. J Neurol Sci 136: 182–184

Steichen JB, Christensen AW (1991) Posterior interosseous nerve compression syndrome. In: Gelbermann RE (ed) Operative nerve repair and reconstruction. Lippincott, Philadelphia, pp 1005–1022

Steiger R, Vögelein E (1998) Compression of the radial nerve caused by an occult ganglion. J Hand Surg 23B: 420–421

Stallworth JM, Quinn CJ, Aken AF (1977) Is rib resection necessary for relief of thoracic outlet syndrome? Ann Surg 80: 581–592

Steiner HH, von Haken MS, Steiner-Milz HG (1996) Entrapment neuropathy at the cubital tunnel: simple decompression is the method of choice. Acta Neurochir 138: 308–313

Stevens JC, AAEM Minimonograph 26 (1997) The electrodiagnosis of carpal tunnel syndrome. Muscle Nerve 20: 1477–1486

Stevens JC, Beard CM, O'Fallon WM (1992) Conditions associated with carpal tunnel syndrome. Mayo Clin Proc 67: 541–548

Stewart JD (1987) The variable clinical manifestations of ulnar neuropathies at the elbow. J Neurol Neurosurg Psychiat 50: 252–258

Stöhr M (1996) Iatrogene Nervenläsionen. Injektion, Operation, Lagerung, Strahlentherapie. Thieme, Stuttgart

Stöhr M (1998) Atlas der klinischen Elektromyographie und -neurographie. 4. Aufl Kohlhammer, Stuttgart Berlin Köln

Stöhr M, Assmus H, Bischoff C et al. (2002) Karpaltunnelsyndrom (KTS), chronische Ulnarisneuropathie am Ellenbogen (UNE). In: Diener H, Hacke W (Hrsg): Leitlinien für Diagnose und Therapie in der Neurologie. Thieme, Stuttgart, S 27–30, 305–308

Stöhr M, Petroch F, Scheglmann K et al. (1978) Retrograde changes of nerve fibers at the carpal tunnel syndrome. An electroneurographic investigation. J Neurol 218: 287–293

Stöhr M, Dichgans J, Diener HC, Buettner UW (1996) Evozierte Potentiale. SEP-VEP-EKP-MEP. Springer, Berlin Heidelberg New York London Paris Tokyo

Sunderland S (1978) Nerves and nerve injuries. Churchill Livingstone, Edinburgh London New York

Tackmann W, Vogel P, Kaeser HE et al. (1984) Sensitivity and localizing significance of motor and sensory electroneurographic parameters in the diagnosis of ulnar nerve lesions at the elbow. A reappraisal. J Neurol 231: 204–211

Tackmann W, Richter HP, Stöhr M (1989) Kompressionssyndrome peripherer Nerven. Springer, Berlin Heidelberg New York London Paris Tokio

Tada H, Hirayama T, Katsuki M et al. (1997) Long term results using a modified King's method for cubital tunnel syndrome. Clin Orthop 336: 107–110

Tanzer RC (1959) The carpal tunnel syndrome. A clinical and anatomical study. J Bone Jt Surg (Am) 41: 626–634

Thomas GI, Jones TW, Stavney LS, Manhas PR (1978) Thoracic outlet syndrome. Am Surg 44: 483–495

Thomsen PB (1977) Compression neuritis of the ulnar nerve treated with simple decompression. Acta Orthop Scand 48: 164

Thurson A, Lam N (1997) Results of open carpal tunnel release: a comprehensive retrospective study of 188 hands. Aust N Z J Surg 67: 283–288

Tindall SC (1990) Chronic injuries of peripheral nerves by entrapment. In: Youmans JR (ed) Neurological surgery, 3rd edn. Saunders, Philadelphia London Toronto Montreal Sidney Tokyo, pp 2511–2542

Tobin SM (1967) Carpal tunnel syndrome in pregnancy. Am J Obst Gynec 15: 493–498

Tsai TM, Chen IC, Majd ME, Lim BH (1999) Cubital tunnel release with endoscopic assistance: results of a new technique. J Hand Surg (Am) 24: 21–29

Trojaborg W (1977) Prolonged conduction block with axonal degeneration. An electrophysiological study. J Neurol Neurosurg Psychiat 40: 50–57

Tubiana R, McCullough CJ, Masquelet AC (1990) An atlas of surgical exposures of the upper extremity. Martin Dunitz, London

Vanderpool DW, Chalmers J, Lamb DW, Whiston TB (1968) Peripheral compression lesions of the ulnar nerve. J Bone Joint Surg (Br) 50: 792–800

Vellani G, Dallari D, Fatone F et al. (1993) Carpal tunnel syndrome in haemodialyzed patients. Chir Organi Mov 78: 15–18

Vispo Seara JL, Krimmer H, Lanz U (1994) Monofaszikuläre Nervenrotation. Handchir Mikrochir Plast Chir 26: 190–193

Voitk AJ, Müller JC, Farlinger DE, Johnston RU (1983) Carpal tunnel syndrome in pregnancy. Can Med Assoc J 128: 227–281

Wadsworth TG (1977) The external compression syndrome of the ulnar nerve at the cubital tunnel. Clin Orthop 124: 189–204

Walters RJL, Murray NMF (2001) Transcarpal motor conduction velocity in carpal tunnel syndrome. Muscle Nerve 24: 966–968

Wand JS (1990) Carpal tunnel syndrome in pregnancy and lactation. J Hand Surg 15B: 93–95

Warner MA, Warner ME, Martin JT (1994) Ulnar neuropathy: incidence, outcome and risk factors in sedated anaesthetized patients. Anaesthesiology 81: 1332–1340

Warren DJ, Otieno LS (1975) Carpal tunnel syndrome in patients on intermittent haemodialysis. Postgrad Med J 51: 450–452

Wartenberg R (1954) Digitalgia paresthetica and gonyalgia paresthetica. Neurology (Minneap) 4: 106

Werner CO, Rosen I, Thorngren KG (1985) Clinical and neurophysiologic characteristics of the pronator syndrome. Clin Orthop 197: 231–236

Wilhelm A (1977) Die Behandlung der Epicondylitis humeri radialis durch Dekompression des N. radialis. Handchirurgie 8: 185–188

Wilhelm K, Feldmeier C, Gradinger R, Bracker W (1980) Das Karpaltunnel-Syndrom-Rezidiv – Operationsbedingte Fehler. Münch Med Wschr 122: 1129–1130

Wilkinson M (1960) The carpal tunnel syndrome in pregnancy. Lancet I: 453–454

Williams TM, Mackinnon SE, Novak CHB et al. (1992) Verification of the pressure provocative test in carpal tunnel syndrome. Ann Plast Surg 29: 8–11

Wilson SAK (1913) Some points in the symptomatology of cervical rib with especial reference to muscular wasting. Proc Roy Soc Med 6: 133–141

Wilson DH, Krout R (1973) Surgery of ulnar neuropathy at the elbow: 16 cases treated by decompression without transposition. Technical note. J Neurosurg 38: 780–785

Worth RM, Kettelkamp DB, Defalque RJ, Underwood Duane K (1984) Saphenous nerve entrapment: a cause of medial knee pain Am J Sports Med 12: 80–81

Wulle C (1980) Die Synoviallappenplastik beim Rezidiv eines Medianus-Kompressions-Syndroms. Plast Chir 4: 268–271

Wynn-Parry CB, Salter M (1976) Sensory re-education after median nerve lesions. The Hand 8: 250–257

Younge DH, Moise P (1994) The radial tunnel syndrome. Int Orthop 18: 268–270

Zahner B, Hilz MJ (1998) Abgrenzung des Karpaltunnelsyndroms gegenüber der Polyneuropathie bei Diabetes mellitus. Nervenheilkunde 17: 444–451

Zander JF (1998) Methoden der Anästhesie bei ambulanten Operationen. In: Buckup K, Roth P (Hrsg) Ambulantes Operieren in Orthopädie und Unfallchirurgie. Thieme Stuttgart New York

Zimmerly W (1991) Doppelinzision zur Operation des Karpaltunnelsyndroms – 14 Jahre Erfahrung. Helv Chir Acta 58: 395

Zifko UA, Worseg AP (1999) Das Karpaltunnelsyndrom. Diagnose und Therapie. Springer, Wien New York

Sachverzeichnis

A
Acute on chronic compression 78, 81, 83
Adson-Manöver 105
AER-Test 104, 105
Afföldi-Zeichen 35
Agee-Technik 49, 53
Algorithmus, klinischer 14
Amyloidose 65
Analgesie 25
Angiolipom 57, 59
Antibiotikaprophylaxe 14
Arbeitsunfähigkeit 27, 45, 56
Armplexusanästhesie, axilläre 19, 20
Armplexusläsion 83
– Differenzialdiagnose des TOS 106
Arteria-subclavia-Kompression 104
Arterie, thrombosierte 60
Ausstattung
– apparative 11
– personelle 11
– räumliche 11

B
Behandlung, ergotherapeutische 31, 46
Behandlungsergebnis, Evaluation 17
Behandlungstechnik, apparativ-elektro-
   therapeutische 26
Beschäftigungslähmung 91
Bewegungsübung, aktive 26
Blutleere 20, 21
Blutsperre 14, 20, 21, 44
– pneumatische 12
Blutung 29, 30
Bursa intermetatarsophalangea 123

C
C5-Wurzelreizsyndrom 111
C6-Läsion 39, 41
C7-Syndrom 39, 41
C8-Läsion 83, 84, 93
Cheiralgia paraesthetica 101
– operative Technik 102
– Symptome 101

Chow-Technik 48–50
– Komplikationen 51
Cubitus valgus 85

D
Degeneration, nervale 3, 4
Dekompression 22, 23
Desensibilisierungsprogramm 26
Diagnostik, elektroneurographische 6–8
Distorsion, monofaszikuläre 74
Dokumentation 14
Double-crush-Syndrom 40, 41, 63, 81, 82, 84
Drainage 22, 23, 45
Druck-Provokations-Test 36
Druckschaden, externer 1
Durkan-Test 36
Dysästhesie 30, 35, 42, 61, 121
Dysregulation, vegetative 14, 29

E
Eingriff
– beidseitiger 45
– kombinierter 23
Elektromyographie 6, 38
Elektroneurographie (ENG) 6–9, 37–39, 83, 92,
   121, 124
– Fehlinterpretation 7, 39
– motorische 8
– Muskelartefakte 7
– sensible 8, 9
– untersuchungsbedingte Fehler 39
Ellenbogengelenksarthrose 84
Endoskopie 48
Entlastungshämatom 45, 63
Entzündung, phlegmonöse 29
Epikondylektomie, mediale 85, 90
Epikondylotomie 90

F
Fettlappen, ulnarer 64
Fibrom 60
Fibrose, perineurale 90
Flaschenzeichen 36

Frohse-Arkade 96, 99
Froment-Zeichen, positives 82, 92
F-Wellen-Latenz 106

G
Ganglienzyste 60
Ganglion 71, 75, 78, 81, 84, 86, 92–94, 96, 120, 121
– intraneurales 133
Glomustumor, subungualer 135
Gonyalgia paraesthetica 132

H
Halsrippensyndrom 103
Hämatom 29, 106
Handödem 30, 46
Hautfaltentest 6
Hautinzision 21
Hoffmann-Tinel-Zeichen 36, 105, 121, 131
Hohlhandbogen, arterieller 53
Hygrom 71

I
Impulsleitung
– elektrische 4
– gestörte 4
Inching-Technik 7, 38
Incisura-scapulae-Syndrom 110
– Diagnose 111
– operative Technik 111
– Symptome 111
– Therapie 111
– Ursachen 111
Indikationsstellung, operative 14
Infektion 29, 30
– oberflächliche 25
Infiltrationsanästhesie, lokale
Innervationsanomalie 33
– sensible 8, 9
Innervationsstörung 5
Instrumentarium 11

K
Karpalkanal, primär enger 34
Karpaltunnel, ulnarer 91
Karpaltunnelsyndrom (KTS) 17, 29, 33–68
– Algorithmus 15
– Begleiterkrankungen 69
– bei Dialysepatienten 64, 65
– Differenzialdiagnose 39–41
– Drücke 3
– elektrophysiologische Befunde 37–39
– endoskopische Techniken 48–57
– – biportale endoskopische (Chow) 49–51
– – Komplikationen 55
– – Kosten 57
– – monoportale (Agee) 49, 53
– – Risiken 57
– – Vor- und Nachteile 55
– fakultative Zusatzdiagnostik 39
– familiäre Inzidenz 34, 57
– Häufigkeit 34
– Inzision, atypische 61, 62
– klinische Tests 35
– konservative Behandlung 41
– Korrektureingriff, Prognose 64
– latentes 7
– Miniinzision 43
– offene Operation 42
– Operation
– – endoskopische 14
– – offene, Technik 45
– Operationsindikation 41
– operative Behandlung 41
– posttraumatisches 68
– Rezidiv 39, 60
– – Diagnose 63
– in der Schwangerschaft 67
– sensible Neuropathie 37
– Standardinzision 43
– Symptomatologie 35
– ungewöhnliche intraoperative Befunde 57
– Untersuchungsbefunde 35
– Ursachen 34
Kausalgie 30
Komplikation 30, 46, 54
Kortikoidinfiltration
– lokale 41, 132
– probatorische 40, 63
Kostoklavikuläres Syndrom 103
Krückenlähmung 91
Kubitaltunnel 79, 84
Kubitaltunnelsyndrom (KUTS) 1, 18, 77–91
– Algorithmus 16
– Begriff 77–78
– Differenzialdiagnose 82
– Drücke 3
– einfache Dekompression 85
– – Technik 86
– elektrophysiologische Befunde 83
– klinischer Befund 81
– Korrektureingriffe 90
– Operationsindikation 85
– operative Behandlung 85
– Pathogenese 77
– primäres 80
– Prognose 90
– Revisionseingriffe 90

– sekundäres 78, 80
– Symptome 81
– Ulnarisluxation 72, 79, 85
– Ulnarisverlagerung
– – fehlerhafte 90
– – intramuskuläre 88
– – subkutane 88
– – submuskuläre 88

L
Latenz, distale motorische (dmL) 8
Latenzwert
– motorischer 9
– – Normal- und Grenzwerte 9
– sensibler 9
– – Normal- und Grenzwerte 9
Leash of Henry 95, 96, 100
Leitlinien 14
Leitungsanästhesie 19, 30
Leitungsblock 4
Ligamentum
– epitrochleoanconaeum 78, 86
– metatarseum transversum profundum 123
– pisohamatum 92, 93
– transversocostale 104, 108
– transversum scapulae inferius 111
Lipom 60, 71, 78, 81, 86, 96–98, 100
Lipomatose 57
Loge-de-Guyon-Syndrom 1, 91, 92
Lokalanästhesie 19, 20
Low-dose-Heparinisierung 13
Lymphdrainage 32
Lymphödem 14

M
Magnetstimulation 6, 8
β-2-Makroglobulin 65
Martin-Gruber-Anastomose 33, 74
Menon-Technik 49
Meralgia paraesthetica 113
– Diagnostik 114
– klinisches Bild 114
– konservative Behandlung 114
– operative Technik 115
– Pathogenese 114
– Therapie 114
Miniinzision 21, 61
Mobilisation 25
Mobilisierung, frühzeitige 25
Morton-Metatarsalgie 1, 121–127
– Diagnose 124
– elektrophysiologische Untersuchung 124
– konservative Behandlung 125

– MRT 124
– operative Behandlung 125
– operative Technik
– – dorsaler Zugang 125
– – plantarer Zugang 125
– Palpationstest 124
– Pathogenese 122
– Symptome 124
Morton-Neurom 123
Motorik, Untersuchung 5
MRT 10, 84
Musculus
– epitrochleoanconaeus 79, 82, 86
– flexor digitorum superficialis 72
– infraspinatus 110
– scalenus
– – anterior 104
– – minimus 104
– supraspinatus 110
Muskelatrophie, spinale 93, 97, 111
– progressive 106

N
Nachbehandlung 25
– ergotherapeutische 26, 27
– frühe funktionelle 45
– krankengymnastische 26
Narbe 22
– hypertrophe 21, 42
Narbenbehandlung 26
Narbenstriktur 21, 22
Nervenaktionspotential (NAP)
– antidromes sensibles 37, 84
– sensibles (SNAP) 8
Nervenfaser, demyelinisierte 4
Nervenkompression
– bei Ganglienzysten 134
– bei ischämischen Muskelkontrakturen 134
– bei Lipomen 134
Nervenkompressionssyndrom
– morphologische Veränderungen 4
– Pathogenese 1, 2
– Pathophysiologie 3, 4
– Routinediagnostik 7
Nervenläsion, iatrogene 30, 55, 61
Nervenleitgeschwindigkeit (NLG) 8
– motorische 4
– – Normal- und Grenzwerte 9
– sensible 4
– – Normal- und Grenzwerte 9
– transkarpale motorische 38
– transkarpale sensible 38
Nervus
– cutaneus antebrachii medialis 86

Nervus
- cutaneus femoris lateralis (NCFL)
- - Anatomie 113, 114
- - Kompressionsneuropathie 113
- femoralis 117
- genitofemoralis 117
- iliohypogastricus 116
- ilioinguinalis 116
- - Engpasssyndrom 117
- interosseus
- - anterior 72, 133
- - posterior 95, 97
- medianus 9
- - Anatomie 33
- - Kompressionssyndrome 33–75
- - Lipomatose 57, 59, 72, 133
- - Ramus palmaris 71, 75
- - Thenarast, Läsion 53
- obturatorius 117
- peronaeus
- - intraneurale Ganglien 129
- - multilokuläre Ganglienzyste 133
- peronaeus communis
- - Elektroneurographie 130
- - Kompressionssyndrome 129
- - operative Behandlung 130
- - operative Technik 130
- peronaeus superficialis 131
- plantaris medialis 119
- radialis 9, 70
- - Anatomie 95
- - Kompressionssyndrome 95–102
- - Ramus superficialis 70, 97, 101, 102
- - Torsion 96
- saphenus
- - Diagnose 132
- - Therapie 132
- suprascapularis 110
- - Anatomie 110
- suralis 132
- tibialis
- - Anatomie 119
- - Kompressionssyndrome 119
- ulnaris 9, 88
- - Anatomie 77
- - Kinking 86, 88, 90
- - Kompressionssyndrome 77–94
- - Luxation 78
- - proximale Latenz 84
- - Ramus cutaneus dorsalis 94
- - Ramus profundus 91
- - Rückverlagerung 90
Nervus-interosseus-anterior-Syndrom 74–75
Nervus-interosseus-posterior-Syndrom 96–100
- algetische Form 97
- elektrophysiologische Befunde 97
- klinische Befunde 97
- operative Behandlung 97
- operative Technik 99
- - anterolateraler (mediolateraler) Zugang 99
- - dorsoradialer Zugang 99
- Symptome 97
- Ursache 96
Nervus-ulnaris-Kompression, distale 91
- Differenzialdiagnose 93
- elektrophysiologische Befunde 92
- operative Behandlung 93
Neurektomieschmerz 127
Neurofibrom 78
Neurographie
- motorische 6, 8, 9, 38
- sensible 6
Neurolyse 22, 23
- faszikuläre 20
- interfaszikuläre 21, 30, 45, 63, 64, 86
Ninhydrintest 6, 121

O
Ödem
- des Handrückens 30
- lymphodynamisches 26
- Prophylaxe 26
Ödemreduktion 31
Operieren
- ambulantes 13
- atraumatisches 20

P
Palmaris-longus-Sehne 45
- intrakanalärer Verlauf 57
Parästhesie 35
Parkbanklähmung 95
Patientenaufklärung 12
Phalen-Test 36
Pinch sign 74
Piriformis-Syndrom 119, 127
Polyneuropathie 38, 40, 65, 81, 84, 91, 121
Processus transversus 103
Pronator-teres-Syndrom 72, 73
- Provokationstest 73
Pseudoneurom 4, 44, 79, 125

Q
Qualitätssicherung 14

R
Radfahrerlähmung 1, 91, 93
Radialisersatzplastik 100
Radialistunnelsyndrom, algetisches 96

Ramus
- calcaneus 119
- cutaneus dorsalis 91
- infrapatellaris nervi saphenus 132
- muscularis nervi medianus 42
- - Läsion 53
- - Normvarianten 57
- palmaris nervi medianus 37, 42, 45
- profundus nervi ulnaris
- - Kompression 91–94
- superficialis 91
Raynaud-Syndrom 41
Reaktion, vagovasale 25, 29
Reflexdystrophie, sympathische 30, 55
Regeneration 3, 4
Regionalanästhesie 19
- i.v.-Technik 20
Reizschwellenuntersuchung 5
Resistent tennis elbow 97
Retinaculum flexorum 42, 48, 50
Retinaculumspaltung 33, 46
- inkomplette 43, 46, 61
- komplette 45
- offene 47
- unzureichende 60
Korrektureingriffe bei KTS 60
Riche-Cannieu-Anastomose 33
Riesenzelltumor 59, 60
Ringbandspaltung 23
- operative Technik 70
Ruhigstellung 22, 25, 31

S
Schmerzsyndrom
- funktionelles 117
- komplexes regionales (CRPS) 30
Schnappfinger 2
Schnittführung 21
Schulteramyotrophie, neuralgische 74
Schwangerschaftsparästhesie 67
Sehne, schnellende 67, 70
Sehnenscheidenganglion 71
Sensibilität, Untersuchung 5
Sensibilitätsübung 26
Sensibles Nervenaktionspotential (SNAP) 8
Sensometrie, objektive 9
Septum intermusculare 86, 88, 90
Sibson-Faszie 104, 107, 108
Skalenussyndrom 103
Slow finger 60
Somatosensorisches evoziertes Potential (SEP) 6, 8, 9
Sonographie 10, 84
Spätlähmung, radiogene 106

Stimulation
- submaximale 7
- supramaximale 10, 39
Strecksehnenruptur 97
Struther-Arkade 81, 88
Sudeck-Syndrom 12, 30, 31
Sulcus-ulnaris-Syndrom 16, 77–80, s. Kubitaltunnelsyndrom
Supinatortunnel 95, 97
Supinatortunnelsyndrom 1, 96, s. N.-interosseusposterior-Syndrom
- Drücke 3
Sympathikusblockade 31
Synovialektomie 45, 57, 60
Synovialerguss 57, 59, 70, 75
Synovialitis 60, 65, 67
Syringomyelie 83, 93, 106

T
Tarsaltunnelsyndrom, hinteres (mediales) 119
- elektrophysiologische Untersuchungen 121
- intraoperative Befunde 120
- operative Technik 121
- Pathogenese 119
- Symptomatik 121
Tarsaltunnel 119
- distaler 121
Tarsaltunnelsyndrom, vorderes
- klinischer Befund 131
- operative Technik 131
- Symptome 131
Tendon-belly-Technik 7, 37, 38
Tendovaginosis, stenosans 2, 63, 69–71
- de Quervain 69, 70
Tennisellenbogen 1, 95, 97
Thenaratrophie, laterale 35
Thoracic-outlet-Syndrom (TOS) 2, 40, 82, 83, 103–109
- Bandanomalien 104
- Differenzialdiagnose 106
- dorsaler subskapulärer Zugang 108
- elektrophysiologische Untersuchungen 106
- Haltungsanomalien 104
- neurogenes 103
- SEP 106
- supraklavikulärer Zugang 106
- Therapie 106, 107
- transaxillärer Zugang 108
- Ursachen 103
Tibialis-anterior-Syndrom 129
Trizepskopf, „schnappender" medialer 79
Trophik, Untersuchung 6

U

Überwachung, postoperative 25
Übungsbehandlung, aktive 31
Ulnarisneuritis am Ellenbogen 77, s. Kubital-
  tunnelsyndrom
Ulnarisneuropathie am Ellenbogen 77
Ulnarisrinnensyndrom 78
Ulnarisspätparese 79–81
Untersuchung
– elektrophysiologische 6
– klinische 4, 5

V

Vegetativ-dystrophisches Syndrom 30
Vene, thrombosierte 60
Verband 22, 23
Verbandwechsel 25
Volkmann-Kontraktur 72, 74, 134
Vorsorge, präoperative 13

W

Waller-Degeneration 4
Wartenberg-Syndrom 101

Z

Zwei-Portal-Technik (Chow) 48
Zwei-Punkte-Diskrimination 35
– dynamische 6

If you have any concerns about our products,
you can contact us on
ProductSafety@springernature.com

In case Publisher is established outside the EU,
the EU authorized representative is:
**Springer Nature Customer Service Center GmbH
Europaplatz 3, 69115 Heidelberg, Germany**

Printed by Libri Plureos GmbH
in Hamburg, Germany